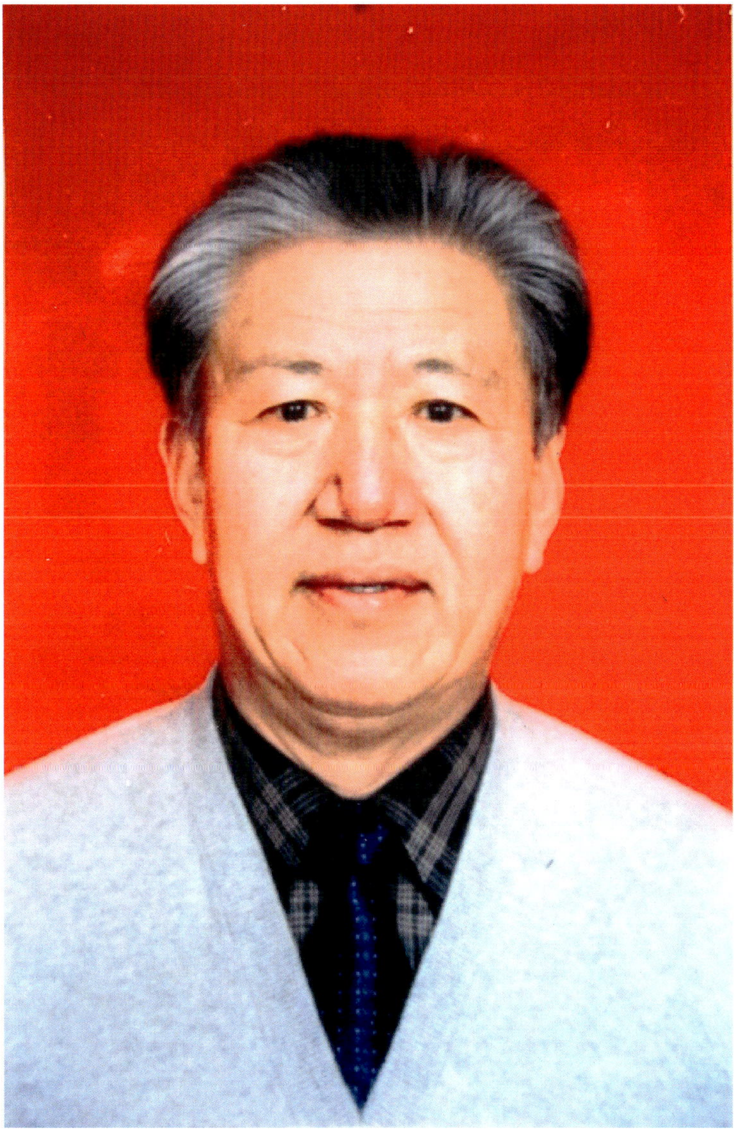

王选章近照

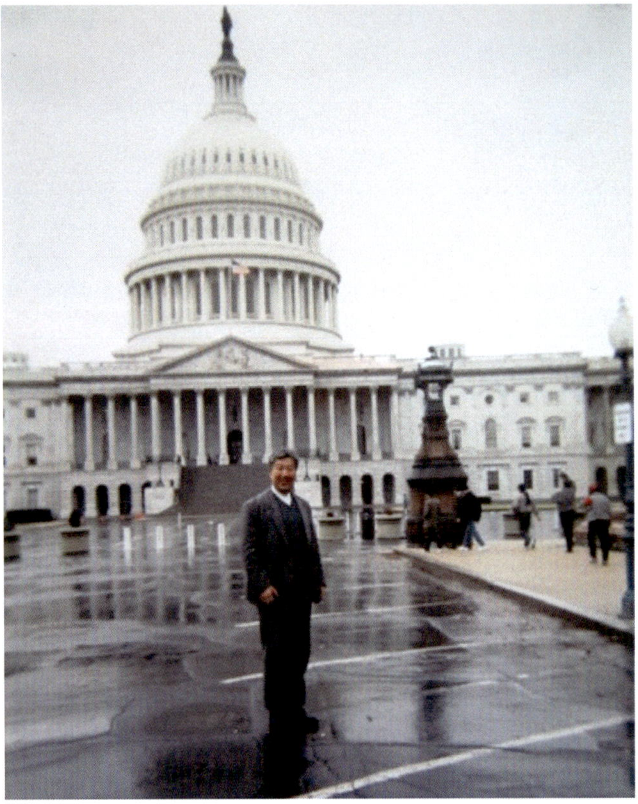

1995 年赴美医疗在美国国会大厦前留影

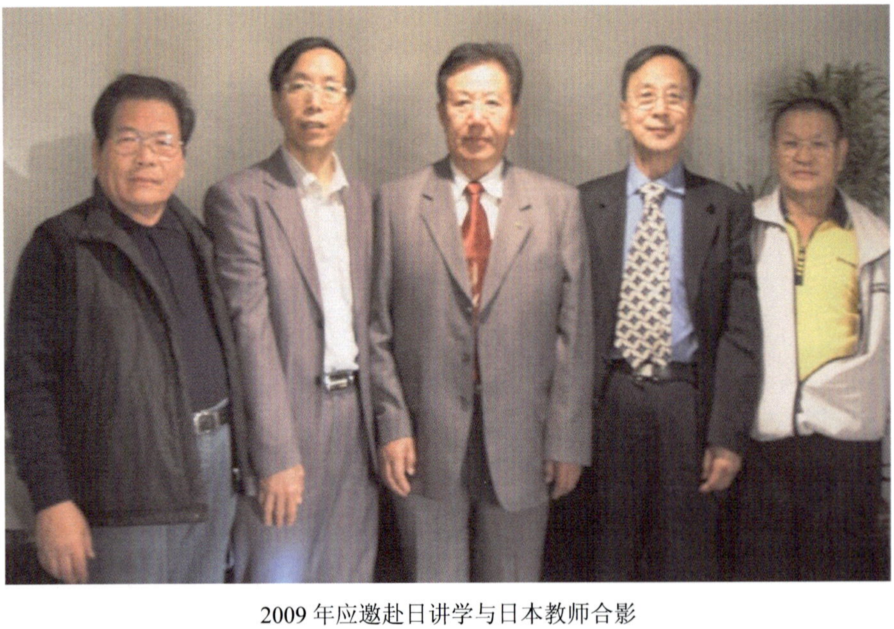

2009 年应邀赴日讲学与日本教师合影

龙江医派丛书

姜德友　常存库　总主编

王选章推拿学术经验集

吴文刚　谭曾德　主编

科 学 出 版 社

北　京

内 容 简 介

龙江医派是在黑龙江省特有的地域环境和文化背景下，在动荡不安、不断更迭的历史条件下，相互碰撞争鸣、撷取交融，所形成的风格独特、蕴育了北寒地区中医药防治疾病的优势与特色、在我国北方地区崛起的医学流派。

本书为“龙江医派丛书”的一个分册，整理汇集了我国现代中医推拿界资深专家、龙江医派著名医家王选章教授的著作、医论、医案等，分为医家传略、学术思想和特点、著作撷粹、医论辑要、临床经验、医案撷菁六个部分。本书内容丰富、求真务实，系统总结了王选章教授的学术思想和临床经验。

本书可供中医药科研及临床工作者阅读，也可供中医院校学生及广大中医爱好者参考。

图书在版编目（CIP）数据

王选章推拿学术经验集 / 吴文刚，谭曾德主编. —北京：科学出版社，2018. 1
（龙江医派丛书 / 姜德友，常存库主编）
ISBN 978-7-03-055283-9
Ⅰ. ①王… Ⅱ. ①吴… ②谭… Ⅲ. ①按摩疗法（中医）–经验 Ⅳ. ①R244.1
中国版本图书馆 CIP 数据核定（2017）第 278051 号

责任编辑：刘 亚 鲍 燕 曹丽英 / 责任校对：张凤琴
责任印制：赵 博 / 封面设计：陈 敬

版权所有，违者必究。未经本社许可，数字图书馆不得使用

科学出版社出版
北京东黄城根北街 16 号
邮政编码：100717
http://www.sciencep.com
北京厚诚则铭印刷科技有限公司印刷
科学出版社发行 各地新华书店经销
*
2018 年 1 月第 一 版 开本：787×1092 1/16
2024 年 1 月第四次印刷 印张：13 7/8 插页：1
字数：386 000
定价：69.00 元
（如有印刷质量问题，我社负责调换）

《龙江医派丛书》组委会

总 顾 问 张 琪 袁 纲 索天仁 田文媛

主任委员 李大宁 王国才

副主任委员 陈亚平 姚凤祯 黄 友 柳 鸣 于黎明

委 员 （按姓氏笔画排序）

王立军 王学军 王春雷 王晓鹏 王爱萍
左 军 曲 峰 曲敬来 刘世斌 关立峰
孙 莹 孙 斌 孙志彬 孙茂峰 运 峰
李丽雅 李建民 杨 波 杨天悦 邱文兴
张晓峰 陈 光 陈 宏 陈 晶 陈冬梅
陈祖仁 武朋翥 赵海滨 徐 峰 徐国亭
高志刚 郭加利 郭志江 梁 华 蒋希成
靳万庆 廖佳音 翟 煜

《龙江医派丛书》学术委员会

主任委员 匡海学

副主任委员 程 伟 王喜军 田振坤 李 冀 孙忠人

委 员 （按姓氏笔画排序）

于福年 王 顺 王有鹏 王雪华 李永吉
李廷利 李显筑 李敬孝 杨天仁 杨炳友
佟子林 邹 伟 汪少开 张佩青 周亚滨
周忠光 段光达 段富津 都晓伟 徐 巍
高 雪 唐 强 阎雪莹 谢 宁

《龙江医派丛书》总编委会

总 主 编 姜德友 常存库

编 委 （按姓氏笔画排序）

马龙侪	马伯艳	王 历	王 宇	王 兵
王 非	王 瑶	王 磊	王东岩	王芝兰
王远红	太 鑫	田旭生	白玉宾	丛慧芳
冯 军	冯晓玲	吕姵瑶	朱 峰	乔 羽
任为民	刘 明	刘 征	刘华生	刘春红
刘晓晶	刘雅芳	孙 洋	李 军	李凤莲
李文英	李阳光	李富震	杨云松	吴文刚
邱海丽	冷德生	宋立群	张 茗	张 浩
张友堂	张宗利	张海丽	张福利	陈 飞
陈岩波	陈宝忠	林 静	林晓峰	罗庆东
周雪明	郑 杨	郎笑飞	赵文静	赵春森
赵桂新	柳成刚	段永富	姜雪岩	姚 丽
姚素媛	高长玉	高恩宇	郭伟光	桑希生
黄鹏展	常佳怡	常惟智	常滨毓	符 强
隋博文	韩凤娟	韩彦华	韩洁茹	鲁美君
谢晶日	解 颖	裴 丽		

学术秘书 李富震

《龙江医派丛书·王选章推拿学术经验集》编委会

主　编　吴文刚　谭曾德

副主编　王先滨　袁　珍　孙丽华　吴北峰　吴晓峰

编　委　（按姓氏笔画排序）

于　留　王先滨　付　鹏　付　琳　孙丽华
吕　娜　李秋颖　杨睿辉　吴文刚　吴北峰
吴晓峰　吴咚咚　张宝兴　赵建军　袁　珍
谭曾德　潘军英

总 序

中医药学源远流长，薪火相传，流派纷呈，是中医药学的一大特色，也是中医药学术思想和临床经验传承创新的主要形式。在数千年漫长的发展过程中，涌现出了一大批著名医家，形成了不同的医学流派，他们在学术争鸣中互相渗透、发展、融合，最终形成了中医药学“一源多流”的学术特点及文化特色。

开展中医药学术流派的研究，进一步挖掘和揭示各医学流派形成和发展的历史规律，不仅仅是为了评价流派在中医药传承和发展中的作用及历史地位，更为重要的是以史为鉴，古为今用，不断丰富中医药学术理论体系，从而推动当代中医药学研究的创新和发展，促进中医药事业的繁荣与发展。

黑龙江地处祖国北疆边陲，白山黑水之畔，与俄罗斯、日本、韩国都有密切交往，具有独特的地域地理气候特点及历史文化底蕴。通过一代代中医药人的不懈努力，在龙江大地上已逐渐形成了以高仲山、马骥、韩百灵、张琪四大名医为首的黑龙江名中医群体，他们在黑龙江省特有的地域环境和文化背景下，在动荡不安、不断更迭的历史条件下，相互碰撞争鸣撷取交融，以临床实践为重点的内科、外科、妇科、儿科、五官科、骨伤科、针灸科等，协同发展，各成体系，学术经验多有特点，并有论著传世，形成了风格独特的“龙江医派”，蕴育了北寒地区中医药防治疾病的优势与特色，成为我国北方地区新崛起的医学流派。

当今，龙江医派已融汇成为区域中医学术传承创新的精华，筑建起黑龙江中医学术探讨的平台，成为黑龙江中医事业发展和人才培养的内生动力。中医龙江学派的系统研究将为学派的学术内涵建设提供良好环境，为黑龙江中医文化品牌和地域社会文化的优势形成做出卓越贡献。

《龙江医派丛书》不仅全面、系统地搜集整理了有关“龙江医派”的珍贵文献资料，而且利用现代研究方法对其进行了深入的分析、研究和提炼。“龙江医派”反映了近百年来中医药不畏艰苦、自强不息、不断发展壮大的奋斗历程，为中医药学的理论研究和创新实践提供了坚实的学术基础。相信本丛书的出版，对于继承和发扬“龙江医派”名老中医学术思想和临床经验，激励中医药新生力量成长有着重要的教育意义，亦将对推动黑龙江中医药学术进步与事业发展产生积极、深远的影响。同时，对全国中医药学术流派的挖掘、整理、研究也有重要的启迪，更期盼同道能将丛书所辑各位名家临床经验和学术思想综合剖析，凝练特点，彰显“龙江医派”所独具的优势和特色。谨致数语为之序。

中国工程院院士
中国中医科学院院长　张伯礼
天津中医药大学校长

2012年春日

总 前 言

中国地大物博，传统文化源远流长，中医学就是在中国的自然和人文环境中发育成长起来的。由于自然和人文条件的差异，中医学在其发生发展过程中就必然地形成了地方特色，由此便出现了林林总总的地方流派。龙江医派是近现代我国北疆崛起的中医学术流派，是黑龙江省独特的历史、文化、经济、地理、气候等诸多因素作用逐渐形成的，是在黑龙江这块白山黑水中、在黑土文化历史背景下孕育成长起来的，有着鲜明的地域文化特色。以高仲山、马骥、韩百灵、张琪四大名医为代表的新时代黑龙江名中医群体，突显了对北方地区疾病防治的优势。特别在其百余年的发展过程中，龙江医派医家群体不断创新，薪火相传，形成了鲜明的学术特色和临证风格。龙江医派体现了中医学术流派必须具备的地域性、学术性、继承性、辐射性、群体性等特点，有自身的贡献和价值。梳理龙江医学发展历史脉络，总结龙江医派的学术经验和成就，对促进龙江中医的进步，发展全国的中医事业都有重要意义。

1　龙江医派的文化背景

龙江医派的形成与发展与黑龙江流域的古代文明、文明拓展和古民族分布、少数民族文明的勃兴、黑土文化特点及黑龙江省特有精神具有密切联系。

黑龙江古代文明和古人类距今已 18 万年，黑龙江省兴凯湖曾出土形态各异的 6000 年前陶器。黑龙江省有三大族系：一是东胡、鲜卑系——西部游牧经济；二是秽貊、夫余系——中部农业渔猎经济；三是肃慎、女真系——东部狩猎捕鱼经济。全省现共有 53 个少数民族。自公元 5～17 世纪，北方少数民族所建立的北魏、辽、金、元、清五个重要朝代都兴起于黑龙江流域，他们创建了独具特色的鲜卑文化、渤海文化、金元文化、满族文化及流人文化。所以，黑龙江地区具有开放性、多元性、豪放性、融合性、开创性、断续性等多种黑土文化特点。同时由于近代的发展与拓展，各种精神不断传播，闯关东精神、北大荒精神、大庆精神、龙医精神，激励着一代又一代的龙江人不断进取。

2　龙江医派的形成与发展

龙江地区医疗实践经跌宕起伏，脉冲式发展历程，形成了独树一帜的诊疗风格及用药特色，其学术思想鲜明，具北疆寒地特点。

2.1　龙江中医的孕育

有了人类就有了医疗保健活动。据史料记载，旧石器时代晚期，黑龙江流域就有了中华民族先人的生息活动，西汉时黑龙江各民族就已经处于中央管辖之下。经历代王朝兴衰、地方民族政权的演替，黑龙江地区逐步发展为多民族聚居的省份，有丰富的地产药材。在漫长的历史过程中，各族人民利用地产药物和不同的民族文化，积累了特色鲜明的医药经验和知识，形成了满医、蒙医、朝鲜医、中医等不同的民族医学，还有赫哲、鄂伦春等特殊的民族医药经验和知识。黑龙江的中医学在历史上不可避免地吸收了各方面的医药知识和经验，如此就使龙江医派的学术中融汇了地方和民族医药因素，逐步形成了地方医学流派的内涵和风格。

在漫长的古代，黑龙江区域的医疗主要是少数民族医药内容。汉民族的中医学基本是从唐宋以来逐步兴盛起来的。唐代时渤海国接受唐王朝册封后，多次派遣人员赴唐学习中原文化，中原文化大规模输入北方渤海国，并向日本等周边国家和地区出口中药材，这样的反复交流活动，促使黑龙江的中医学术逐步积累起来。金代女真人攻陷北宋汴梁，掳中原人十余万，其中就有大批医药人员，包括太医局医官，此外还有大量的医药典籍和医药器具，这极大地促进了中医药在黑龙江的传播和发展。

到了清代，随着移民、经商、开矿、设立边防驿站、流放犯人等活动的进行，中医药大量进入黑龙江，专业从事人员日益增多，中医药事业随之发展起来并逐渐形成了阵容和规模。

2.2 龙江医派的初形

由于民族因素、地方疾病谱及地方药物等物质文化原因，黑龙江中医药经过漫长的孕育，到清末和民国初期，初步形成了龙江医派格局。当时的黑龙江中医有六个支系，分别为龙沙系、松滨系、呼兰系、汇通系、三大山系和宁古塔系。

龙沙系的主流是由唐宋以来至明清的中原医药辗转传承而来的，渊源深远，文化和经验基础雄厚。他们自标儒医，重医德，讲气节，放任不羁，注重文化修养，习医者必先修四书五经以立道德文章之本，然后才研读《内经》、《伤寒论》等医药典籍。临证多用经方，用药轻，辨证细腻。1742 年（清乾隆七年），杭州旗人华熙，被流放齐齐哈尔，在此地行医，其对天花、麻疹患儿救治尤多，1775 年（清乾隆四十年），吕留良的子孙发遣到齐齐哈尔，有多人行医，最有名望者为吕留良的四世孙吕景瑞。1807 年（清嘉庆十二年），晋商武诩从中原为黑龙江带来药物贸易，该人擅针灸并施药济人。文献记载他曾把药物投井中治疗了很多时疫患者。此系医风延及黑龙江的嫩江、讷河、克山、望奎一带。

松滨系起于黑龙江的巴彦县，因沿松花江滨流传而得名。该派系医家多以明代医书《寿世保元》、《万病回春》为传承教本，用药多以平补为主，少有急攻峻补之品。理论上讲求体质禀赋，临证上重视保元固本。应用药物多以地产的人参、黄芪、五味子等为主，治疗以调养为主要方法。

呼兰系世人多称为“金鉴派”，源于光绪年间秀才王明五叔侄于 1921 年（民国十年）所创之“中医学社”。该社讲学授徒专重《医宗金鉴》，并辅之以明清医书《内经知要》、《本草备要》、《温病条辨》，依此四种医书为基础授业。此派医家用药简洁精炼，擅长时方，治热性病经验丰富。此医系门人数百，分布于黑龙江的哈尔滨、绥化、阿城、呼兰一带。

汇通系以阎德润为代表，阎德润先生 1927 年留学日本仙台东北帝国大学，1929 年夏获医学博士学位，1934 年任哈尔滨医学专门学校校长，1938~1940 年任哈尔滨医科大学校长兼教授。先生虽习西医，但是热爱中医，从 1924 年开始，陆续发表《汉医剪辟》等文章，并著有中医专著《伤寒论评释》等。他是近代西医界少有的以肯定态度研究中医而成就卓著者。其授课时除讲解生理、解剖等西医知识外，还研究中医名著，主张中西医汇通，见解独到，是黑龙江近现代中西医汇通派的优秀代表人物。

三大山系属走方铃医性质，串雅于东北各地区。据说此派系王氏等三人以医艺会友而结派，为此派的开山祖师，三人姓名中都有“山”字，故又名为“三大山派”。哈尔滨道外北五道街有“王麻子药店”，以王麻子膏药著称，此即为三大山派人物之一。同派人物流落到此，可管吃住，但是临别时须献一治病绝技，以此作为交流，增长提高治病技艺。该派偏重奇方妙法，忽视医理探究，除惯用外用膏药外，多习针灸之术，而针灸又以刺络泄血手法称绝。

宁古塔系在今宁安县一带，古为渤海国，此系军医官较多。1664 年（清顺治十二年），流徙宁古塔的周长卿擅长医术，为居民治病，是宁古塔中医的创始人。1822 年（清道光二年），宁古塔副都统衙门有从九品医官杜奇源。1824 年（清道光四年），副都统衙门有从九品医官刘永祥行医治病，衙门不给俸禄，只给药资银每月 12 两。1862 年（清同治元年），宁古塔民间中医有李瑞昌，擅长内科。1875 年（清光绪元年），宁古塔有医官刘克明行医治病。1880 年（清光绪六年），有练军退役军医黄维瑶，持将军衙门的带龙旗的执照在宁古塔城设四居堂诊所。此时城里还有专治黑红伤的中医刘少男、串乡游医李芝兰。1880 年（清光绪六年）吴大澂来宁安，次年设立种痘局预防天花。据 1911 年（清宣统三年）统计，宁古塔有中医内科医生 19 人，外科医生 4 人，妇科医生 2 人，儿科医生 3 人，喉科医生 2 人，眼科医生 1 人，齿科医生 1 人。宁古塔一地，中医已初步形成人才比较全面的群体。

2.3 龙江医派的发展壮大

从民国初年以降，龙江医派逐步发展壮大。一代名医高仲山可谓龙江医派发展壮大的关键人物。他积极组织学术团体，筹办中医教育，培养了一大批龙江中医俊才，是他整合和凝聚了龙江中医的各个支系，组织领导并推动了龙江医派在现代的进步。其时虽无龙江医派之名，但却具备了龙江医派之实。

高仲山，1910 年生于吉林省吉林市，祖辈均为当地名医。高仲山幼读私塾，1924 年于新式教育的毓文中学毕业，后随父学医。1926 年为深造医学，他远赴沪上，求学于上海中国医学院，师从沪上名医秦伯未、陆渊雷等。

1931 年毕业并获得医学学士学位，后来到哈尔滨开业行医。1932 年他在哈尔滨开办了“成德堂”门诊，1932 年夏末，松花江决堤，霍乱病流行，染病者不计其数，高仲山用急救回阳汤救治，疗效显著，名声远扬。同时自编讲义开展早期中医函授教育。1941 年创办了“哈尔滨汉医学讲习会”，培养了 500 余名高水平的中医人才，后来成为龙江医派的中坚力量。1955 年高仲山先生被国务院任命为黑龙江省卫生厅副厅长，负责中医工作。这一时期他四处访贤，组织中医力量，先后创办了哈尔滨中医进修学校、黑龙江省中医进修学校、牡丹江卫生学校、黑龙江省中医学校、黑龙江省卫生干部进修学院。1959 年在原黑龙江省卫生干部进修学院的基础上创建了黑龙江中医学院，标志着黑龙江省高等中医教育的开始。

1934 年高仲山先生在哈尔滨组建中医学术团体，集中了黑龙江的中医有识之士。1937 年创立了“哈尔滨汉医学研究会”任会长，开创龙江医派的先河，1941 年又成立了“滨江省汉医会”任会长，并在各市、县设立分会。1941 年创办了哈尔滨市汉医讲习会，培养中医师 500 余名，1941 年任滨江省汉医会会长，伪满洲国汉医会副会长，1945 年任东北卫生工作者协会松江分会会长，1946 年任哈尔滨市中医师公会理事长，1949 年任东北卫生工作者协会哈尔滨市医药联合会主任。新中国成立后，于 1956 年创办了“黑龙江省祖国医药研究所”，20 世纪 70 年代成立了“黑龙江省中医学会”。

20 世纪 40 年代初，高仲山先生创办了《哈尔滨汉医学研究会月刊》，1940 年更名为《滨江省汉医学月刊》并发行了 53 期。1958 年创刊《哈尔滨中医》，1965 年创办了《黑龙江中医药》。

在高仲山先生的率领下，黑龙江汇聚了数百名中医名家，形成了龙江医派的阵容和规模。

3 龙江医派之人才与成就

龙江医派经长期吸收全国各地中医人才，终于在近现代形成了蔚为壮观的队伍阵容。在汇聚积累人才的同时，龙江中医不仅在临床上为黑龙江的民众解决了疾苦，且在学术上做出了突出的贡献。

3.1 龙江医派之人才队伍

龙江医派的人才队伍是经过漫长的时间才逐步积累起来的，自唐宋移民直至明清才使黑龙江的中医人才队伍初具规模。随着近现代东北的开发，中医人才迅速集中，而新中国的建立，为黑龙江中医人才辈出创造了优越条件。

在 20 世纪 40 年代末，哈尔滨就产生了“四大名医”，此外，当时在黑龙江省名望卓著的中医有左云亭、刘巧合、安子明、安世泽、高香岩、王子良、纪铭、李德荣、王俊卿、高文会、阎海门、宋瑞生、李修政、章子腴、韩凤阁、马金墀、孙希泰等，他们都是当时哈尔滨汉医学研究会和滨江省汉医会的骨干成员。各地还有分会，会长均由当地名医担任。计有延寿县罗甸一，宾县真书樵，苇河县林舆伍、杨景山，五常县杨耀东，望奎县阎勇三，东兴县宋宝山，珠河县王维翰，双城县刘化南，青冈县李凤歧，木兰县李英臣，呼兰县王明五，巴彦县金昌，安达县吴仲英、迟子栋，阿城县沈九经，哈尔滨市陈志和，肇东县李全德，兰西县杨辅震，肇州县孙舆，郭后旗佟振中等。其他如齐齐哈尔市韩星楼，依兰县孙汝续、付华东，佳木斯何子敬、宫显卿，绥滨县高中午，这是旧中国时龙江医派的精英和骨干，是后来龙江医派发展壮大的奠基人士。

新中国成立后，高仲山先生各地访贤，汇聚各地著名中医还有张琪、赵正元、赵麟阁、钟育衡、陈景河、金文华、白郡符、华廷芳、孙纪常、王若铨、吴惟康、陈占奎、孟广奇、胡青山、柯利民、郑侨、黄国昌、于瀛涛、于盈科、衣震寰、刘青、孙文廷、汪秀峰、杨乃儒、张志刚、高式国、夏静华、常广丰、阎惠民、翟奎、吕效临、崔云峰、姜淑明、李西园、刘晓汉、范春洲、邹德琛、段富津等近百人。这些名医是龙江医派后来发展的中坚力量，并产生了黑龙江省“四大名医”，即高仲山、马骥、韩百灵、张琪。

高仲山（1910～1986 年），我国著名中医学家，中医教育家，现代黑龙江中医药教育的开拓者和奠基人，黑龙江中医药大学创始人，开创龙江医派，黑龙江中医药大学伤寒学科奠基人，黑龙江省四大名医之首。1931 年毕业于上海中国医学院获学士学位，1937 年创办哈尔滨汉医研究会任会长，1941 年创办滨江省汉医讲习会为全国培养中医人才 500 余人，创办哈尔滨汉医学研究会月刊，创办滨江省汉医学月刊。1955 年任黑龙江省卫生厅副厅长，著有《汉药丸散膏酒标准配本》、《妇科学》等，倡导中华大医学观，善治外感急重热病等内科疾病。

马骥（1913～1991 年），自幼年随祖父清代宫廷御医马承先侍诊，哈尔滨市汉医讲习会首批学员。1941 年于哈尔滨市开设中医诊所。1950 年首创哈尔滨市联合医疗机构。1954 年后，曾任哈尔滨市中医进修学校校长，哈尔滨市卫生局副局长，黑龙江中医学院附属医院副院长、博士生导师，黑龙江中医药大学中医内科学科奠基人，黑龙江省四大名医之一，善治内科杂病及时病。

韩百灵（1907～2010 年），1939 年在哈尔滨自设“百灵诊所”行医。黑龙江中医药大学博士生导师，黑龙江省四大名医之一，国家级重点学科中医妇科学科奠基人，全国著名中医妇科专家，在中医妇科界素有“南罗北韩”之称，被授予“国医楷模”称号，荣获中华中医药学会首届中医药传承特别贡献奖，著有《百灵妇科学》、《百灵妇科传真》等，创立“肝肾学说”，发展“同因异病、异病同治”理论，善治妇科疑难杂病。

张琪，1922 年生，哈尔滨汉医讲习会首批学员，1951 年创办哈尔滨第四联合诊所，黑龙江中医药大学博士生导师，黑龙江省中医学会名誉会长，黑龙江省中医肾病学科奠基人，黑龙江省四大名医之一，国家级非物质文化遗产传统医药项目代表性传承人。2009 年被评为首批国医大师，为当代龙江医派之旗帜，我国著名中医学家，著《脉学刍议》、《张琪临床经验荟要》、《张琪肾病医案精选》等，创制“宁神灵”等有效方剂，提出辨治疑难内科疾病以气血为纲，主张大方复法，治疗肾病倡导顾护脾肾，善治内科疑难重病，尤善治肾病。

1987 年黑龙江人民出版社出版了《北疆名医》一书，书中记载了 70 多位黑龙江著名中医的简要生平、学术经历及他们的学术特点和经验，从中反映出龙江医派的学术成就及其特点。从 20 世纪 80 年代末开始，国家和省市陆续评定了国医大师和几批国家老中医经验继承人导师及省级名中医。黑龙江省具有两位国医大师，共有 44 人被评为国家老中医药专家学术经验继承人导师，225 人被评为省级名中医和德艺双馨名医。从这些名中医的数量、学历和职称等因素看，龙江医派的队伍构成已经发生了很深刻的变化，表现了龙江医派与时俱进的趋势。

3.2 龙江医派之学术成就

龙江医派作为龙江地方的学术群体，在近现代以来，不仅在医疗上为黑龙江的防病治病做出了历史性的贡献，在学术上也为后人留下了弥足珍贵的财富。这些学术财富不仅引导了后学，在医学历史上也留下了痕迹，具备了恒久的意义和价值。

在新中国成立之前，高仲山先生为发扬中医学术，培养后学，曾编著了多种中医著述，既为传播学术上的成果，又可作为习学中医的教材读本。这些著述有《黄帝内经素问合解》、《汉药丸散膏酒标准配本》、《高仲山处方新例》、《湿温时疫之研究》、《时疫新论》、《血证辑要》、《中医肿瘤学原始》、《妇科学》等十余种，其中《汉药丸散膏酒标准配本》为当时中成药市场标准化、规范化做出了重要贡献。

新中国成立后，老一代中医专家也都各自著书立说，为龙江医派的学术建设做出了可贵的贡献。如马骥著《中医内科学》、《万荣轩得效录》，王度著《针灸概要》，白郡符著有《白郡符临床经验选》，孙文廷著《中医儿科经验选》，华廷芳著《华廷芳医案》，吕效临著《吕氏医案》、《医方集锦》等，张秀峰著《张秀峰医案选》等，韩百灵著《百灵妇科》、《中医妇产科学》、《百灵临床辨证》、《百灵论文集》等，张金衡著《中药药物学》，肖贯一著《验方汇编》、《临床经验选》等，吴惟康编《针灸各家学说讲义》、《中医各家学说及医案分析》、《医学史料笔记》等，张琪编《脉学刍议》、《张琪临床经验荟要》、《国医大师临床丛书·张琪肾病医案精选》、《跟名师学临床系列丛书·张琪》、《中国百年百名中医临床家丛书·张琪》、《国医大师临床经验实录·张琪》等，李西园著《西园医案》等，孟广奇编《中医学基础》、《中医诊断学》、《金匮要略》、《温病学》、《本草》、《中医妇科学》、《中医内科学》、《中医临床学》等，杨乃儒著《祖国医学的儿科四诊集要》，杨明贤著《常用中药手册》、《中药炮制学》，陈景河著《医疗心得集》，邹德琛著《伤寒总病论点校》等，郑侨著《郑侨医案》、《郑侨医疗经验集》，高式国著《内经摘误补正》、《针灸穴名解》等，栾汝爵著《栾氏按摩法》一书，窦广誉著《临床医案医话》，陈占奎著《陈氏整骨学》，樊春洲著《中医伤科学》，邓福树著《整骨学》等。

这些论作表现出老一代中医学人的拳拳道业之心，既朴实厚重，又内涵丰富，既有术的实用，又有道的深邃幽远。正是这些前辈的引领，才使今天的龙江医派人才如林，成果丰厚，跻身于全国中医前列。

4 龙江医派之学术特点

龙江医派汇聚全国各地的医药精粹，在天人合一、整体观念、病证结合、审机辨治、三因制宜等思想指导下，融合了黑龙江各民族医药经验，结合黑龙江地方多发病，利用黑龙江地产药物，经过漫长的历史酝酿认识到黑龙江地区常见疾病的病因病机特点是外因寒燥、内伤痰热，气血不畅，并积累了以温润、清化、调畅气血为常法的丰富诊疗经验及具有地区特色的中医预防与调养方法。

4.1 多元汇聚，融汇各地医学之长

龙江医派的学术，除了融合早期地方民族医药经验之外，还通过从唐代开始的移民等方式从中原和南方各地传播而来。这种从内地传入的方式从宋代以后逐步增多，至明清达到一个高潮，已经形成初步人才队伍，这种趋势到近代随东北开发而达到顶点。因此可以说龙江医派的学术根源是地方民族医药经验与全国各地医学的融合，因此也就必然会显示出全国各地医学的特色元素。

唐代渤海国派遣人员到中原学习，带回了中原医学的典籍，这就使中原医学的学术思想和临床经验传播到了黑龙江地区，从而龙江医学也就吸收了中原医学的营养。

北宋末年，金人攻陷汴梁，掳掠了大批医药人员及医学典籍和器物，其中就有北宋所铸造的针灸铜人。这在客观上是比较大规模的医药传播，使中原医药在黑龙江传播得更加广泛和深入。

到明清时期，随着移民、经商、开矿、设立边防驿站、流人、马市贸易等，中医药开始更大规模地传播到黑龙江，并逐渐成为龙江医学的主流。如顺治年间流入的史可法药酒，流放至宁古塔的方拱乾、陈世纪、周长卿、史世仪等，乾隆年间杭州旗人流放齐齐哈尔并在当地开展医疗活动，吕留良的子孙在齐齐哈尔行医等，这都是南方医学在黑龙江传播的证明。而清代在龙江各地行医者大多为中原人，清宣统时仅宁古塔一地就有了比较齐全的各科医生，说明全国各地的医药学术已在龙江安家落户，这对龙江医派的学术特点影响至

深至广。

近现代的黑龙江各地中医人员的籍贯出身，更能反映出龙江医派学术的来源。多数名医祖籍均为山东、河北、河南，另有祖籍为江南各省者。如果上追三代，他们绝大多数都是中原和南方移民的后裔，故龙江医派也就包容了各地的学术内涵。

因为黑龙江省地处北部边陲，古代地广人稀，从唐代以后是最主要的北方移民所在地之一，到清代形成移民高潮。移民是最主要也是最有效的文化传播方式，龙江医派融合全国各地的医药内容就是历史的必然。移民地区虽然原始文化根基薄弱，但是没有固有文化的限制，因此有利于形成开放的精神，可以为不同的医药学内容的发展传承搭建舞台。这可能是今天黑龙江的中医事业水平跻身全国前列的文化基因。

4.2 以明清医药典籍为主要学术内容

中医学发展到明清时期达到鼎盛，医书的编写内容比较丰富，体例也日益标准化。这些医书因为理法方药内容较全面，只要熟读一本就可满足一般的临床需要，故为龙江中医所偏爱习诵，如“四百味”、“药性赋”、“汤头歌”、《濒湖脉学》等歌诀。此外，人们多以明清时期明了易懂的医书作为修习的课本，如《寿世保元》、《万病回春》、《医宗必读》、《万科正宗》、《温病条辨》、《本草备要》等。《医宗金鉴》是清代朝廷组织国家力量编著的，其中对中医基础理论、诊断、药物、方剂及临证各科都有全面系统的论述，既有普及歌诀，也有详细解说，确实是中医药学书籍中既有相当深度广度，又切合临床实用的优秀医书。因此龙江医派的大多数医家都能熟记《医宗金鉴》的内容，熟练应用该书的诊疗方法。

直到高仲山先生自沪上毕业而来黑龙江兴办汉医讲习会，使“四大经典”及近现代的中医课程在黑龙江成为习医教材。新中国成立之前，得益于高仲山先生对中医教育的积极努力，黑龙江地区涌现了一大批高素质的中医人才。

4.3 龙江医派学术的地方特色

龙江医派的学术来源有多元化特点，既有全国南北各地的医药传入，又有地方民族医药观念和经验，这些都是酝酿龙江医派学术特色和风格的基础。同时，黑龙江地处北方，地方性气候、地理特点、民众体质禀赋、风俗文化习惯长期以来深刻地影响了龙江医派医家的学术认知，这也必然会给龙江医派医家群体学术思想、理论认识和临床诊治特点和风格打上深刻的地方性烙印。

首先，善治外感热病、疫病。黑龙江地区纬度较高，偏寒多风，而且冬季漫长，气温极低，寒温季节转变迅速，罹患伤寒、温病者多见，尤其春冬两季更为普遍。地方性高发疾病谱使龙江医派群体重视对伤寒和温病的研究，对北方热性病、疫病的诊治积累了丰厚的经验，临床应用经方和时方并重而不偏。在黑龙江省各地方志都有大量记载。如清末民初，黑龙江地区发生大规模流行的肺鼠疫，经伍连德采取的有效防治措施，中医顾喜诰、西医柳振林、司事贾凤石在疫区医院连续工作数月，救治鼠疫患者 2000 余例，成功遏制了鼠疫的蔓延，其中中医在治疗鼠疫方面起到了独特有效作用。许多医家重视以仲景之法辨表里寒热虚实，善用六经辨证和方证相应理论指导临证，同时对温病诸家的理法方药也多能融会贯通，互相配合，灵活应用。而且龙江医派大多数医家无论家居城乡、年龄少长，都能对《医宗金鉴·伤寒心法要诀》和《温病条辨》背诵如流并熟练应用，寒温之说并行不悖，可见一斑。

其次，善治复合病、复合证、疑难病。本地区民众豪放好酒，饮食肉类摄入较多，蔬菜水果相对偏少，而且习惯食用腌制品，如酸菜、咸菜等，造成盐摄入量过高，导致代谢性疾病如糖尿病、痛风等多发，高血压、心脑血管疾病在本地区也十分常见。黑龙江地区每年寒冷时段漫长，户外运动不便，加之民众防病治病、养生保健意识相对薄弱，客观上也造成了疾病的复杂性，单个患者多种疾病并存，兼症多，疑难病多，治疗棘手。龙江医派医家长年诊治复合病、复合证、疑难病，习惯于纷繁复杂之中精细辨证，灵活运用各种治法，熔扶正祛邪于一炉。面对疑难复杂病，龙江医家临证谨守病机，重视脾肾，强调内伤杂病痰瘀相关、水血同治，或经方小剂，药简效宏，或大方复法，兼顾周全，总以愈疾为期。

再次，本地区冬季寒冷，气候以寒燥为主，民众风湿痹痛普遍，加之龙江地区冰雪天气多见，外伤骨折、脱位高发。龙江医派医家对此类疾患诊治时日已久，骨伤科治疗经验独到丰富，或以手法称奇，或以药功见著，既有整体观，又讲辨证法；既有家传师授的临床经验，又有坚实的中医理论基础，外科不离于内科，心法更胜于手法。值得一提的是，许多龙江医家注意吸收源于北方蒙古等善于骑射的少数民族的骨伤整复、治疗方法，从而也形成了龙江医派骨伤科学术特色的一部分。

另外，众多医家在成长之中，对黑龙江地产药材如人参、鹿茸、五味子、北五加、北细辛等的特殊性能体会深刻，进而可以更好地临证遣方用药。更因龙江民众一般体质强壮，腠理致密，正邪交争之时反应较剧，所以一般地说，龙江医派医家多善用峻猛力强之品，实则急攻，虚则峻补，或单刀直入，或大方围攻，常用乌头、附子、大黄、芒硝、人参、鹿茸等，所以多能于病情危重之时力挽狂澜，或治疗沉疴痼疾之时，收到出人意料之效。

龙江医派医家也多善用外治、针灸、奇方、秘术。黑龙江是北方少数民族聚集之地，本地区少数民族医药虽然理论不系统，经验零散，但是在漫长的历史中积累了很多奇诡的治病捷法。如龙江大地赫哲族、鄂伦春族、达斡尔族及部分地区的蒙古族民众等普遍信奉的萨满文化，即包含许多医学内容，这些内容在民间广为流传，虽说不清医理药性，但是临证施用，往往立竿见影。此外，常用外用膏药、针挑放血、拔罐火攻、头针丛刺、项针等治疗方法在龙江医派中也是临床特色之一。

5 龙江医派近年所做工作

为弘扬龙医精神，发展龙江中医药事业，以龙江医学流派传承工作室及省龙江医派研究会为平台，龙江医派建设团队做了大量工作，为龙江医派进一步发展奠定了历史性基础。

5.1 抢救挖掘整理前辈经验，出版《龙江医派丛书》

为传承发扬龙江医派前辈学术精华，黑龙江中医药大学龙江医派研究团队一直致力于前辈经验的抢救搜集挖掘整理工作，现已由科学出版社出版《龙江医派创始人高仲山学术经验集》、《华廷芳学术经验集》、《御医传人马骥学术经验集》、《国医大师张琪学术思想探赜》、《王德光学术经验集》、《邓福树骨伤科学术经验集》、《邹德琛学术经验集》等著作，引起省内中医爱好者的强烈反响，《龙江医派丛书》已被英国大英图书馆收录为馆藏图书，尚有《吴惟康学术经验集》、《王维昌妇科学术经验集》、《白郡符皮肤外科学术经验集》、

《伪满时期黑龙江地区龙江医派医家学术经验荟萃》、《黑龙江省名中医学术经验集锦》等多本著作正在编撰待版。

《龙江医派丛书》反映了龙江中医药事业近百年来不畏艰苦、自强不息的发展历程及取得的辉煌成果，其中宝贵的学术思想和经验对于现代中医临床和科研工作具有重要的实用价值和指导意义，同时也是黑土文化的重要组成部分。

5.2 建设龙江医学流派传承工作室，创立龙江医派研究会，搭建学术交流平台

国家中医药管理局龙江医学流派传承工作室作为全国首批 64 家学术流派工作室之一，以探索建立龙江医派学术传承、临床运用、推广转化的新模式为己任，着力凝聚和培育特色优势明显、学术影响较大、临床疗效显著、传承梯队完备、资源横向整合的龙江中医学术流派传承群体，既促进了中医药学术繁荣，又更好地满足了广大人民群众对中医药服务的需求。

为更全面地整合龙江中医资源，由黑龙江省民政厅批准、黑龙江省中医药管理局为业务主管部门，成立了黑龙江省龙江医派研究会。研究会为学术性、非营利性、公益性社会团体法人的省一级学会，其宗旨是团结组织黑龙江省内中医药工作者，发扬中医药特色和优势，发掘、整理、验证、创新、推广龙江中医药学术思想，提供中医药学术交流切磋的平台，提高龙江中医药的科研、医疗服务能力。龙江医学流派传承工作室与黑龙江省龙江医派研究会相得益彰，为提炼整理龙江医派学术特点及诊疗技术并推广应用，为龙江医派学术文化创建工程，做了大量卓有成效的工作。

5.3 举办龙江医派研究会学术年会，推进学术平台建设

为繁荣龙江中医学术，营造学术交流氛围，2014 年，黑龙江省龙江医派研究会举办首届学术年会，与会专家以“龙江名医之路”为主题进行交流探讨。第二届学术年会于 2015 年举办，龙江医派传承人围绕黑龙江省四大名医及龙江医派发展史为主题进行交流，同时通过《龙江医派会刊》的编撰，荟萃龙江中医药学术精华。

5.4 建立龙江医派传承基地，提升中医临床思维能力，探索中医临床家培养的教育途径

龙江医派传承工作室先后在台湾、深圳、三亚、长春、东港、丹东、天津、满洲里及黑龙江省多地建立传承基地，主要开展讲座、出诊及带教工作，其中三亚市中医医院已成为黑龙江中医药大学教学医院及本科生实习基地，现已进行多次专家交流出诊带教工作。

受黑龙江省中医药管理局委托，2013 年进行“发扬龙江医派优势特色，提升县级中医院医疗水平”帮扶活动，研究会于黑龙江省设立 10 个试点单位，2014 年通过讲座、义诊等一系列活动，使各试点县后备传承人诊疗水平和门诊量均有不同程度的提升。2015 年，黑龙江省中医药管理局委托龙江医派研究会及工作室，在全省各地市县中医医院全面开展龙江医学流派传承工作室二级工作站的建设，全面提升黑龙江省中医院的学术水平与医疗服务能力，并编撰《龙江医派养生备要》向全省民众发放。

旨在研究培养中医药人才、发挥中医药优势的“龙江医派教育科学研究团队”，于 2014 年被批准为黑龙江省首批 A 类教育教学研究团队，团队致力于建设一批学术底蕴深厚、中医特色鲜明的教育研究群体，以期探索中医人才的成长规律，培养能够充分发挥中医特

色优势的中医精英。

通过在中医药大学举办“龙江医派杯”中医经典知识竞赛、英语开口秀、“龙江医派杰出医家马骥基金评选及颁奖活动”，开设《中医学术流派》课程，以激发学生学习中医的热情，强化其对龙江医派的归属感及凝聚力。

5.5 创办龙江医派学术文化节，创新中医药文化传播模式，打造龙江医派文化名片

通过创办龙江医派学术文化节，建立龙江医派网站，打造龙江医派学术文化品牌，宣传中医药文化思想，扩大龙江医派影响力。2012 年以来，举办高仲山、马骥、华廷芳、孟广奇等龙江医派著名医家百年诞辰纪念活动，使全省各界感受到龙江中医药的独特魅力及前辈先贤披荆斩棘、励精图治的创业精神。龙江医派各项工作的推进，得到了中国中医药报、东北网、台湾《中国时报》、黑龙江日报等数十家媒体平台的大量报道，在学术界及龙江民众中获得良好声誉，并载入《黑龙江中医药大学校史》、《中国中医药年鉴》。

工作室团队以黑龙江省中医药博物馆的建设为契机，大力挖掘黑龙江省中医药学术文化历史资源，梳理明晰龙江医学流派发展脉络，建成龙江医学发展史馆，所编写的《龙江医派颂歌》在同学中广为传唱，激发杏林学子热爱龙江中医的热情。

通过对龙江医派底蕴的发掘和打造，使其成为黑龙江中医药学术界理论产生和创新的土壤，成为黑龙江省中医从业者的凝聚中心，成为黑龙江中医学术探讨的平台和学术园地，成为黑龙江省中医药人才培养与成长的核心动力，成为引领、传承、传播黑龙江中医学术的主体力量，成为黑龙江中医文化品牌和精神家园，成为龙江医药学的特色标志，成为黑龙江省非物质文化遗产，成为黑龙江的重要地理文化标识。相信，在新的历史时期，龙江医派将会做出新的学术建树，为丰富祖国医学的内涵做出更大的贡献。

《龙江医派丛书》总编委员会

2017 年 5 月

序

王选章，男，黑龙江省齐齐哈尔市讷河人，中共党员，教授，主任医师，黑龙江省名中医，推拿界资深专家，硕士研究生导师。其曾任黑龙江中医学院附属医院南岗门诊部推拿科主任，黑龙江中医学院附属第二医院副院长，黑龙江中医学院针灸推拿系副主任；曾兼任中华中医药学会推拿分会理事、中华全国推拿手法研究会常务理事、黑龙江中医药学会推拿专业委员会主任委员，哈尔滨市南岗区科协副主席等职务。20 世纪 90 年代后，先后公派去俄罗斯、日本、美国从事医疗和学术活动，至今仍坚持开办推拿学校和出诊行医，为我校、我省乃至我国的推拿事业做出了重要贡献。

王选章出生于中医世家，自幼背诵诸如《药性歌括四百味》、《汤头歌诀》、《药性赋》、《濒湖脉学》、《医宗金鉴》等医籍，并于 1956 年 9 月进入中医院校学习。在家学和教师的影响下，王选章对《黄帝内经》及《医宗金鉴》情有独钟，此外，还特别重视临床实践。曾跟随齐齐哈尔市中医院的刘化一、张尔多等老师学习临床经验，此经历对其临床思路、诊治模式乃至医德医风都产生了较大的影响。1960 年 9 月王选章由学院抽调赴辽宁省汤岗子矿泉理疗医院进修理疗推拿，并于 1961 年赴上海中医学院进修推拿 6 个月，还曾到黑龙江省医院进修外科。正是这样的学习经历，才使得王选章从黑龙江中医学院首批毕业生中脱颖而出，提前毕业并留校工作。王选章先后在内科、针灸科出诊。并于 1963 年牵头建立推拿科，开始了正式从事推拿专业诊疗疾病的道路，并于 1964~1966 年担任黑龙江省政府领导的保健医生。

在临床实践和理论研究上，王选章推崇《黄帝内经》及《医宗金鉴》等经典的学习和灵活辨证应用，从中医学的角度看待人体、疾病与自然的关系，并以中医理论指导中医推拿实践，创立“道理学说”、“点穴调脉法”、“形气辨证法”和“五部辨证法”，对推拿手法以“阴阳”、“五行”及“动静”加以分类，并编纂《推拿三字经》。该书从推拿简史、理论、阴阳应用、七损八益、手法、诊断法、调脉法、病症治疗等方面，用三言诗形式加以全面阐释，对后生学习推拿学有着言简意赅、简便易学之益处。王选章在临床上，擅长用推拿手法治疗伤科、皮肤科及内科疾病，尤其在治疗颈椎病、腰椎间盘突出症、肩关节周围炎、银屑病、过敏性紫癜、荨麻疹、药疹、截瘫等方面疗效独到，在国内外均有一定的影响力，于 1990 年应邀参加全国百名专家特邀门诊，赴北京出诊。王选章在学校组织派遣下，先后去苏联、俄罗斯、日本、美国等国家开展医疗交流、讲学及诊疗工作，传播中医疗法，并把中医推拿、针灸等特色疗法运用到医疗活动中，深受当地国际友人和患者的青睐。王选章至今仍坚持出诊，年逾古稀不忘为家乡百姓解决病痛之苦，在其临床诊疗过程中，既展示出其精湛的医技，也展现了一代大医的品格风范，其患者均称赞王教授“妙手回春、医德高尚、待患若亲、无问贵贱”。祖国医学也正是因为有着像王选章这样一代一代良医的坚守和努力，才赢得了人们发自内心的赞誉，并得以发扬光大。

在教学方面，王选章治学严谨，学识渊博，推拿专业理论基础精湛，师德高尚，曾被评为“哈尔滨市教书育人先进教师”。王选章创建了我校推拿学专业，并担任学科带头人，建立推拿学教研室，在我校讲授《推拿学》、《推拿手法学》、《推拿治疗学》、《推拿学及护理》、《推拿气功》、《练功学》等课程，撰写了《一点两面的中医教学理论初探》、《初谈我院推拿专业教学计划的制定》、《坚持走社会主义实践的道路》等阐述教学法的文章。组织全国 9 所中医院校推拿专业的教师编写推拿系列教学丛书《中国推拿练功学》、《中国推拿手法学》等。经过不懈努力和多年的苦心经营，王选章为黑龙江省的推拿学科培养了推拿学科带头人、推拿教师及推拿方面的中坚力量。1997 年退休后至今，王选章仍不遗余力，坚持从事中医教育和医疗等工作，开展推拿学术讲座，创办针灸推拿学习班、骨关节损伤学习班、软组织损伤学习班等，为社会培养了大批中医推拿人才。

在科研方面，王选章曾主持国家中医管理局课题“推拿治疗银屑病手法、选穴及作用机制研究”等多项科研课题，并获黑龙江省中医药科技进步二等奖，黑龙江省政府科技进步三等奖。共发表学术论文《银屑病针刺治疗出现同型反应的处理方法》、《按摩手法之我见》、《皮脉肌筋骨辨证在推拿中的应用》、《点穴调脉法介绍》、《老年保健推拿》、《哈尔滨市推拿学派初考》等 10 余篇，并编审《中华推拿医学志——手法源流》一书。

在王选章的带领和影响下，黑龙江中医药大学推拿学科形成了独特的推拿派系——龙江推拿流派。该流派为龙江医派重要组成部分，以祖国医学的辨证施治为理论基础、以《黄帝内经》的精髓为指导思想，博采众家之长，汲取全国各地名家经验，注重与现代医学和北方特色相结合，并加以阐发凝练，而形成特色。

此书为《龙江医派丛书》之一，较为全面地整理了王选章学术思想和临床经验，除了全面记述王选章个人事迹外，重点编纂了王选章对中医学及中医推拿学等的学术思想和临床诊疗经验，同时，还将王选章的相关论著加以汇总，书中内容丰富、求真务实，对广大医学院校学生及临床医务工作者都具有影响力、教育意义和参考价值，对中医推拿学的不断发展亦有着重要的理论及现实意义。故欣然序之。

黑龙江中医药大学校长 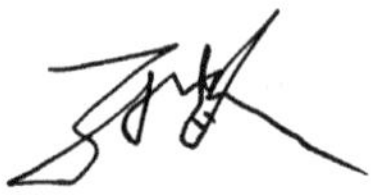

丁酉年季春于冰城

目　录

医家传略

学术思想和特点

著作撷粹

医论辑要

临床经验

医案撷菁

医家传略

王选章，男，黑龙江省齐齐哈尔市讷河市人，黑龙江省推拿名医，龙江医派著名医家。其曾任黑龙江中医学院附属医院南岗门诊部推拿科主任、黑龙江中医学院附属第二医院副院长、黑龙江中医学院针灸推拿系副主任；曾兼任中华中医药学会推拿分会理事、中华全国推拿手法研究会常务理事、黑龙江中医药学会推拿专业委员会主任委员、哈尔滨市南岗区科协副主席等职务。20世纪90年代后，其先后公派去俄罗斯、日本、美国从事医疗和学术活动。

一、幼承家学，杏苑泛舟

王氏系中医世家，祖籍山东省武定府惠民县，后迁居黑龙江省齐齐哈尔市讷河市。王选章生于1937年11月21日，自幼便随家人学习中医，背诵诸如《药性歌括四百味》、《汤头歌诀》、《药性赋》、《濒湖脉学》、《医宗金鉴》等医学书籍的内容，为其之后学医奠定了坚实的基础。因循家传的中医学习模式，一入学便知道“这中医应该怎么学，学中医就得背书，我们都背书”的道理和学习方式。

王选章于1956年9月入学黑龙江中医学院（现黑龙江中医药大学），入学当年的寒假回乡，就迎来了他从医生涯的第一位患者——吕氏。据王选章回忆，其在回乡时遇到屯邻赵凤妻吕氏，吕氏患泪囊炎3个月治疗不愈，左侧面部皮肤因流泪发生大面积溃疡，曾用泪囊冲洗消炎等治疗均无效。当时王选章已学过中医辨证学——《中医基础理论》，同时背过《濒湖脉学》和《汤头歌诀》。经仔细询问后知其原因系与丈夫争吵、眼睑内有异物摩擦致流泪不止。问过病史，知病由生气而发，脉象弦数，诊其为肝郁化火，令服丹栀逍遥散3剂便愈。这次治疗的成功，极大地鼓舞了他对中医的信心，对其日后的学习和行医产生强烈的影响。

王选章在校学习期间，学校处在新生发展阶段，学校的一切都是从零开始的。学校成立时的目标是培养合格的中医医生，其教学模式和课程设置就充分体现了其重视中医专业特色和重视临床技能培养的特点。学校开设《脉学》、《中医诊断学》、《中药学》、《方剂学》等属于基本功方面的内容，也有《内经》、《伤寒论》、《金匮要略》、《温病学》等经典课程，还有中医的内外妇儿等科的临床课程。此外，还开设了西医《解剖学》、《生理学》、《微生物学》、《寄生虫学》、《传染病与流行病学》等西医基础及临床课程。通过系统全面的学习，王选章具备了扎实的基本功和深厚的理论修养，为其毕业后在临床上进一步提高奠定了坚实的基础。

当时没有现成的中医教材，大多数教材都是教师自己编写，油印成册，分发给学生。虽然这些教材内容较少，但却很精练，一般都能体现课程老师的学术思想，老师的讲课方法和现在也不一样，每门课程讲得都很细，讲方剂每堂课就讲一个方，讲脉学的时候每堂课就讲一部脉，讲中药的时候每堂课就讲一味药。在教学过程中老师能够将中医理论知识与临床实践结合起来，以激发学生的学习兴趣，培养了学生们对于中医的热情，巩固了学生的专业思想，并要求学生当堂消化，下一堂课上课之前还要提问。背诵是学生自学的主要方式之一。中医教育自古以来就特别强调背诵。学生对专业知识的深入理解和掌握并不是仅仅通过课堂教学即能完成的，需要一个反复思考的过程，熟悉思考对象，可缩短这个过程，而背诵是最好的形式。当时的学习风气很浓，学生的学习态度都很端正。除了上课之外，学校在每天晚上和周日都统一安排自习。学生的业余生活很单调，也没什么娱乐活动，更不比吃穿，思想也都很单纯，头脑里只有“学习”二字，天天就是上课，上自习，然后背书。

在家学和老师的影响下，王选章除了学习课堂知识外，还注重自学课外知识，对医学经典均颇有研习，对《黄帝内经》及《医宗金鉴》情有独钟，这两部著作尤其是《医宗金鉴》对其临床产生了深远的影响。

中医是实践先于经验的医学，只有理论学习是远远不够的，王选章除了注重医学理论学习，还格外重视参加临床实践和实习，曾跟随齐齐哈尔市中医院的刘化一、张尔多老师等学习临床经验，对其临床思路、诊治模式乃至医德医风都有较大的影响。1960 年 9 月王选章由黑龙江中医学院抽调赴辽宁省汤岗子矿泉理疗医院进修理疗推拿，并于 1961 年赴上海中医学院进修推拿 6 个月，还曾到黑龙江省医院进修外科。正是这样的学习经历，才使得王选章从黑龙江中医学院首批毕业生中脱颖而出。

二、栉风沐雨，悬壶业医

1962年黑龙江中医学院附属医院建立，王选章先后在内科、针灸科出诊，并于1963年牵头建立推拿科，开始了正式从事推拿专业诊疗疾病的道路，并于1964～1966年担任黑龙江省政府领导的保健医生。

“文化大革命”期间，整个社会都受到了巨大的影响，医院的正常工作也无法开展。许多中医被当作“牛鬼蛇神”、“反动学术权威”而遭批斗，以及蹲牛棚、抄家、下放。中医药科研单位的设备仪器被封存、破坏。公社卫生院“伸腿”到生产大队办的分院，一律改为合作医疗站；医生下乡巡回医疗；工资改为工分，要求参加农业生产劳动。每当回忆起那段日子，老一辈医疗专家们并没有一味地抱怨，而是利用这段时间提高了专业技术，这些也算是“特殊时期”的“特殊收获”。值得一提的是，王选章于1975年赴京参加了由周恩来总理提议、当时卫生部部长刘湘屏主持的全国中西医结合治疗骨关节损伤第一期学习班，为期3个月。在北京中医研究院学习的这段时间，对王选章各方面的影响都很大，也为其之后在推拿领域的发展奠定了良好的基础。

三、枯木逢春，成就大医

“文化大革命”结束、特别是改革开放以后，我国社会主义政治、经济均得到飞速发展，社会环境得到了明显改善，中医事业也有了长足的发展。王选章在临床工作中，坚持中医特色，注重中西医结合，临床诊疗重视辨证与辨病相结合，随着患者的日益增多，其临床经验也不断丰富，逐步成为推拿领域的专家，在国内推拿界的影响也日益增大。

王选章于1980年后开始从事盲人按摩培训工作。其回忆说：“当时属自发的。我出自责任心，想把按摩队伍整顿一下，避免出事故。免费讲课、培训，连汽车票也是自己掏，主要在南岗办班，晚间工作之余上课。现存老的盲人按摩师，多数都听过课。”1982年，哈尔滨市组织的第一批按摩班，王选章也讲过课。1983年经省劳动局、民政局、卫生厅、中医学院等单位开会，为安排盲人工作问题始办按摩班，每期3年，地点设在盲聋哑学校，校长为孟君，至今该校仍保存着当时相关文件。王选章一直坚持此工作，直到1995年去美国才暂停，之后由其学生梅荣军等接管。经王选章培训的几批学生现在已遍布黑龙江省，有的在北京等地工作，还有部分学生出国工作。

1985年7月，王选章被聘为黑龙江中医学院副教授，1986年1月20日加入中国共产党，并先后4次带领学生到哈尔滨市各县区参加社会实践和义诊；1989年担任针灸推拿系副主任，于1990年分别获苏联阿穆尔州中国医疗队荣誉奖、中国百名专家特邀门诊荣誉奖；1992年起担任黑龙江中医药大学附属第二医院副院长。

作为推拿领域的资深专家，王选章在医疗、科研和教学等方面的成就颇多，在国内外均有一定的影响力，在推拿领域久负盛名，至今仍奋战在医疗教学的道路上。

四、献身临床，厚德济世

在临床医疗方面，王选章时任黑龙江中医学院附属第二医院副院长之时，除负责管理医院各项事务，还坚持在黑龙江中医学院附属第二医院门诊开展日常诊疗工作。其在临床擅长用推拿手法治疗伤科、皮肤科及内科疾病，尤其在治疗银屑病、过敏性紫癜、荨麻疹、药疹、截瘫、急症等方面疗效独到，在国内外均有一定的影响力，创“点穴调脉法”和“形气辨证法”，并将推拿手法按照阴阳五行进行分类，在治疗中常推拿、针灸、中药并用，独具特色。王选章于1990 年应邀参加全国百名专家特邀门诊，赴北京出诊。为表彰其在医疗方面的诸多贡献，于1994 年授予其“黑龙江省首届名中医”称号。随着祖国传统医学的国际影响力越来越大，王选章在学校组织派遣下，自 1990 年至 1997 年先后去苏联、俄罗斯、日本、美国等国家开展医疗交流、讲学及诊疗工作，期间还曾在美旅居 3 年，传播中医疗法，并把中医推拿、针灸等特色疗法运用到医疗活动中，深受当地国际友人和患者的青睐。为此，王选章还在美国南加州开设中医、针灸、推拿诊所，并为南加州中医师公会作学术讲座，进一步加大了国外人士对祖国医学的认识和认可，使中医学在国际上得以广泛传播。王选章回国后至今仍坚持出诊，虽年逾古稀仍不忘为家乡百姓解决病痛之苦，在其临床诊疗过程中，既展示出其精湛的医技，也展现了一代大医的品格风范，凡是经过王教授诊治过的患者均称赞其“妙手回春、医德高尚、待患若亲、无问贵贱”。祖国医学也正是因为有着像王选章这样的一代良医的坚守和努力，才迎得了人们的日渐喜爱和发自内心的赞誉，进而得以发扬光大。

五、投身教学，呕心育人

在教学方面，王选章治学严谨，学识渊博，推拿专业理论基础精湛，师德高尚，于 1988 年被评为“哈尔滨市教书育人先进教师”。王选章于 1989 年在黑龙江中医学院创建了推拿学专业，担任学科带头人；建立推拿学教研室，担任推拿教研室主任，并担任针灸推拿系副主任，在大学讲授《推拿学》、《推拿手法学》、《推拿治疗学》、《推拿学及护理》、《推拿气功》、《练功学》等课程，并负责学生的临床带教工作，先后撰写了《一点两面的中医教学理论初探》、《初谈我院推拿专业教学计划的制定》、《坚持走社会主义实践的道路》等 3 篇阐述教学法的文章，均发表于《中医高教理论研究》杂志，组织全国 9 所中医院校推拿专业的教师编写推拿系列教学丛书《中国推拿练功学》、《中国推拿手法学》等，编写推拿本、专科及留学生推拿教科书，书中内容被全国多家推拿教材引用，还为学生编写中医推拿辅导教材——《推拿三字经》，帮助学生尽快掌握推拿学的学习内容。经过不懈努力和多年的苦心经营，王选章为黑龙江省的推拿学科培养了推拿学科带头人及推拿教师，为黑龙江省推拿学科建设做出重大贡献。由于王选章在针灸推拿方面的突出成绩和其在黑龙江中医领域的声誉，于 1993 年被黑龙江中医学院聘为教授，并于 1995 年被聘为硕士研究生导师，共培养推拿学专业硕士研究生 3 名，还为学校培养了首批推拿方面的中坚力量，其中吴文刚、王军、梅荣军、王先滨等一直奋战在黑龙江省推拿主要战线上，均在国内外具有较高的影响力。1997 年王选章在黑龙江中医药大学退休，离开了他苦心经营多年的工作科室，但他对医学的奉献并未因此而中止，退休至今仍坚持从事中医教育和医疗等工作，开展推拿学术讲座，创办针灸推拿学习班、骨关节损伤学习班、软组织损伤学习班等，为社会培养了大批中医推拿人才。

六、注重科研，钻研学术

在学术研究方面，王选章也取得了可喜的成就。他十分注重中医经典著作和理论对中医的指导作用，强调沿袭经典，发掘古籍，并用《黄帝内经》的经典理论来阐发推拿学术理论，指导推拿临床实践，提出以“八纲”、“脏腑”、“皮、脉、肌、筋、骨”为辨证基础，以经络、气血为治疗要路，形成一套指导推拿教学和临床实践的理论体系。推拿需按照阴阳五行理论来划分手法，以阴阳动静为纲，根据临床手法实践，以五行分立拿、推、摩、动、按五法，应用于皮、脉、肌、筋、骨五部。分辨病因，病分表里，伤分形气，法分刚柔，力分五向（即直行推、环行摩、向上拿、向下按、关节沿轴线活动）。

王选章认为：“医疗分中西，中医医疗必本于道。道在于一。‘一其因’，因分疾病，人分行气。作为推拿，法分动静，力分刚柔。按摩之法必用力，动静刚柔同时体现手法用力中，动静刚柔之法又有五，故用力之法分五向六法，向为上、下、直、环、与不定向的关节活动，即转动。六法有振动者拍打叩颤也，转动者关节活动之谓，向上者拿，向下者按，上下者振动，直行者推，环行者摩，环转者关节活动，这就是推拿手法分类的纲目。”王选章强调：“手法何以用五行分？行者动也。物法运动，一动一静，故分阴阳，其动有向，向五六量，以计动态，以与人体结构相应为用。向上者拿，用于皮表，以解表邪以通卫气，皮在五行属金，若天之星，若人之肺，通天气，主杀伐，可通可止；直行通血，在五行属君火，推擦可发热，可通血脉，可制拿法之静，故拿后当推。”

此外，王选章还强调临床诊疗时需推拿、针灸、中药等多种疗法相结合，在中药处方方面，推崇《医宗金鉴》，临床时擅长化裁运用《医宗金鉴》的方剂治疗各科疾病。对于其他如《伤寒杂病论》、《难经》、《温病条辨》、《诸病源候论》等中医书籍亦多有涉猎，每遇好书无不潜心研读。

在科研方面，王选章曾主持国家中医药管理局课题“推拿治疗银屑病手法、选穴及作用机制研究”等多项科研课题，并获黑龙江省中医药科技进步二等奖，黑龙江省政府科技进步三等奖。共发表学术论文《银屑病针刺治疗出现同型反应的处理方法》、《按摩手法之我见》、《皮脉肌筋骨辨证在推拿中的应用》、《点穴调脉法介绍》、《老年保健推拿》、《哈尔滨市推拿学派初考》等 10 余篇，并编审《中华推拿医学志——手法源流》一书。

王选章还特别重视学术交流，除早年赴京参加全国中西医结合治疗骨关节损伤学习班和多次出国交流外，1992 年参加国际抗衰老学术研讨会，大会宣读论文《〈养生方〉与摄生之道》；参加中国骨伤科人才学术研讨会，宣读论文《论中医伤科辨证法——形气辨证法》；还多次参加全国推拿学术会议，学习交流学术经验，博采众长，丰富完善中医推拿理论，提高中医推拿教学、医疗水平，发展中医推拿事业。

时至今日，王选章已年逾古稀，但他对医学和推拿的追求仍未止步，虽然七十多年的人生给予他太多的沧桑，五十多年的从医经历赋予他无数的成就，但在他的内心里仍然有着矢志不泯的愿望，他仍不甘驻足前行的脚步，黑龙江省乃至全国的推拿事业还有很多事情需要他去探索。

在王选章的带领和影响下，黑龙江中医药大学推拿学科形成了独特的学术特点和推拿派系——龙江推拿学派。该学派是建立在祖国医学的辨证施治基础上，以《黄帝内经》的理论作为推拿教学和临床诊疗的指导思想，博采众家之长，汲取全国各地名家经验，注重与现代医学和北方特色相结合，加以阐发凝练提升。

学术思想和特点

王选章的学术思想和特点是建立在祖国医学的辨证施治基础上，以阴阳动静为纲，根据临床手法实践，以五行分立拿、推、摩、动、按五法，应用于皮、脉、肌、筋、骨五部。分辨病因，病分表里，伤分形气，法分刚柔，力分五向（直行推、环行摩、向上拿、向下按、关节沿轴线活动）。以“八纲”、“脏腑”、“皮、脉、肌、筋、骨”为辨证基础，以经络、气血为治疗要路，形成一套指导推拿教学和临床实践的理论体系。博采众家之长，向全国各地名家学习，然后经过整理，以《黄帝内经》为理论指导，形成统一学派。在医疗中不仅治疗软组织损伤、脱骱，也治疗脏腑病；不仅治疗慢性病，也治疗中医急症，如真心痛（心绞痛证）、昏厥、气闭等。对于慢性病症的骨痹（类风湿关节炎等）、痒疹（特别是荨麻疹）等均取得很好的疗效，其临床以颈肩腰痛及关节软组织损伤为主证。

一、点穴调脉

王选章认为，机体气血阴阳失调，必然会反映到脉象、脉率和脉位上来。通过施力于穴位和血脉，调整经气的偏胜偏衰，就会使脉象、脉率和脉位发生变化，起到调和机体阴阳平衡的作用。

点穴调脉法，能使脉象（如弦、紧、缓、涩）、脉力（虚实）、脉率（迟数）、脉位（长短）发生变化，因此，它不仅有临床意义，将来可能作为中医科研的客观指标被广泛应用，它既有治疗作用，又有诊断价值。

妇人经期，尺脉空虚，劳作之后，脉在短时间内呈数象，休息后恢复常态；此外斜飞脉，反关脉等位置不在寸口部，以上均属正常脉，勿须调脉。

1. 正常脉

“脉为营”，脉就如同血的营盘，它有营运血液、营养周身的作用，“气为血之帅、血为气之母”，所以，“脉不自行，随气而至”，血随气行是以呼吸为准则的。

“人一呼脉再动，一吸脉再动，呼吸定息脉五动”，这就是中医传统诊脉必以一息四到五至为正常脉数率的缘由，脉“以胃气为本”，有神、有胃气的客观表现是不大不小，不疾不徐，不强不弱，冲和而缓，是为平脉。脉在一年四季中的变化是春弦、夏洪、秋浮、冬沉，脉在一天里的变化是“平旦至日中，天之阳，阳中之阳也”，所以脉当阳旺于阳，以寸脉较尺为盛，“日中至黄昏，天之阳，阳中之阴”。故下午寸脉渐弱，而尺脉渐盛。夜间属阴，寸口脉（桡动脉）尺盛于寸，睡眠才能正常，此为常脉。

2. 点穴调脉法概述

点穴之所以能调脉，在于医生通过指力（运用气力），施于患者穴位或血脉上，使局部得气，若局部经气虚，得气后，可变气实，若局部经气实，通过超重刺激，可使经气变虚，这就是《灵枢·九针十二原》“气至而有效，效之信若风吹云”，为虚与实若得若失的具体应用。“得”的表现为脉波有力，局部肌肉张力高，指下有抵抗力，此时患者感到全身有力，精神旺盛；“失”的表现是脉波乏力，局部肌肉张力减低，全身无力，精神疲倦。调脉法主治的范围，在于某一经气的偏盛偏衰，故可以通过调虚实而使经络气血调平。

“气动脉应，阴阳之意”脉的动静变化，是气血变化、阴阳变化在人体内的客观标志，所以平调阴阳，主要以调脉为本，根据上为阳下为阴，外为阳内为阴，背为阳腹为阴，动为阳静为阴，气为阳血为阴的规律，必须先定阴阳。“五脏之气已绝于内”，如心绞痛，当脉现浮大的时候，必点腋窝极泉穴，并取按中府、云门，使气血和，这就是取“腋与膺”的具体应用；同是心绞痛，如果脉现微弱而短，必先取神门及太渊，风池与百会。这就是“五脏之气已绝于外”，取“四末”的具体应用。在所取部位上分明阴阳还要注意气血，即是以穴为气，以脉为血，通常是脉大、数、长、实等属阳，必先取血脉。脉小、迟、短、弱等属阴，必先取气穴，这就是点穴的“用阴合阳”，“用阳合阴”之意。在手法上，点穴有轻重、动静、缓急之别。点在一个穴位上或按在血脉某一点（或称血穴、热穴）上必先辨虚实，如实证必重按，急而刚，动以致泻；虚证必轻按，缓而柔，轻以致补。轻与重的客观标准是得气，在得气的基础上，如果泻，需重按至患者脉波由强变弱或现出汗等改变，补法需与泻法相反，使患者得气而无剧痛，必致神爽气壮。

3. 调脉的辨证应用

调脉法首先要辨别病因，所谓“一其因”，内伤是调脉的主要适应证。对于外感，首先要解表散邪，脉才能平复；外伤，主要适于一点痛，综观调脉法，主要应用于人体脏腑经脉营卫气血失调的证候，治疗皮肌筋骨疾患则不用调脉。有些疾患，如颈椎病可以从脉象变化察知，治疗有效，脉自复常。

凡用调脉法必须血脉运行发生改变，才好应用本法。

内伤七情：在临床中以肝胃不和最适宜（本证多属自主神经功能紊乱）。这是临床多见病症之一。七情病，当其脉现一手寸部弦、长，尺中短、弱；另一手寸部短、弱，尺中弦长。这就是所谓“长短不齐”的脉。发现此种脉有两种调法：一是取寸脉弦长一侧的内关穴重手点按，通常在午后时这样取法为好；另一法是取寸脉短弱侧的风池、百会、鱼际，通常是以午前取为好，手法力量较轻。调脉后两手脉必须调齐，才算用到足够的指力。通常用这两种调法都可以把脉调齐。这时不要问症状如何，也不用问是什么病，只要调平脉后，症状都会改善。调完脉后再作腹部按摩，如果腹主动脉波动紧张，就要以按压为主，重下按，缓抬手，经五至七次就可以使脉跳变得缓和。如果腹主动脉波动不紧张，就重用推揉法加强肠胃蠕动，经过反复调理，病可自愈。而手寸口脉长短不等，还常见于颈椎病，治疗时不用调脉法，可用整复骨节法，脉自复常。

七情病表现为双寸弦长，双尺短弱者，调脉法也有两种：一是在两内踝后足少阴肾经太溪穴点按，另一法是在脊柱上棘突找痛点，通常在大椎与至阳间。点穴时间与用力的轻重以脉象复常为标准，即是以平为期。两处穴的使用是：凡属水不涵木者主用两足部穴位，凡属心肝火旺者主用督脉穴。脉象调平后，再推梳两肋，按气海、中脘、神阙以定其脉。

两寸脉短弱，两尺脉盛，见于阴盛阳弱的病患，午前现此脉，多有精神不振、疲倦乏力之感。点穴必须取头部如百会、风池等穴。点穴后脉发生变化即已达到治疗目的。其作用在于百会、风池为风穴，它既能治疗诸风证又可鼓动清阳上升。

《难经》云“十二经中皆有动脉”，每处动脉都有常有变，一般规律是现阴脉（如细、弱、短、虚）调气穴，但病因不同，如肢冷脉细，或肢痛无脉（如末梢神经炎或血栓闭塞性脉管炎），其证属实，原因凡由毒热或血瘀者，非直刺其脉放出瘀血不能治愈。单纯点穴便不能收效，运用拍打法，通其气，疏其瘀，方为适宜。这种从者反治法，实质也是正治法，是对因的正治法。

脉率的迟数变化，调整方法也有两种。一是要根据病因，凡是属毒热实证脉数者必须先放血，点按膻中，以理气平肝；心火为患，需取少府、极泉，清心退热；外感肺热，必取大椎、肩髃或作提拿或用三棱针放血；脾胃有热，必须揉腹通便或四缝放血。二是凡脉数因七情者，均需取头面部穴，定其神志，如人中、鱼腰、百会、四神聪等。脉迟者，非独按摩所能治，尚需配合导引，因为动能兴阳。所有阴脉、阴证患者都适用导引，即《内经》所谓“血实宜决之，气虚宜掣引之”。若用推拿，主推三关。

说明：点穴调脉法是用《内经》理论指导临床的一个范例。在临床中王选章以此为常规方法治疗患者，为学生示范，特别是为美国留学生示教时，在治疗之前先诊脉，点穴后再察脉的变化，然后问其症状改善情况，其结果与脉的变化相一致，使美国留学生对这一治疗的客观指标颇感兴趣。

对于点穴调脉法，主要适应于气血病，若各脏腑病，点穴往往不能马上调平，即使暂时有效，疗效亦不巩固，这一点有助于鉴别是功能性疾病还是器质性疾病。功能性疾病疗效巩固，器质性疾病暂时见效，以后需多次治疗。

结语：脉象是生命体的动态表现，是察气机变化的手段之一，是诊察活人病态与生态不可或缺的重要手段。点穴调脉法是有中医特色的方法之一，方法简便，效果可靠，客观性较强，只要掌握切脉，掌握手法，掌握部位与穴位，掌握调脉法的规律，用起来是得心应手的。

二、皮脉肌筋骨辨证

皮脉肌筋骨五部，与经络、气血、脏腑构成人的统一整体密切关联不可分割。这种整体观念贯穿中医诊断、辨证、治疗、摄生等各方面。然而在人体结构上各部分有其特有的形态和功能，由不同原因引起的疾病，各部位有其不同的证候变化。因此在统一整体观念的指导下，各部位有其独特的辨证方法。中医的八纲脏腑辨证，不能代替所有的辨证方法，所以又有六经辨证，卫气、营血与三焦辨证，经络辨证，都是随其病证不同所采取的特有辨证方法。八纲辨证、脏腑辨证、六经辨证及卫气营血辨证均在中医学基础有关章节中讲述，这里不再阐述。

由于中医内科在祖国医学发展史上一直占主导地位，于是在辨证中，对于皮脉肌筋骨的损伤、病证便很少研究。近年来，推拿科的迅速发展，对皮脉肌筋骨损伤与病证研究的人越来越多，根据祖国医学经典著作的记载，在中医基本理论的指导下，结合临床实践，总结一套皮脉肌筋骨辨证方法。这套辨证方法，多适于中医骨伤推拿、外科、针灸等临床辨证应用。

皮、脉、肌、筋、骨这五部是中医学对人体构造的基本认识。五部与拿、推、摩、按、动五法逐一对应。这种对应同时符合金、火、土、木、水的五行对应关系。同时可以运用五行生克的法则设计手法治疗。

王选章所倡导的推拿治疗与中医理论的结合的学说是汲取了国内各家学派的经验，以《黄帝内经》为指导理论，逐渐整理而形成的。具体临证时，分辨病因，病分表里，伤分行气，法分刚柔，力分五向（直行推、环形摩、向上拿、向下按、关节沿轴线为动）。以八纲、脏腑、五部为辨证基础，以经络、气血为治疗要路，形成一套指导推拿教学与临床实践的理论体系。在脏腑、八纲辨证的基础上，五部辨证结合形气辨证法可以完成对疾病的诊断并下达完整的推拿处方，不仅治疗软组织损伤、脱臼、关节病，也可以治疗脏腑病，如真心痛急救、癫痫发作、过敏痒疹、部分变态免疫性疾病。当然，临床治疗的主要优势病种还是颈肩腰腿痛与关节软组织损伤。

（一）皮脉肌筋骨的生理功能

1. 皮的生理功能

皮居人身之表，是人体最外层的防线，所以称作“皮肤坚”。这种防卫功能一是靠皮肤本身的结构、功能来实现。二是靠卫气的作用。皮肤上有“玄府”。卫气“充皮肤”、“司开阖”，玄府开闭与天地之气相通。

皮肤与经络的关系：皮肤构成经络的联属部分，即是属于十二经络的皮部，《内经》云：“夫十二经络脉者皮之部也”。皮部传递脏腑之气于外、于表，传递外部变化于内、于脏腑，以经脉为途径。

皮与脏腑的关系：“肺主皮毛”。肺似五脏的伞盖，与天气相通，是大气与人体直接相关的一脏。在体表，皮又是直接与天气相通的部分，肺脏与皮表通过卫气主司开阖，“肺主皮毛”的表里关系有着共同呼吸的功能。毛发生于皮上。既有防护作用，又是人体气和营血变化的标志之一。

由于皮在人体的表层，卫气充实，气机变化快，感觉敏锐，痛痒清楚，色泽变化明显，皮肤的坚固使津不轻易外游，液不外流，卫气不外散，人体热寒可以由皮之卫气调节，御邪助正，常自革蜕，故皮名曰“革”，这与皮的生理功能有直接关系。

2. 脉的生理功能

脉为“血脉”，又称“血之府也”，血行脉中，气行脉外，脉是人体气机变化和营血盛衰的主要标志。脉不自行，随气而至，所以气血并称。“脉为营”，脉是血所居的营盘，又是营养人体的运输线。脉为“雍遏营气令无所避”，有动静之分。“营变濡动”，脉有色泽不同，动有去至不同。

“十二经中皆有动脉”，脉与经相并行，所以《灵枢》有“经脉篇”。经络与血脉相通又不同，因为经络行气，而血脉行血，由于气血不可分，所以两者既不同又一致。

“心主动脉”。动脉的动静，往复营运，都是由心所主宰。“心之合脉也”，“其荣色也”，心气主宰血脉运行，人的色泽就荣润红活。

脉在周身运行，有宗脉、有支脉、有孙脉、有络脉。宗脉、支脉为干线。孙脉、络脉为小细分支呈网状。在人体，内至五脏六腑，外络四肢百骸，人体通过经络、血脉把各部联贯起来，使之成为一个整体。

脉在皮表分布。部位不同，脉数多少、脉径粗细也不同。“天寒则裂地凌水”，其面不衣何也？“因为十二经脉，三百六十五络”，“其血气皆上于面而走空窍”。相对之下，“其卒寒手足懈惰”说明手足血脉不及面部多。

“脉有经纪”，“人一呼脉行三寸，一吸脉行三寸，呼吸定息脉行六寸”。“人一日一夜凡一万三千五百息（八百一十丈），脉行五十度周于身”。脉在体内有直行有横行，有网络。行有定数，血不能溢出脉外。

“人之居处动静勇怯，脉亦为之变乎”，所以脉有变态；脉有主客之分，随着四季变化有常态。

脉道走行也有常有变。比如手太阴肺脉，其长走腕后“上骨下廉”，其变可为斜飞脉走高骨上斜入手背；反关脉在高骨背侧。

脉有阴阳分属。手各有三阴三阳为十二经脉。

平人脉象：“人一呼脉再动，一吸脉亦再动，呼吸定息脉五动”（《难经》），不大不小，不疾不徐，不浮不沉，冲和而缓有胃气，有神气为平脉。切脉方法是用脉口与人迎对比，两者上下相应，与四时季节相应，即春弦、夏洪、秋浮、冬沉；六经脉无结代，无盛无躁，跳动和缓，四肢与躯体寒温守恒一致，这是无病之人的脉证表现。

孕妇正常脉象：“手少阴脉动甚者妊子也，阴搏阳别谓之有子”，脉“滑疾而散，胎必三月，但疾不散，五月可别”，“欲产离经，新产小缓”（《医宗金鉴·妇科心法要诀》）。

小儿正常脉，需周岁后才能切脉。因为脉的长度短，要用一个手指按定三关。一息六至，不大不小，不浮不沉；小儿正常指纹，在食指桡侧缘，隐隐不显，与皮色一致。

运动员正常脉象较一般人为慢。一息三到四至，不大不小，不浮不沉。从容和缓，无不良证候，虽然一息三至不为病脉。

脉中之血有清有浊；脉外之气有滑有涩，脉行有逆有顺（《灵枢·逆顺胞瘦》）。“是故血和则经脉流行，营复阴阳，筋骨劲强，关节清利矣”（《灵枢·本藏》），经与脉并行，既有诊断又有治疗作用。《灵枢·经脉》说：“经脉者，所以能决死生，处百病，调虚实，不可不通”。

老少不同，营卫所行、气血盛衰也不相同。《灵枢·营卫生会》说：“壮者之气血盛，其肌肉滑，气道通，荣卫之行不失其常，故昼精而夜瞑。老者之气血衰，其肌肉枯，气道涩，五脏之气相搏，其营气衰少而卫气内伐，故昼不精，夜不瞑”。

血脉呈直行，线行流动，而血络、孙络呈网，使血运行有往有复，如环无端。

3. 肌的生理功能

肌与肉细分可区别，但可通称。“肉为墙”，有墙垣之意，是保护人体的屏障。肌肉是人体力量的源泉，“刺壮士真骨，坚肉缓节监监然……劲则气滑血清”（《灵枢·逆顺肥瘦》）。肌肉与筋在发力上是不可分的，因此有“筋骨劲强”之说，因为“筋为纲维”之故，纲系肉于骨上。肌为脾所主，为气血所温，是身体健壮的形态标志。“肉不坚，腠理疏，则善病风”，“皮肤薄而不泽。肉不坚而淖泽，如此，则肠胃恶，恶则邪留止”，“小骨弱肉者，善病寒热”（《灵枢·五变》），这说明正常肌肉形态与好发病之间的关系。

“肉有柱”，“肉之柱在臂胫诸阳分肉间，与足少阴分间”（《灵枢·卫气失常》）。

人的年龄大小、体型不同，肌肉也不同，“婴儿者，其肉脆血少气弱”，“年质壮大，气血充盈，肤革坚固……此肥人也”，“肉薄厚皮而黑色，唇临临然，其血黑以浊，其气濇以迟，其为人也，贪于取与”（《灵枢·逆顺肥瘦》），“夫柔弱者必有刚强，刚强多怒，柔者易伤也”（《灵枢·五变》），“䐃肉坚，皮满者，肥。䐃肉不坚，皮缓者，膏。皮肉不相离者，肉”，“肉者多血，多血则充形，充形则平”，“肉人者，上下容大”（《灵枢·卫气失常》）。

血脉在肌中运行，交织成网，运行方向呈循环往复交叉状，在肌肉中走行的脉多属血络。所以邪在络之时病于肌肤。肌腠是三焦通会元真之处，为血气所注之处。所以作曲线，呈面状环形活动的揉摩手法，与肌肉中血络走形相应。

肉的生理标志：“脾应肉，肉䐃坚大者，胃厚；肉䐃幺者，胃薄。肉䐃小而幺者，胃不坚；肉䐃不称身者，胃下，胃下者，下管约不利。肉䐃不坚者，胃缓；肉䐃无小里累者，胃急。肉䐃多少里累者，胃结，胃结者，上管约不利也”，“皮肉不相离者，大肠结”（《灵枢·本藏》）。

“风者，百病之始也，清静则肉腠闭拒，虽有大风苛毒，弗之能害，此因时之序也”（《素问·生气通天论》），这是说明肉䐃坚实。阳气固密，虽是风邪苛毒也不能侵入人体，这为防病指出一条方法，即是要身体肌肉强健，因此健壮体质，是以肌肉坚劲有力为标志的。

总之，肌肉是保护人体即体臂的组成部分，在防病、防创伤等方面起着重要作用；肌肉又是人体健康状况的标志，也是发力的部位，通过肌肉还可以判断胃肠等脏腑的健康状况。

4. 筋的生理功能

“筋为纲”，在人体中起着维系的作用。筋连缀着关节，所以“诸筋者皆属于节”。骨节的拘急纵缓都与筋直接相关。

筋在经络中，属于联属部分，称谓经筋。经筋的走行与十二经脉相应而顺逆不同。经筋也有手足三阴三阳之分，《灵枢·经筋》用起、结、支、散、入、交、循、抵、络、属、乘等方式布于全身，起维系，联结纲络的作用，内连骨，外囊肌，约束骨节（详见经络部分）。

筋的层次，虽然有外有内，但仍以“属骨连筋”的深部为主，筋下便是骨。

前阴为宗筋之所聚，筋为肝所主，为营所濡。

筋与血脉（静脉）常被混淆，误把静脉为“青筋”，这是常人错解。《灵枢·营卫生会》对此说得很清楚：“血脉者，坚横以赤……小者如针，大者筋（又说为筋），所以筋与静脉完全不同。”

筋与肌肉并不一样。筋为纲维，质坚而硬，可以弛纵也可拘急。临床中，筋弛使骨节不约而脱骱者常见。筋急使骨节屈伸不利，昫紧短缩踵筋急者（跟腱短缩）也是常见症候。不能把软伤统称为伤筋。古代经典曾把“肌急”与“筋急”相混。因为肌与筋相连，肌急必然引起筋急。“筋有结络”，筋在走行中结于骨节，联络周身，对筋病与肌病应有分辨。

“木曰曲直”，筋属木，曲直动作与筋伤直接相关。

总观，筋为肝所主，联缀关节，起纲维作用，可拘急可纵缓；其动作为曲直，为十二经筋所属。前阴为宗筋所聚。

5. 骨的生理功能

“骨为干”，是人体的支架，并成为脏腑的宫廓。胸骨、肋骨与胸椎组成的胸廓为心肺所居；头为精明之府为脑所居。“骨有属”，“骨之属者，骨空之所以受益而益脑髓者也”（《灵枢·卫气失常》）。“骨者髓之府”，脊骨为脊髓所居。凡骨内皆有髓。

骨与筋连，成为节。骨节为枢要。骨节又为神气游行出入之所，“所言节者，神气之所游行出入也，非皮肉筋骨也”（《灵枢·九针十二原》）。

骨为经络气血所营：“经脉者所以行气血而营阴阳濡筋骨利关节者也”（《灵枢·本藏》）。

骨有度量。人身骨度有一定常数（见俞穴骨度），是区分部位尺寸的量度标准，是取穴的尺寸依据。

“人之骨强筋弱肉缓皮肤厚者耐痛，其于针石之痛，火焫亦然”，“加之黑色而美骨者火”（《灵枢·论痛》），这里说明骨强骨弱对疼痛的反应。

“明堂骨，高以起，平以直，五脏次于中央，六腑挟其两侧，首面在于阙庭，王宫在于下极”（《灵枢·五色》）。“明堂广大，蕃蔽见外，方壁高基，引垂居外，五色乃治，平搏广大，寿中百岁”（《灵枢·五阅五使》）。对长寿的相貌，以明堂骨为观察部位。

人有髓海，有血海，有气海，有水谷之海，四海的位置及其腧，与骨均有直接或间接的关系。胃者水谷之海，其腧上在气街，下在三里；冲脉为十二经脉之次海，其腧上在于大杼，下出于巨墟之上下廉，膻中为气海，其腧上在于柱骨之上下，前在于人迎；脑为髓之海，其腧上在于其盖，下在于风府。

骨在皮、脉、肌、筋的最深层，“肾主骨”，肾属水，水曰润下，其气向下向内。

总之，骨的生理功能：①骨为人体成形的骨架，骨所形成的宫廓保护脏腑。②骨为髓海。③骨为肾所主。④明堂骨高、直是长寿的标志。⑤骨强之人耐痛，骨弱之人易伤，运用推拿手法需向深部用力按，气力才能达骨。

（二）皮脉肌筋骨疾病证候及治疗

1. 皮的疾病证候及治疗

皮破血流，卫气伤，易为毒邪所染，毒邪染于伤处，由伤变疮，由疾变病，红肿疼热，破溃变脓。皮伤血瘀于内，色现青紫，为有留血。

“大邪中表”。六淫为病，皮毛先受邪。皮表受邪有表虚、表实之分。其伤寒表证总的证候为“脉浮、头项强痛而恶寒”。寒伤表实脉浮紧，无汗，必恶寒，体痛呕逆；中风表虚脉浮缓，有汗恶风。表证与痹证区别在于伤寒表证肺气不宣。痹证，为风寒湿邪杂至闭塞气血。两者治疗皆宜从表解，发散外邪。手法可提拿、可拔罐；用药当发散。必当分寒温之不同。

风寒湿痹。风伤为行痹，皮肤麻痛，走窜无定处；寒伤为痛痹，疼痛不移；湿伤为着痹，湿盛为肿为重，胀痛，或为湿疹痒痛；风寒湿伤及皮部统称皮痹。

暑、火、燥均为阳邪热邪。暑邪伤人可与湿化，也可与燥化，与湿化则为皮肤汗出面垢；暑与燥化则为齿干口燥而烦。暑伤见欲呕、闷乱、吐泻等证；火邪为病，皮热、唇焦，皮肤多发肿疡，皮肤痛或发泡。燥邪为病，皮肤脱屑，干燥龟裂，皮肤枯焦，少津不润泽，皮硬。龟裂则为血不荣皮，皮破干裂。此证当分内外淫之不同。

皮病溃疡久则易成阴疮不易收敛，不易愈合，此为正气虚，卫气不振所致。凡属阳证则易愈。

皮肤在临床诊断中，对于局部与全身疾病都有重要诊断意义。

“眉起五色，其病在皮”，“风水肤胀。目窠手足上陷而不起”，“十二经脉，三百六十五络，其血气皆上注于面”所以根据面部皮肤色泽变化和色泽出现部位不同，可查知全身各部病候，“左颊部肝，右颊部肺，额心颏肾，鼻脾部位，部见本色，深线病累，若见他色，按法类推”（《医宗金鉴·四诊心法要诀》）。

正常颜色与病色的鉴别在于气色是否相融，也就是皮肤是否有光泽。所谓“色见皮外，气含皮中，内光外泽，气色相融，有色无气，不病命倾，有气无色，虽困不凶”。气色在皮表的具体表现是：赤色如同白罗包裹朱砂，映出深红正赤色，是心之气并致的容状；如果呈现死红色，无光泽，如同死血，赭石的颜色，是心气衰败之色。正白色如同鹅的羽毛，洁白而有光泽；不正常的白色如同食盐色，死白而暗，以候肺气的盛衰。正常黄色如同白罗，包裹雄黄，白里透黄；不正常的黄色如同黄土，色暗无光，以候脾气的盛衰。正常青色如青色的玉石，光泽发亮；不正常的青色如同兰靛色，无光泽，以候肝气的盛衰。正常的黑色如同黑漆，光泽明快；不正常的黑色如同黑土，色暗无光，以候肾气盛衰。

对于前臂及手部皮肤寒热、滑涩在临床诊断中的意义是：风病尺肤滑；温病尺肤热甚，脉盛而躁；泄泻少气，尺肤寒，其脉小；证见寒热时，肤如火烤先热，后寒；尺肤先寒，久之而大热，必是寒热症；掌中热，腹中热，在小儿诊断为食积内热，掌中寒，证见腹中寒，鱼际上有青色，血脉暴露明显的人，胃中有寒；皮皖白，应为夺血的症候。

综观皮病、皮伤，凡属伤气以麻、痛、痒为主证；伤形以皮肿、疮疖、皮破、出血、血瘀为主证。尺肤寒热为辨寒热证，手心手背寒热辨外感内伤证。

对于皮肤辨证，应当分清皮肤本身病与脏腑病。比如皮伤、皮痹均为皮肤局部病；而外感、内伤现于皮部即为全身病。皮肤疮疖，可为局部，也可由内而发。总之，即或是局部恙，久治不愈亦可波及全身；波及皮肤的内脏病治愈，也可仅遗皮肤证候，其大体规律是：凡属外因证，初期多为皮表病，病程日久，必及于内里，凡内因病，见于表必属全身病皮表的反映。

就皮的证候而言，可分皮痛、皮肿、皮损、皮焦、皮硬、皮结、皮疹等，对于痛、痒、麻、凉热，可为皮寒，也可为皮伤，均属伤气证候，“皮痹不已，复感于邪”还可传为肺痹。气伤也可以波及形伤。皮病肿、焦、硬、结、疹等，均属形伤，可为外淫，可为外伤。也可为内因病。关于外伤，绝不限于力的损伤，如皮结（瘢痕），可为电伤、烫火伤等。

对于皮伤皮病的治疗，要对因、对证、对病施法，比如褥疮皮破其因乃压迫缺血所致。推拿治疗就要在疮面连同周围敷上大块无菌纱布（五层以上）。然后在周围及创口上用推法。多推周缘，使创口周充血，可加速愈合。其病因是血不至为病，推法以通血脉，这就是动法治静证，在五行以火制金使金生化。

皮肤痒麻，如属外淫，必须捏拿，以散外邪，如属内伤，可用拍打法“健肌皮”。

皮疹、痈疖，如属局部小疖，可按而散之，一次按压消去。成脓可放出。如属内发，必须泻心火治其痈肿。

2. 脉病的证候及治疗

脉病的证候，一是颜色改变，二是血流波动的改变。内脏有病也可反映在血脉上。"血脉者在腧横居，视之独澄，切之独坚"（《灵枢·九针十二原》），这是疾病在穴上通过血脉出现的反应物。望诊局部明显凸起，按之坚硬。"诸脉之浮而常见者，皆络脉也"，在皮表能见到的血脉都是脉络。呈现青紫色为毒热实证，鲜红为寒。血不足，脉下陷；色现枯白，为血脱；小儿诊虎口三关，是阳明脉，有病时可显于外，赤属热，红属寒，青主惊风，白主疳。

"营变蠕动，血脉可知"。脉病，动脉波动有改变，如无脉证就是血脉证候。所谓营变，主要是色泽改变。脉是候人气血变化的诊断依据。"长则气治，短则气病，数则烦心，大则病进，上盛则气高，下盛则气胀，代则气衰"（详见切诊）。浮主表，沉主里，数主热，迟主寒，虚脉主虚证，实脉主实证，大脉主病进，缓脉主营衰卫有余。所以脉象变化不但是人体气血变化的标志，也是心与血脉本身变化的标志。静脉疾病常以疼痛及色形变化为主症。

总之，脉是候人气血盛衰、表里、寒热，辨别阴阳证候的重要依据。也是观察疾病治疗过程中气血、阴阳变化的客观标志，是人体动态气机诊察依据，不可忽视。

脉本身病变，脉伤出血，大血管出血不止可致死。脉有逆顺动静，按压可以止住出血，血流脉外，存于体内为瘀血，瘀血聚在一起为血肿，待止血后，血肿应从速消除，所谓"必无流血，急取诛之"。推拿可以散瘀消肿，但是对新伤，血未止时，不可推拿，以防加甚出血。此时可用按法，静以止血。

脉痹为受风寒湿邪所致。脉痹复感于邪可传为心痹。脉痹主证为疼痛，色泽变青紫。

治疗脉病如无脉证或脉动过速、过缓、过长、过短、虚、实证候都可以用调脉法点穴治疗。这不仅可以治疗血脉本身病，也可以治疗全身疾病。凡通过调气血可以治疗的病候，都可以用点穴调脉法（见点穴调脉法）。

治疗脉病的主要方法是推法，因为脉病血不至必然出现厥冷证候，推法是回阳取热的重要方法。

3. 肌病的证候及治疗

肌病的证候，主要表现为肌力减弱，肌肉萎削、肌急、软硬等。肌力强弱为判断体力强弱的标志，所以肌肉作为人体体壁如同防卫院落的墙垣一样。

肌的病因，也是由内因、外因和不内外因促成。多见证候也是肌萎、肌痹和肌肉伤三大主症。对于肌肉伤，主要是劳伤和外伤等力的因素；当然也包括现代的物理、化学、生物学等多种因素，在这种多因素中，以饮食所伤为全身病所致的肌病最多见，除上述后天因素外又有先天因素。

肌痹的发生，与时间有关。《素问·痹论》说："风寒湿三气杂至合而为痹也……以至阴遇此者为肌痹"。肌痹还可以传于内脏。所以"肌痹不已复感于邪内舍于脾"。肌痹以疼痛或麻木为主证。《素问·痹论》说："在于肉则不仁"，《素问·长刺节论》说："病在肌肤，肌肤尽痛，名曰肌痹"。除疼木外，尚有肌肉板硬，肌肉弹性减退，沉重疲劳等。肌痿也是肌肉的多发病，《素问·痿论》说："脾气热，则胃干而渴，肌肉不仁发为肉痿"。"肉痿者得之湿地也"。肉痿的证候是肌痿削，无力，或由于阳明热灼伤阴液不能濡养肌肉，或由肺热伤阴，肌失濡养，多与湿热相关。

外伤可使肌肉血肿，挛急，甚或肌肉断裂。久劳可至肌肉疲乏酸痛。"久坐"可以伤肉。

推拿治疗肌病或外伤主要用揉摩，拍打等手法。对于增长肌力、消除肌肉挛急、止痛、增长肌肉都很有效。拍打可以消除肌肉疲劳，在外伤中，肌肉完全断裂，要缝合肌肉。

有些先天性肌肉病，如进行性肌营养不良，目前还是医疗中的难题。对症推摩揉捏拍打，治疗肩胛肱型患者效果较好，对于假性肥大型目前推拿效果不理想。重症肌无力多由胸腺瘤引起，需手术治疗。

增进身体健康，首先要使肌肉发达。增长肌肉和肌力唯有练功效果最好，所以导引、推拿是保健强身的好办法。

4. 筋病的证候及治疗

筋的证候变化，主要是拘急和弛纵，“因于湿，首如裹，湿热不攘，大筋緛短，小筋弛长，緛短为拘，弛长为痿”（《素问·生气通天论》）“以春遇此者（风寒湿）为筋痹”，“筋痹不已，复感于邪，内舍于肝”。“夫痹之为病……在于筋则屈不伸”（《素问·痹论》）。在筋病中，痹证是主要证候之一，筋痹以疼痛和关节屈曲不能伸直为主症。

筋的所结部位，主要在关节。“膝者筋之府也，屈伸不能，行则偻俯。筋将惫矣”（《素问·要精微论》），这是筋衰的证候。

“肝主身之筋膜……肝气热则胆泄口苦。筋膜干，筋膜干则筋急而挛，发为筋痿”，“思想无穷，所愿不得，意淫于外，入房太甚，宗筋弛纵，发为筋痿，及为白淫”。故“筋痿者，生于肝，始内也”。筋痿痿也是筋病的主证之一，以弛纵、痿废为主要证候。

前阴为宗筋之所聚，对于阳痿的辨证“大而不坚者，筋不至也”（《长沙马王堆医书研究专刊养生方》）。“阳气者，精则养神，柔则养筋。开阖不得，寒气从之，乃生大偻”，“因而饱食，筋脉横解，肠澼为痔”，“有伤于筋，纵，其若不容”（《素问·生气通天论》），即饱食、过度性欲均可以发生筋脉弛纵不收的证候。

“初之气，地气迁，寒乃去……风湿相搏，雨乃后，民病血溢。筋络拘强，关节不利，身重筋痿”，以上都是经典中有关筋病的论述。

筋伤断裂使内与骨不相连，即为骨与关节不能动、筋移、筋肿、筋痛使关节活动不通利。

总之筋病证候是以筋缓，筋急不舒，也就是弛张和拘急为主证，筋伤可为筋肿、筋移、筋断。

治疗筋病主要用关节活动法，也可以用弹筋、治肝等法治疗，选取部位以经筋走行为理论依据，根据所纪、所结、所络属等循行线路进行治疗。

治疗筋伤，重在理筋，整复，可用手法推压理顺，可用关节活动法，或以屈伸，或以旋转，使筋复位。

治疗筋伤断裂，移位理顺后，都要加用固定法。如果完全断裂要缝合，部分断裂可用软伤固定法，先摄合断裂的筋膜然后再粘好不动，待两周后疼痛消失，开始活动，初活动时仍要防止活动范围过大，以免再次断裂。

5. 骨病的证候及治疗

骨病在临床以骨痹、骨痿为多见，其次如流痰、骨肿、骨癌、骨折等。

除压缩性骨折外，其他骨折均不属推拿科治疗范围，骨病也多不属推拿科病种。

临床中鉴别骨折是推拿科的重要诊断内容。骨折的特点，肢体发生变形，出现异常活动，有骨擦音。骨折初期必然肿胀、压痛、叩打痛、传导痛、不能持重，X 线片可直观鉴别。

对于骨病，推拿临床以骨痹为多见，症见骨痛，骨节变形，甚至关节强直。治疗骨痹以点穴为主，选穴以骨突（如棘突）压痛处为重点，可作全身推拿。外淫证早期以拿法为主。

骨增生，也是推拿科常见疾病，多为外伤或力线发生异常改变，为老年人的多发病。“X”形腿或“O”形腿，成年后即可发病。凡年轻时未作矫形术，发现膝关节疼痛后只能减少活动，并用手法沿关节周围按压针灸，可以止痛缓解症状。膝关节变形的关键在于关节痛，早期治疗，消除疼痛因素，即可防止变形。

外伤骨肿，如指间骨节挫伤，可用按法缓缓压迫，因为这类挫伤多发生骨膜下血肿，特别忌用重手法揉压。

骨癌、结核、骨髓炎等均不属于推拿治疗范围。

骨伤、骨病属骨科范围，推拿科仅治疗部分伤和骨病。

“骨重不能举”是骨病的总证候，“伸而不屈其病在骨”只限于骨关节特有部位的症状，如关节强直，自然不能活动，它与筋病相鉴别常常以伸直不能屈属骨病，屈曲不能伸为筋病。

骨痹不已复感于邪可传为肾痹。

骨病多用手术或药物及手法整复治疗。

小结：皮、脉、肌、筋、骨五部是统一体，由气血运行贯通内外。各部病变互相联系，也互有区别。《灵枢·卫气失常》载：“何以知皮、肉、气、血、筋、骨之病也”，“色起两眉薄泽者，病在皮；唇色青黄赤白黑者，病在肌肉；营气濡然者，病在血气；目色青黄赤白黑者，病在筋；耳焦枯受尘垢，病在骨”，“然皮有部，肉有柱，血气有输，骨有属……皮之部输于四末，肉之柱在臂胫诸阳分肉之间，与足少阴分间；血气之输输于诸络，气血留居则盛而起筋部，无阴无阳 ，无左无右，候病所在；骨之属者，骨空之所以受益而益脑髓者也”。皮脉肌筋骨辨证其部位色泽概如上述。

三、形气辨证

王选章总结多年治疗伤科疾病临床经验，结合古典医籍中的相关理论，提出了用于伤科疾病诊断的形气辨证法。

（一）形气辨证的由来和提出的必要性

《素问·阴阳应象大论》曰："气伤痛，形伤肿，先痛而后肿者气伤形也；先肿而后痛者形伤气也"，这里为形气辨证法提出了原则性的证候表现和由来依据。

首先在伤科（不仅伤科）提出运用形气辨证法，是因为：中医以八纲、六经、脏腑等辨证方法为常用，以上辨证法主要围绕内科疾病辨证；中医治疗伤科疾病，虽然历史悠久，疗效亦佳，但形成一套完整的辨证方法尚须整理研究、发展、提高。

伤科是以形态学为特点的学科，同时又特别注意气机变化，不同于中医内科主论气化，在辨证用法中能体现形态和气机并重这一特点，先从伤科辨证中提出来，将促进中医标准化发展。这对主论气机很少顾及形态，查无标准难作定论，中医现实理论体系将是一次填充。所以形气辨证法的提出源于中医基础理论，但又是现实中医发展的必然结果。

（二）形气辨证的主要内容

中医治病"必求其本"。本就是阴阳，阴为体，阳为用，阴阳在人的活体表现即是形气，伤科的病因是"力"。在力的作用下，产生的机械性损伤，其治疗方法，抛开内科因素一为固定，一为活动（包括活血、逐瘀）。因此伤科治疗的阴阳分属无非动静二字，疾病发生在人的身上，一身分属阴阳，只能是形、气。病因为力的作用，力的强度或轻或重，轻伤则及气，重伤则及形，凡伤形者必然及气，单伤气者未必全都及形。因为这里有轻重之分，形与气，实为一体，形可分皮肤、血脉、肌肉、筋腱、骨骼、脏腑、关窍等。气贯入每个部分，表现出各部的运动功能。因此形是有形状、触而感知、视而可见、有物可查的，而气是看不见、摸不到，是从形体运动、感觉中辨其证候的。因此，凡痛、痒、麻、木、冷、热、有力、无力、紧张、松弛等都是气的表现；而肿胀、凹陷、长出、短缩、青紫、瘀血等都是形变的标志，这就是形气证候表现的基本内容。

（三）形气辨证的临床意义

有了形气辨证法，进一步确定有形部分皮、脉、肌、筋、骨、脏腑、关窍哪一部位的损伤，然后确定损伤的程度、性质。如果仅为伤气，单纯调理气机即可使伤痛恢复。比如腰肌扭伤疼痛，无小关节紊乱，仅为肌肉张力高，便可点按手部腰痛点，可以立即消除疼痛，这就是气伤用远调的规律，其道理在于，受力部位气实气结，而相应受挫扭的部位便虚。点穴或针刺，立即及气，刺处变实，经气调平而康复。此时如果点按受伤部位，只能加剧疼痛，这就犯实实之戒，如果腰部小关节扭错疼痛，仅用腰痛点，绝无治疗的可能，必须整复，使关节复正，痛可自止。局部治疗则是伤形的治疗原则。骨折脱位等形伤都必须局部整复，在远位治疗必然无效。

如果形气俱伤，必先在局部正形，然后远端调气；先伤气后及形者，必先调气，然后正形。

形伤作局部处理是无异议的，唯气伤当分虚实、急缓、标本，不尽是远端取穴。调气法当分辨各部分气机变化，比如血脉不通而致麻木者，必伤血脉，本为形伤，当瘀处刺血。其标为气伤，当刺麻木局部，得气麻自消。

凡麻木者，其本皆瘀阻多实，其标皆虚。痛者皆实，唯久痛、绵绵疼而痛多虚。痒者暴痒为实，微痒为虚。实则远取，虚则局部取，此是气伤取法规律。

综上所述，形气辨证法是解决伤科手法治疗规律的理论基础。

四、手法五行分类

医疗分中西，中医医疗必本于道。道在于一。“一其因”，因分疾病，人分行气。作为按摩，法分动静，力分刚柔。按摩之法必用力，动静刚柔同时体现手法用力中，动静刚柔之法又有五，故用力之法分五向六法，向为上、下、直、环与不定向的关节活动，即转动。六法有振动者拍打叩颤也，转动者关节活动之谓，向上者拿，向下者按，上下者振动，直行者推，环行者摩，环转者关节活动，这就是按摩手法分类的纲目。

手法何以用五行分？行者动也。物法运动，一动一静，故分阴阳，其动有向，向分上下直环，以计动态，以与人体结构相应为用。向上者拿，用于皮表，以解表邪以通卫气，皮在五行属金，若天之星，若人之肺，通天气，主杀伐，可通可止；直行通血，在五行属君火，推擦可发热，可通血脉，可制拿法之静，故拿后当推。按法向下属水，“水曰润下”，按法必深按至骨；摩法属土，主治肌肉、胃肠疾病。按后必摩，以解按压之痛。关节活动法属木，“木曰曲直”。

五行作为五位、五气、五脏、五部、五音、五液、五味、五臭、五官分属的总纲均在中医学基础中讲述，推拿对五部、五脏等中医基础理论的运用，与手法应用统一起来辨证用法，以五行学说为纲便于掌握、便于统辖，如胃脘痛用拿法于肝俞至脾胃俞之间，拿法提起皮部，取其金曰从革，金能制木，金为土之子，故可扶脾；用按法于心俞，神道以治痒疹，取其“诸痛痒疮皆属与心”。按法向下故类水象，以水制火，如此类推，说明五行也可用于手法。根据五行的生克制化，与五脏、腧穴结合起来应用五行规律，进行辨证施治体现了中医学的特点。

五、手法阴阳分类

一推一拿、一按一摩只用两个手法名称，代表着一种疗法。这里有共同蕴义，即推则行之，拿则持之。一推一拿代表一动一静，即是一阳一阴；一按一摩也同样是，按为以手安其上的静法，属阴，摩为环转运行的动法，属阳。阴阳学说在手法中把手法分成动静两类，作为手法分类总纲体现了手法的中医学特点。

推拿以手法治疗为本学科的特点，手法体现了阴阳学说的基本内容。任何一个手法，比如平推，它既有动的作用，又有静的制约，平推向前属动，运行时产生摩擦制动；又比如按压一法，本属静，但是向下按压使局部发生变形即为动态。可见动中有静，静中有动，这种互根、制约现象完全符合阴阳内容。对于任何一个手法都可以分出这样阴阳两个方面，这两方面又可以具体应用。比如取其平动为主，则要加滑润剂，缓慢平推或滚动；取其制动作用，可用擦或刮，均可增加制动作用。

对于具体病症，比如出血，属动证，必须用按压静法以止血，这就是用阴和阳。在小儿推拿中，分阴阳，调升降，行补泻；取头与手上穴位主治小儿病无不与阴阳学说相关。

综观阴阳学说在推拿中应用，从手法、辨证、诊断到治疗，都可以从两方面进行分析，手法以动静为纲。辨证以形气为纲，诊断以切循为纲，治疗以开达抑遏为纲，体现了阴阳学说在推拿中的指导作用。

王选章教授认为，手法是按摩医生治疗伤病的主要手段。因为主要用手，故称手法。手法实质是向不同方向作不同形式、不同力度、不同速度、不同作用点的用力。所以手法是以生物力学为基础的治疗方法。各家各派、各种手法无不是用力。其中规定手法名称的要素不应是力的大小（力度），也不是运动速度，更不是作用点。因为力的大小、速度，可用刚柔（阴阳）两个字代表，它是决定补泻的关键，每个手法都有这个内容，对于作用点，在祖国医学中有腧穴、经络、皮脉肌筋骨、脏腑等学说，因此也不是手法命名的要点。运动形式，是目前手法命名的主要依据，由于形式多彩所以命名容易杂乱。物质运动形式只有三种，即平动，转动和振动。所以手法命名应该参考这三种物质运动的基本形式。必须放弃那些杂乱无章的动作形式，否则就会把手法引向混乱的境地。

无论南派北派，手法命名不应是对技术动作形式描述。现今手法名称混乱无章，应抓住手法的共性，根据中医理论，将不同形式的手法分门别类。可以根据手法的作用和参照物的位置关系分为两类：动法、静法，即一阴一阳。哪一派手法都可以分成动静两法。在此基础上，根据手法方向，向上为拿，向下为按，直行为推，环行为摩，沿轴线运动为转动，呈波形运动为振动。后两者合称动法。手法动静分属阴阳。用力分五个方向即合于五行。以力引气，随手法动作调理患者气机，以五个方向，调其升降浮沉，作到开达抑遏，理筋正骨，这就是手法作用的根本。手法的共性，是符合阴阳、五行理论的，手法动作形式的共性符合物质运动的三种形式即平动、转动和振动。手法的方向具有上、下、直、环等共性。

六、本于《医宗金鉴》，注重针推药结合

王选章在求学时期，老师们就把《医宗金鉴》作为特殊的教参向学生传授中医，因而该书对其影响相当大，至今其仍能熟练背诵该书的大部分篇章，而且《医宗金鉴》中的理法方药也一直指导着他的临床诊疗，成为其临床遣方用药的主体，同时还注重中药与针灸推拿结合，多种疗法全面应用，以收到独特疗效。现以王选章治疗肩关节周围炎（五十肩）一病，加以说明。

“五十肩”多由人体衰老引起，王选章治疗该病有独特之处，并在临床上取得了令人满意的疗效。其认为该病多由于年老体弱，肝肾亏损，气血虚衰，筋肉肌脉失于濡养，操劳伤损加之风、寒、湿邪侵蚀导致血不荣筋，痰浊困阻经络及关节而致病。临床上常见的肩周炎患者多发生在45～65岁，50岁左右最为常见，这与此年龄段人体的气血运行的特点有关。气血衰弱是本病的内因，风、寒、湿邪的侵袭是本病的外因。由于气血衰弱，正气不足，外感之邪由表及里侵蚀人体，根据中邪的部位，分为皮、脉、肉、筋、骨五部。此类肩周炎早期仅有肩部疼痛，无明显肩关节活动障碍，因为邪气客于皮肉之间未及筋骨。若此时失治、误治，邪气入里则侵及筋骨出现剧烈疼痛，日久筋脉不张则为筋痹；治疗本病的宗旨应以扶正固本、补益正气为主，兼以祛风除湿，应辨证施治，根据不同时期的特点施以不同的针法及按摩手法。

在肩周炎早期，病邪在表，按摩手法选择拿法发散病邪配以拔罐、针刺远端穴位。勿使用点按局部穴位，弹拨肌腱等重手法及局部深刺。《素问・调气论》云：“按摩勿释，著针勿斥，移气于不足，神气乃得复”，若按摩、针刺方法不当会伤及正气使病邪释散。临床报道中有不论脉证，一味蛮干者，也可以治愈肩周炎是何原因呢?《内经》云：治其反者，三日而已。从相反的方向达到目的不是我们的最佳选择。用药方面王选章使用乳香黄芪散加减取得了令人满意的疗效。以此方补气活血。乳香黄芪散见《医宗金鉴》中外科心法要诀之肿疡主治类方：“此方治痈疽发背诸毒，疔疮疼痛不可忍者，乃气虚不胜毒之故也。服之未成即消，已成即溃，不用刀砭，恶肉自脱。并治打扑损伤，筋骨疼痛之证。当归一钱，白芍（炒）一钱，人参一钱，生黄芪一钱，川芎一钱，熟地一钱，乳香五分，没药五分，陈皮一钱，粟壳（去筋膜蜜炙）一钱，甘草节一钱”。王选章将此方改为汤剂并随证加减。当归20g，白芍（炒）20g，人参15g，生黄芪30g，川芎15g，熟地黄20g，乳香15g，没药15g，陈皮15g，粟壳（去筋膜，蜜炙）5g，甘草15g。早期见脉浮者加桂枝、姜黄、羌活、丹参。

若邪气入里，侵及筋骨则只用乳香黄芪散原方即可。可根据患者体质酌情增加米壳用量，但不得超过15g，部分患者出现恶心、呕吐与米壳用量过大有关。此时针刺、按摩所用手法及选穴与早期也有所不同。取穴以极泉、肩中俞、天宗、肩髃、肩井、臂臑、肩贞、曲池、手三里为主。可使用：一指禅推、㨰、拿、揉、拨、理筋、点、按、摇、扳、抖、拔伸等。此时患者尚有夜间自发性疼痛，标志着肩周炎处于炎症进展期，切不可超范围活动肩关节，盲目过度活动关节只能延长治疗周期且增加患者痛苦。有一种疗法是强行撕裂肩部粘连的韧带，恢复肩关节的活动度，在这一时期是不可取的。因为肩关节周围的炎症处于进展期，粘连的软组织撕

裂后会重新粘连，即使可以保持肩关节的活动度，后遗的疼痛也会长时间存在，不易缓解。针对这一时期，王选章独创了一种针刺法可以迅速缓解肩部疼痛，具有显著的疗效。方法：选用3.5 寸毫针，从肩髃穴进针，强刺激肱二头肌长头肌腱，不留针，以针后患臂酸麻无力为度。配合乳香黄芪散，平均治疗 10 天左右便可基本缓解，不影响正常生活工作，残余症状如肩关节功能障碍、轻微疼痛通过肢体功能训练可在短时间内消失。若无肩部疼痛，仅有肩臂不能上举者，可立刻见效，针后肩臂活动自如。

七、倡导道理学说

道理学说为王选章的学术理论纲要，其在临床中运用中医之道治疗疾病，应用中医手段，主张以全为基础，即针、药、手法必全懂，以专为重点。以中西医道理结合为导向，发展中医，努力使中医理论与临床科学化，明其道而穷其理，努力使中医道理清楚明了，这是其重要的学术思想特点。

王选章认为，中西医的差别是由对人体的认识角度差异而界定的。中医学认为人是自然界的一部分，人体的生理与病理变化都与自然有密切关联，并符合自然变化的道理，这个道理就是中国古代思想家老子所说的“道”。而西方医学从微观角度出发，以实验的方法来讨论医学，其探索的是人体内在联系与变化方式。从中医的观点上看，其研究的是大道之下演化出的路径，也就是“理”的研究，由于“理”的可验证性，导致其方法更直观，更便于重复，因此更易于被接受，从而研究得更深入。但忽略了“道”的探索，只局限于人体内部的研究则始终不能发现生命健康的真谛，也限制了“理”的发展。

著作撷粹

《推拿三字经》

一、《推拿三字经》原文

壹·简史篇

按摩术　上古传　医俞跗　称案抚　文字载　两千年
始内经　异法篇　举痛论　更可观　治腹痛　颇有验
论发展　属秦汉　马王堆　有牍简　摩腹法　自此现
秦汉前　史可见　周礼疏　记颇善　虢太子　暴厥难
起死篇　扁鹊传　急救法　见鳞片　张仲景　历东汉
著金匮　并伤寒　未养慎　邪风干　四肢重　膏摩痊
早治疗　见此言　晋葛洪　抱朴篇　按摩经　记无传
至隋唐　大发展　著书说　作新篇　查病原　见巢元
作太素　杨尚善　按摩法　述点片　千金方　用保健
合导引　自我练　天竺法　老子按　俱载方　后人鉴
唐医事　更灿烂　有学生　有医官　有博士　有工员
四大科　独一面　明中叶　始衰残　十三科　止不前
究其理　封建原　非奉君　贬民间　承家技　靠口传
医学理　残无全　几湮没　四百年　唯儿科　推拿显
著书说　广流传　作方论　徐用宣　掐筋法　称秘传
大成载　陈氏言　按摩经　记未全　龚云林　著为专
推拿方　本最善　作秘诀　周于蕃　作广意　熊氏纂
作秘书　骆氏编　作厘正　张氏阐　保赤法　出河南
作简诀　王祖源　铁镜书　夏氏撰　婴至宝　灸指南
一得集　验方编　述推拿　有片言　近代作　少流传
作补正　钱宅三　仅油印　当内参　坐抉微　涂氏编
加著释　摘前贤　作捷径　马氏谈　女中医　写骈言
作义解　歌图兼　辞藻类　书可观　增图考　夏氏编
作辑要　宋乐天　作秘术　出昆山　后更名　彭慎篡
书颇多　少新见　自清朝　太医院　伤按摩　载金鉴
述八法　摸接端　提推拿　摩与按　治内科　实少见
近时代　大发展　以其法　作保健　全世界　甚普遍
唯中华　医手段　承国宝　重科研　广著述　勤实践
建学校　筑医坛　出杂志　设专刊　对人民　有贡献

贰·理论篇

中西医　结合起　切入点　在道理　中重道　西重理
理之出　本于玉　玉之纹　称之理　理之纹　甚细腻
纹特点　繁无比　观玉纹　需镜具　查微观　靠仪器
需化验　辨质地　解玉石　必剖析　分解后　失整体
物空间　不顾及　理可见　有信据　西医观　仿此意
中医道　本天地　道路径　道一体　天地道　有规律
地自转　无印记　计时空　明暗系　曰阴阳　二分立
地公转　周年计　三六五　分四季　五日段　分段记
转半圈　两半一　称五运　五行系　五半数　平衡意
自然人　为道体　受精卵　二分起　育成人　育一体
有分化　生灭继　二百八　人生吉　被五除　商八七
五十六　胎明晰　男八八　女七七　性渐衰　天数系
七节段　有见地　七八天　手术愈　七八已　疗程数
七日计　天地人　数统一　数量据　中医道　仿此意

叁·阴阳应用

法阴阳　日夜更　夜人寐　日兴醒　随昼夜　抑或兴
人呼吸　阴阳应　呼与吸　心五动　应天数　维一生
天地道　人随行　受精卵　分裂成　有分裂　分化乘
老者亡　新者生　育整体　五平衡　二乘五　道一整
人体形　必对称　人食饮　溺便生　为出入　代谢行
动静脉　主运营　往与复　阴阳性　以心脏　为主泵
骨骼肌　为副泵　张与弛　血运行　有管线　相配成
管为脉　线为经　称经脉　中医名　管血管　线神经
中西医　无异情　阴阳理　治病用　一其因　观动静
辨证候　知邪正　一道体　查病因　阴阳二　分气形
病表里　寒热情　分虚实　阴阳明　气伤痛　感觉应
形可见　肿伤气　形伤气　肿后痛　气伤形　痛后肿
喜怒伤　气为应　寒暑伤　必伤形　天化气　地成形
随变化　天地动　地球载　人成形　赖天气　济生能
天地合　形气生　二五数　胎育成

肆·七损八益

八益男　男为乾　乾为天　乾为健　女七坤　女为坤
坤为地　申为信　七或八　性指令　损则陷　益则挺
性器官　分雌雄　益精满　损月经　精益健　月损兴
生殖系　损益成　七数损　八益增　子宫壁　外有形
子宫腔　外有形　子宫腔　腔隙空　形为有　空无形
有有利　无为用　腔隙用　损筑成　阴阳合　关人生

行房事　关衰键　养生方　另有见　一闭痛　二泄汗
三可饮　四急难　五喘烦　六勉强　七费用　性交时
损性能　性八益　法必依　一治气　旦坐起　直脊尻
吸三十　二致沫　关饮食　垂尻骶　松直脊　吸周身
通气液　三智时　行嬉戏　女欲为　应时意　四蓄气
深吸气　性交时　放松体　五和沫　要和谐　性交时
互承接　六积气　茎勃起　交合时　必有力　七侍羸
勿泄精　几交合　吸深静　八定倾　茎仍硬　出勿软
益性能　七八数　非一项　人生数　节段量　女七岁
肾气盛　发始长　齿始更　岁二七　天癸至　任脉通
有月事　至三七　均肾气　真牙生　牙长极　至四七
发长极　身壮盛　转五七　阴阳衰　面焦撇　发始生
转六七　三阳衰　发竭白　面皆焦　至七七　任脉虚
天癸竭　无子女　男八岁　肾气实　发渐长　更换齿
二八岁　天癸至　阴阳合　能有子　三八岁　肾气均
真牙生　筋骨劲　四八岁　筋骨隆　肌满壮　身体盛
五八岁　肾气衰　发堕落　齿槁败　六八岁　阴阳衰
面皆焦　七八岁　肝气衰　筋不动　精少用　肾脏衰
形体极　至八八　齿发去　七数损　八数益　关天数
关男女　关人生　关规矩　二百八　数原气

伍·手法篇

称学科　曰按摩　曰推拿　同一辙　分阴阳　理相合
阳属动　阴属静　推与摩　动性同　拿与按　静相形
动静理　故名成　动静分　有准验　物理学　相对看
参照物　皮一点　拿按法　位无迁　推摩法　有位变
法无穷　阴阳演　数可千　推可万　其要一　阴阳间
法分类　五行先　金水火　土木连　向上拿　从革验
水润下　向下按　推直行　若火燃　土敦阜　摩四散
曰屈直　木行现　皮骨脉　肌筋联　应人体　五脏间
合八卦　点线面　力学理　显易见　手法出　方向辨
运动式　平振转　动作式　难遵验　法有效　功在练
快劲强　法为刚　主宣泄　气易伤　缓慢柔　能缓急
法主补　和气机　此力学　大小意　振动法　关气机
敲拍打　叩颤击　属相火　三焦济　调气血　故单提
论手法　有概念　推拿医　为手段　形式别　力向辨
主用手　故名鉴

推法

推法类　有两种　一指禅　需练功　肩下沉　臂放松
垂肘练　腕端平　四指握　拳要空　拇指腹　要吸定

腕关节　摆动难　先屈腕　并外旋　五十度　返还原
伸直腕　变内旋　带拇指　收与展　点点推　呈直线
每分钟　一百廿　亦可推　穴一点　其作用　积滞散
通血脉　消瘀斑　应于脉　法基奠　能止痛　肿能退
能和络　能调胃　治心痛　效为最　局部取　沿脉推
可适用　各部位　练手法　有要求　推砂袋　神内守
下苦功　巧自有　两月后　方顺手　功夫成　力深透
劲勿蛮　力要柔　和其数　要持久　快推动　是谓缠
每分钟　二百间　推一点　如缠绵　往与返　不间断
其作用　与穴关　一指禅　后演变　称滚法　动在腕
小鱼际　着力点　或小指　根背间　着力点　要明显
掌背滚　勿擦捻　沿脉滚　呈一线　其作用　同指禅
唯用力　更方便　作用点　扩大面　更适用　须苦练
滚砂袋　勿间断　时间久　功自善　点推法　属相火
按与推　两法合

平推法

平推法　又一种　分指掌　推血通　能取热　瘀滞攻
儿推拿　此法宗　防磨擦　推要稳　润滑剂　滑石粉
油脂剂　更滑润　姜葱水　用亦可　辨证用　作涂抹
施手法　防顿挫　两向推　名曰分　合拢推　合法吟
往返推　抹即抿　或抱推　侧掌根　推法名　难数尽
平推法　又称擦　擦作用　同刮痧　平推法　属君火
曰赫爔　推热灼

拿法

指对摄　号称拿　向上提　可散发　清气陷　可升华
能提补　应皮部　捏抓揪　均同属　各部分　拿法殊
展五指　抓头部　分五经　沿经路　手中指　对准督
食四指　太阳触　拇小指　胆经护　前向后　抓分步
降浊阴　能明目　拿风池　靠枕骨　头发胀　青阳鼓
若发汗　拿颈部　十指叉　要扣住　掌根挟　力强固
握紧提　汗如露　拿肩井　柔提补　刚主泻　多痛苦
展转拿　松肌肉　重拿背　汗出透　若捏脊　始自骶
向上捻　提皮起　腰俞处　命门里　脊中穴　提三提
名始由　需熟记　拿大筋　深部揪　拿皮肤　皮上求
手随心　法出手　指力佳　效果优　拿属金　皮部求
曰从革　肃杀秋

按法

按向下　用指掌　或肘足　或木棒　抑点压　同方向

按应骨　莫轻浮　需得气　效果殊　指尖按　名曰点
力量大　肘掌按　又名压　气易贯　可兼揉　可兼颤
有足蹻　力下践　同按压　力勿悍　论作用　各不同
按血脉　阻不通　按高处　凸能平　点气穴　能通经
通气血　能止痉　麻醉法　近代应　要开窍　爪切应
上则下　动则静　病慓悍　收之宁　据穴理　病伤情
分柔刚　补泻应　按法忌　按皮青　血管脆　力过硬
劲过猛　骨折成　踩蹻法　扶桢行　下脚处　臀部擎
次踩脊　劲莫盈　肌紧张　缓劲蹬　要整复　寸劲灵
有指针　自立名　皆按点　无异情　缓急按　新发明
曰抑制　徐缓轻　曰兴奋　刚劲行　诊断法　莫混通
切脉法　循摸经　反应点　按需精　指下感　要精灵
按胸腹　棘突顶　辨形状　位斜正　按俞穴　痛点行
或快感　效皆应　非手法　莫并称　按属水　润下成
深至骨　天一生

摩法

论摩法　向四周　力环行　应肌肉　摩字意　从麻手
故止痛　本能有　重手摩　名曰揉　能松肌　治萎瘦
气血瘀　能散走　胃肠病　亦可投　摩揉别　分皮肉
运似摩　曲线勾　推摩合　复法由　摩练功　腕需柔
掌根摩　腕展收　肘屈伸　环行游　拇指揉　最合理
用指腹　接触皮　指掌面　固不离　下压力　来自臂
四指握　钳住肌　外展握　环行移　沿经线　或筋肌
全揉遍　忌捻皮　揉松活　达目的　揉腹法　双手叠
指掌缘　腹壁接　如扣碗　屈掌节　旋转腕　如筛筵
起伏揉　推硬结　沿肠行　揉和协　掌根揉　最常用
肌肉厚　全揉动　力由肩　贯掌根　腕环转　力透深
肌肉薄　鱼际揉　法同前　沿肌走　腕关节　环展收
指屈伸　配合走　揉捏法　揉拿配　掌握肌　揉进退
揉四肢　法为最　揉压法　复法辈　可用掌　肘亦贵
或用拳　用掌背　揉按合　故名讳

动法（包括关节活动法和振动法）

关节动　治在筋　扭收展　屈抖抻　骨通利　筋通顺
正错位　神气振　扭转法　用旋劲　若扭颈　有三禁
骨病伤　防折损　颈强直　肌肉紧　难转动　扭需稳
老年人　勿用劲　转勿大　防厥晕　伤督脉　致瘓瘫
伤脑髓　阳气散　立致死　莫要犯　操作法　手扶顶
另一手　将颌捧　向一侧　扭转颈　不能动　稍用劲
有响声　推体松　微觉动　即成功　扭腰法　称斜扳

患者卧　侧勿偃　屈双肘　抱胸前　另肘压　环跳间
收推肘　腰扭转　有响声　松动感　治错缝　功效显
向内收　向外展　向前屈　后伸扳　上下抖　并抻牵
活筋法　有千般　利关节　莫蛮干　用巧劲　法自然
治脱骱　亦不难　离后合　顺势牵　槓杆力　或转旋
归其位　勿致残　固定好　三周间　复其动　自可痊
各骨节　动不难　随其证　作详谈　振动法　用手拍
空掌心　声传开　皮无痛　力深在　导其气　阳复回
健肌皮　血自来　功能丧　法堪赖　拳叩法　空拳叩
振动力　可深透　救心停　法为优　脑血栓　亦可叩
通三焦　法急救　脑出血　切勿叩　振颤法　需苦练
用指掌　作振颤　作用力　向深传　胸腹部　腔隙间
力深送　更和缓　通气机　法最善

陆·诊断法

查病证　靠四诊　切摸按　望闻问　望为神　闻为圣
问为工　切巧名　望目察　闻耳占　闻鼻嗅　切指参
问言审　莫示言　明诊道　识病源　参西诊　可万全
十三项　问在前　名性令　职机关　婚住所　信码编
言可靠　谁代言　入院日　书时间　问主述　言精炼
一句话　要记全　有症状　病位衍　有性质　有时间
有病史　莫从简　诱发因　染病源　喜恶感　病演传
治经过　要详谈　家族史　嗜好嫌　既往史　莫聊闲
内科问　问热寒　汗多少　便浠干　尿质量　顺或艰
头身觉　问饮餐　胸腹觉　聋渴烦　四肢觉　苦与安
旧新证　主与兼　妇科病　有特点　问经带　胎与产
乳与阴　婚情感　其他问　如前阐　问儿病　母代言
问生产　病时间　问苦乐　问食眠　问状态　痘疹斑
出生病　问先天　幼儿语　仅作参　问村妪　较困难
测医术　令医看　莫直问　要通便　若外伤　问伤点
伤时情　扭挫闪　轧压撞　坠擦碾　力大小　急与缓
出血否　问住院　破皮否　问感染　昏迷否　问动转
疼痛否　愈早晚　皮肤病　依所见　问痒痛　问所便
问病期　何时犯　问治疗　何法验　遗传病　当问遍
疖疔疡　痈疽辨　问在先　皆可鉴　皮脉肌　筋骨连
形与气　问全面

柒·诊脉

诊脉法　仰双腕　高骨处　中指按　分界点　故称关
至鱼寸　九分间　至泽尺　得寸焉　按寸尺　指莫乱
食指寸　四指尺　按儿脉　一拇指　周岁后　方可使

成人脉	有短长	指疏密	据身量	脉反关	动腕后
斜飞脉	列缺走	非病脉	此常有	诊脉时	宜平旦
阴未动	阳未乱	饮食前	经气安	有过脉	最易现
诊脉法	古今异	内经法	较全齐	十二经	皆按及
难经法	较简易	手太阴	脉会集	依此法	相传递
切脉时	分九候	寸关尺	三部求	浮中沉	三三九
内经分	天地人	部各三	九候陈	脉内容	有五点
辨脉位	别长短	长气至	病进展	短气病	血涩遣
辨脉率	息数据	六至数	七至疾	数主热	火邪欺
虚实热	力不一	君相火	宜辨析	婴幼儿	此数宜
三至迟	别体力	体健壮	无病意	迟主寒	阴盛极
辨脉律	数间息	数止促	阳火郁	缓止结	气血积
代脉状	止数齐	动难还	脏衰疲	辨脉力	分实虚
实邪实	虚正虚	微细弱	同类居	别阴阳	自可区
辨脉形	紧与缓	滑与涩	弦与散	紧痛寒	如索转
切如绳	紧张感	缓主湿	四至满	有胃气	神自坦
滑痰食	妊脉显	必滑数	无病染	涩血少	脉涩滞
如刮竹	伤精事	弦脉直	如弓张	肝气盛	怒脾伤
散如花	散飞杨	气血散	痼疾亡	单一脉	不常见
多种脉	同时现	反象脉	不能兼	始学习	必常看
点穴时	用最善	症测脉	能分辨		

捌 · 调脉法

调脉法	在调气	调气血	脉标记	壅营血	无所避
血之府	脉定义	点穴前	先察脉	或长短	或慢快
或虚实	或结代	调正常	效不善	再据因	行摩按
如此治	无不验	寸脉长	病在上	或阴虚	或阳亢
分病因	定治方	尺脉短	是阴虚	取肾经	点太溪
得气后	尺脉起	寸复常	效可喜	三部浮	外邪侵
属实证	为病进	泻实邪	拿可信	发其汗	脉平顺
属阳亢	脉盛长	非表邪	泻诸阳	用针泻	效更彰
取督脉	大椎上	再察脉	必复常	寸脉短	尺脉长
或阳衰	或阴强	辨亡阳	辨内伤	点风池	百会乡
此风穴	鼓清阳	得气后	寸脉旺	再对因	治必康

玖 · 病症篇

颈部病

先天性	儿斜颈	两面颊	不对称	病肌肉	起胸锁
抵乳突	肌挛缩	触肌肉	有结节	肌肉强	难松解
治疗法	松肌肉	肌硬处	要重揉	捻结节	颈伸牵

边牵引　对侧扳　可撕开　可延展　可松解　可舒散
病程短　效果善　不同型　皆效验

颈椎病

颈椎病　查病因　久仰首　久高枕　会计职　制图人
或扭颈　常落枕　枕过低　易病损　力因素　是根本
此病类　分五型　神经根　上肢痛　交感型　悸汗津
椎动脉　转头昏　混合型　两症混　查棘突　中医诊
棘间隙　宽窄分　棘突偏　压痛真　属节错　致伤损
治疗法　可牵引　简便法　用枕巾　开一口　在中心
套过头　将颈抻　前兜颌　后兜枕　重锤吊　量自审
角度适　快为准　查棘突　若偏歪　旋转法　可复回
旋劲法　患者坐　医生立　其背侧　如颈五　棘偏左
右拇指　抵左侧　胸抵颈　患颈倾　医左臂　挽颌颈
拉左转　至极点　右拇推　左臂旋　指下响　有动感
棘突偏　已复原　若未正　反向转　正上推　法同前
行按摩　把穴点　区后溪　中楮间　养老穴　皆可参
揉局部　使松软　常仰头　常动转　若头晕　心悸感
应注意　有危险　旋转颈　更注意　有骨病　骨折迹
肌紧张　颈强急　旋过度　均禁忌　高位瘫　时刻忆

落枕病

落枕病　原非一　枕过高　或过低　小关节　位变移
查棘突　偏脊系　颈转动　疼痛极　交锁感　治最易
旋颈法　为适宜　位正后　病立已　节无错　病在肌
由牵拉　肌肉疲　被风吹　肌筋急　皆疼痛　治法异
被风吹　属痹症　痛面广　必疫重　先拔罐　重肩缝
提拿法　亦堪用　肩遇穴　并天宗　风门处　能散风
颈侧疼　少阳经　中楮穴　针亦行　颈后侧　太阳经
点后溪　耳穴颈　边点刺　边活动　若牵拉　肌肉痛
查痛点　点应对　上下取　法皆灵

上肢病

上肢病　碍活动　在关节　多疼痛　多外伤　多痺症
有萎厥　有中风　按摩法　力能胜　肘劳损　或挫碰
外髁炎　肱骨边　找痛处　缓下按　渐加力　无疼感
按麻木　效必显　时间长　不伸展　过伸肘　并旋转
活动后　按未晚　另一法　针刺验　痛点周　见凹陷
在四围　取四点　针下感　掩痛面　针过后　效必验
内上髁　亦同辨　桡骨部　茎突炎　同此法　效亦然
肘关节　后脱位　只一人　可复位　用腋窝　挟手腕

依肘尖	顺势牵	拇指压	肘窝间	双四指	抵肘尖
边牵引	边屈肘	拇指压	四指扣	有响声	即复臼

肩部病

老年肩	五十令	肩周炎	西医名	中医称	露肩风
肩外伤	两疾应	易诊断	难辨证	病早期	必辨清
气血衰	内因生	风寒湿	外淫乘	发病初	汗法灵
拿后背	太阳经	拿风池	拿肩井	拿肩髃	拿天宗
或拔罐	与上同	肩关节	作摇动	若出汗	立止痛
切莫忘	阳气衰	阳受气	四末来	太阳经	养老开
阳明经	曲池在	少阳经	绝骨带	行点穴	法莫刚
取局部	莫过重	重而减	缓缓弄	远取穴	局部温
加灸法	痛回春	针行泻	气易伤	视痛状	定强弱
泻局部	补远方	行点刺	动肩膀	若疼重	限活动
范围小	莫至疼	明补泻	方可用	肩外伤	视伤点
对称取	平阴阳	呈线疼	荥俞恰	伤局部	莫点压
远位穴	尽可加	耳穴肩	效亦佳	若肿红	有形伤
局部捋	至远方	手法轻	力莫强	痛莫佳	缓为上
肩周炎	至后期	呈肩凝	动法宜	自发痛	不宜动
已正常	勿再愁	被动动	立背后	握其腕	搂肩肘
一提拉	一送手	若骨痛	夜加甚	骨内压	增高痛
针推药	均难禁	肱骨干	钻一孔	痛可止	无欺哄
再抬臂	重千斤	可渐愈	莫担心	自发痛	已全止
加强动	法任使	力撕开	麻醉之	缓抬举	自无失
肩凝症	注意点	患不许	莫加强	易脱臼	有危险
活动肩	先内收	摸对侧	经颈后	摸肩头	经胸前
经后背	若背手	肩下角	均能拘	已正常	效果奏

肩脱位

肩关节	易脱臼	小臼凹	大骨头	囊松弛	腋无肉
多下脱	此为由	症方肩	手托肘	试搭肩	阳性候
脱两周	称陈旧	习惯脱	难固守	整复法	杠杆力
作内收	挽其臂	另一手	扶肩头	内收时	作旋后
向上提	向胸扣	肘触胸	已复臼	杠杆力	有一弊
撕韧带	伤囊壁	操作时	须注意	足蹬法	较安全
患者仰	腋窝垫	术者手	牵其腕	先牵引	略外展
再内收	行内旋	有响声	已复原	用扛抬	力更蛮
悬吊法	意同前	常用法	较妥善	一助手	固定肩
另助手	握腕牵	医拇指	压肩端	双四指	扣腋间
一上抵	一下按	用握劲	令骨还	需人多	较麻烦

肩软伤

肩外伤　须辨析　肩袖伤　展无力　九十度　能自举
向下放　能持续　放平后　垂落地　主要伤　冈上肌
此肌腱　组肩袖　治疗法　多摩揉　使血至　伤自修
远部穴　沿经求　针或点　均可投　冈上肌　腱鞘炎
疼痛弧　怕外展　六十度　百廿间　过此度　痛即免
治疗法　将穴点　腕骨穴　养老间　局部推　要轻缓
反复治　可渐痊　肱二头　肌腱炎　两肌腱　分长短
长头过　结节间　此一段　易罹患　短头止　喙突缘
长头伤　要治短　弹拨法　痛可减　局部推　要揉软
勿令痛　痛自转　长头腱　入关节　腱滑脱　带撕裂
节脱臼　腱缠头　难复位　手术求　用手法　效难收
肩凝时　刺肩遇　令助手　牵其臂　下针准　能进去
入关节　针感巨　一针灵　效功绩

肘外伤

桡骨头　半脱位　皆幼童　两三岁　韧带松　骨头小
小头脱　儿哭闹　臂半曲　伸即叫　全屈曲　亦痛苦
若仰掌　痛直跳　无挫撞　无肿胀　皆牵拉　偶失当
整复法　手握腕　托其肘　使肘弯　屈肘时　掌旋后
上前臂　要紧扣　有响声　位已就　若未复　继内旋
伸直臂　手旋前　定归位　无虚言

腕外伤

腕关节　多伤挫　软骨伤　月骨脱　或伤筋　或骨折
查痛点　知伤所　问伤情　诊必果　若骨折　伤势肿
不敢动　查压痛　压四周　痛严重　出畸形　骨茬声
无照片　诊已定　属骨科　适应症　月骨脱　多向背
不难查　须复位　再按摩　揉捋点　沿其径　法疏通
即通血　又止痛　防再脱　莫自动　两周后　渐可用
尺侧腕　软骨垫　形三角　故名唤　受挤压　腕尺偏
伤软骨　自愈艰　无血管　难修善　多推擦　色红鲜
软骨板　营养添　少活动　自然痊

腕伤筋

桡骨突　腱鞘炎　称伤筋　痛难言　握拇指　尺侧偏
必发痛　定诊断　治疗法　须会接　缓用力　按痛点
莫便痛　加力慢　压着实　长时间　不觉痛　有木感
日一次　效必显　用毫针　刺亦验　针刺点　围四边
痛点近　找凹滔　下针后　麻呈面　痛被掩　效必现

治筋包

筋包内 贮滑液 液若胶 裹囊壁 号腱鞘 囊肿系
腕踝指 多发地 触腕上 囊肿意 在指根 摸可参
如麦粒 若石坚 治疗法 很简单 用拇指 压一边
突用力 即推散 囊壁破 易休善 囊腔在 易重犯
免复发 用针验 三棱针 刺里面 放出液 济净干
再用针 刺囊间 划内壁 血涓涓 压壁合 本必粘
又一法 用压板 压包上 着实感 拳击板 包即散
囊裂大 复发免 昔常揉 囊壁坚 击与按 破壁难
必针刺 法同前

腰腿疼

腰疼病 分两种 症状性 非腰病 如肾炎 腰亦疼
肾病愈 痛自定 腰常见 骨错缝 原扭伤 习惯性
侧身眠 腰扭转 远床腿 跨向前 如此睡 肌松缓
腰骨节 易扭偏 肾气虚 伤难免 诊查法 辨棘间
或宽窄 棘突偏 摸棘突 离中线 治疗法 复棘突
患者坐 如马步 助手腿 挟膝部 挟一腿 要牢固
棘偏左 挟其右 术者坐 患背后 以左手 抵其偏
右上肢 腋下穿 穿腋手 将须穿 令腰屈 向右旋
旋到位 左手推 两向力 棘突回 有响声 有动位
指下感 效为最 复不全 反向扳 选上位 棘突参
同前法 方向反 一次効 固定善 若反复 须再扳
三日及 可复验 治间盘 节扰乱 睡板床 将腰垫
多后仰 少前弯 一月后 方可安 若腿疼 可用针
刺痛点 腰上寻 一秩边 一殷门 少阳经 针环跳
风市穴 阳陵要 配绝骨 丘墟妙 此对穴 经太少
刺荥穴 关经略 仅遗疼 寸脉弱 刺风池 百会穴
调脉法 当常阅 自腰四 到骶三 称骶丛 前支掺
坐骨位 神经痛 根与干 类分清 根起腰 干路径
有刺激 必然疼 当一线 腿后行 若压迫 麻木生
难治疗 察病情 求本因 法自成 如上刺 或重按
沿经按 效必善

骶髂关节半脱位

伤骶髂 易脱位 一足滑 劈伤腿 前后脱 痛不锐
脚蹬空 下脱位 一腿长 不匹配 女育令 韧带松
易复位 难固定 整复法 做斜扳 前后脱 复即安
俯卧位 压骨盆 扳按法 亦可循 向下脱 屈一腿
另一腿 胯外展 两腿分 向外按 有响声 即时痊

二、《推拿三字经》注释

壹·简史篇

按摩这门技术，是由上古时期传流至今的。武丁时期的按摩医师俞跗（拊）将按摩称为“跷行、案杌”。有文字记载的按摩疗法已有两千年的历史，按摩一词始见于《素问·异法方宜论》，该篇论述了按摩的起源：“中央者，其地平以湿，天地所以生万物也众，其民食杂而不劳，故其病多痿厥寒热，其治宜导引按跷，故导引按跷者，亦从中央出也”。在《素问·举痛论》还有用按摩疗法治疗腹痛的记载，并论述了按摩治疗腹痛时起到温寒、行气、散血等作用，为按摩治疗腹痛提供了宝贵的经验。论及按摩的发展壮大，要数秦汉时期，1973 年长沙马王堆 3 号汉墓出土了大批帛书和竹木简，其中《五十二病方》记载了我国推拿按摩史上最早的药摩和膏摩，自此就有了摩腹、搔、刮、捏等按摩方法。秦汉以前的按摩疗法，从各种史书中可见一斑。《周礼·疏》中记载较为全面，该书记有“扁鹊过虢境，见虢太子尸厥……子游按摩”。从这里可以看到按摩治疗暴厥一病，是按摩手法用于急救起死回生的最早记载。东汉时期的医圣张仲景著有《金匮要略》和《伤寒论》，其中在《金匮要略·脏腑经络先后病脉证第一》中说：“若人能养慎，不令邪风干忤经络，适中经络，未流传脏腑，即医治之。四肢才觉重滞，即导引、吐纳、针灸、膏摩，勿令九窍闭塞”。强调人若平时不注重保养，就可使邪气侵犯到人体，导致四肢困重，此时运用膏摩的方法就可以痊愈，此处还强调有病需及早治疗，做到未病先防。到了晋代，著名医家葛洪著有《肘后备急方》和《抱朴子》等书，对按摩等有精辟的见解。该书中有“按摩经”，大约是东汉以来道家运用按摩养生保健的总结，可惜已经失传。到了隋唐时期，按摩有了很大的发展。很多医家著书立说，发表新编。其中有：隋代太医博士巢元方的《诸病源候论》、唐代杨上善的《太素》、孙思邈的《千金方》，其中《千金方》中十分重视日常保健按摩，记载了按摩配合导引的自我按摩保健的方法。还第一次详细介绍了印度的一套导引按摩术式，共 18 式；此外还记载了中国古代的“老子按摩法”，共 42 式。隋唐时代，官方的医事制度史为丰富。隋代太医署设有主药 2 人，医师 200 人，医博士 2 人，助教博士 2 人，按摩博士 2 人。唐代太医署有按摩工 56 人，按摩生 15 人，按摩博士 1 人，按摩师 4 人，并从九品下，唐代的太医署所设置的四个医学部门中就有按摩科，其按摩博士在按摩师和按摩工的辅助下，教授按摩。

明代初期，按摩被列为太医院十三科之一，并与其他学科进行正规化教育，明代中叶，按摩疗法开始衰退，由于封建礼教影响，按摩不能用来为君王和官员治病，而被贬为民间，按摩技术只能以家传、师承和口口相传的方式得以流传，但却得不到系统的发觉和整理，甚至残缺不全，几乎湮没，长达 400 年之久。此时只有小儿推拿十分红火，并出现了“推拿”一称，同时开始有推拿方面的专著，使得推拿疗法在民间广为流传。明代儿科学家徐用宣在其著作《补要袖珍小儿方论》中的“秘传看惊掐惊口授心法”可谓是最早记载小儿推拿疗法的专篇。此外，四明陈氏著的《小儿按摩经》被收录于《针灸大成》一书中，是我国现存最早推拿专著。龚云林所著的《小儿推拿方脉活婴秘旨全书》是现存最早的小儿推拿的专著，为推拿之善本。周于蕃著《小儿推拿秘诀》；熊应雄撰《小儿推拿广意》；骆如龙撰《幼科推拿秘书》，内容与《按摩经》相似；张振鋆撰《厘正按摩要术》，该书在《小儿推拿秘诀》一书的基础上增补了一些新的内容，“胸腹按诊法”。夏云集撰写的《保赤推拿法》于 1885 年在相当于现在的河南地区刊世。王祖源在其《内功图说》中记载一套“分行外功诀”总结了常用保健推拿方法。夏鼎在其儿科专著《幼科铁镜》中，提出了与前人不同的见解。唐元瑞的《推拿指南》是清以前小儿推拿学术成就之集大成者，《妇婴至宝》、《针灸指南》、《一得集》、《验方新编》等书中都有推拿疗法的相关记载。

近代推拿方面的专科著作很少出版流传，大多都是油印的内部学习参考资料。主要有：钱祖荫的《小儿推拿补正》；涂学修编写的《推拿抉微》，主要是摘录前人的著作同时，加以注释；马玉书编写的《推拿捷径》，为少见的女中医骈文著作，并以歌诀和图谱的形式对推拿进行释义和解读，该书辞藻华美实用，便于人们学习和记忆。以及夏宇祥编写的《增图考释推拿法》，宋乐天著的《推拿辑要》，昆山的彭慎著的《推拿秘术》（后更名为《保赤推拿秘术》）。这一时期，推拿著述较多，但是大部分都是收集整理和总结前人的推拿成果和经验，很少有新的推拿成就见解。

自清朝开始，太医院设立推拿按摩科，并记载到《医宗金鉴》中，该书记载了按摩八法：摸、接、端、提、推、拿、按、摩。此时的按摩主要用于治疗伤科疾病，很少用于内科疾病的治疗。

到了近代，推拿按摩得到很大的发展，按摩方法开始广泛作为人们养生保健的主要方法，并在全世界范围内得以普遍传播应用。推拿按摩在中国除了用于保健外，还是治疗疾病的一种主要手段。推拿按摩人士在继承和发扬古代医家的传统手法同时，还十分重视对推拿疗法的科学研究，并广泛撰写著作、发表论文、编写教材，并勤于实践操作，使理论与实践密切结合。同时还开办了推拿专科学校及各省中医药大学院校设立推拿专业，并开办了推拿按摩专业杂志和专刊，对广大患者疾病的诊治和人民的健康保健做出了巨大的贡献。

贰·理论篇

所谓中医，是指中国传统医学；所谓西医，是指西方现代医学。中西医结合是人们一直倡导和追求的一种更趋向于相对完美的医学形式，以期更好地为人类卫生事业服务。但两者如何结合，一直是人们探讨的焦点和难点。王氏认为两者结合之切入点在“道”和“理”。中医重视“道”，西医重视“理”。

所谓“理”，在古汉语里面是指玉石之纹理，其纹理之特点为细腻纷繁，但有一定自然形成规律。人们在观察和研究玉石的纹理时，需要采用一些具有放大作用的工具如显微镜、放大镜等仪器。在分析玉石的质地和成分时，还需要把玉石分解和打碎，通过化学仪器试剂进行化验，在分解过程中，虽然可以看清玉石的成分和纹理，为研究玉石提供依据，但却破坏了整个玉石原有的空间结构和整体形状。西医就是仿照这个原理来从微观的角度观察人体的。

中医重视一个“道”字，道者天地运行之路径也，天地本为一体，其运行的规律和轨迹称之为道。地球自转过程是一个时间和空间的变化过程，没有任何痕迹，但却能体现明暗的交替，每自转一周，明暗交替一次，我们称之为阴和阳，两者相互区分、相互对立，又相互衔接转化。地球在自转的同时还绕着太阳运转，称为公转，地球绕太阳每公转一周，我们称之为一年，即365天，人们根据自然气候的变化又把一年分成四个季节——春夏秋冬。365恰好能被5整除，故天地的道数为2和5，所以人们在计算时间的时候，以五日为一段，分段计算（将一年分成五段：春、夏、长夏、秋、冬）。地球绕太阳公转半圈为两个季度，即半年，公转一圈恰好为两个半圈为一年，称之为“五运”（木运、火运、土运、金运、水运），与“五行”（木火土金水）密切相联系。

五为半数，2个5为10，2个0.5为1，独立的一半是无法正常存在的，或者说没有彼一半就不能体现此一半，只有两者加在一起，才是一个整体，才会有平衡，才符合动态平衡的规律。

人是自然界的产物，或一种现象，就该与自然相协调，相统一，人的生命过程也要符合自然界的规律。人的生命自受精卵开始，进行有丝分裂，一分为二、二分为四、四分为八……最后成为人形，自精子卵子合二为一形成受精卵开始，之后受精卵一分为二，最终分化成人，此过程需经历十个月，即280天完成。280恰好被5整除，其商为56，56恰好又是7和8的倍数，故人的道数为7和8。自受精卵开始计算，56天时，人的胚胎在子宫中已经可以明确被查出，并可以闻及胎心，此后逐渐发育出头、四肢等，最后成人形，人出生后，男女略有不同。男子八八（64岁）天癸竭，女子七七（49岁）天癸竭，性激素渐渐衰少，此过程均由人的道数所决定，之所以人的道数为七和八，是因为在现实生活中，人的很多情况都与七和八相关联，也有一定的规律性，如人手术后的初期愈合时间为7天，人罹患感冒时，自然痊愈的天数也恰恰为7～8天，因而医生们在计算治疗疾病的疗程时均是以7天为一个单元的。从这个角度上看，天地人三者是统一的，都有其各自的道数，人们把这些道数作为分析人与自然的客观依据。中医所重视的道即效仿这个规律，从宏观的角度去把握人的整体变化，最终治疗相应疾病。

叁·阴阳应用

中医认识人体、认识疾病，处方用药皆以阴阳为大法、为纲纪。随着日夜的更替，人类活动也相应改变，夜晚人们均入睡，白昼则清醒活动，人精神状态的兴奋和抑制，也随着昼夜变化，人的呼气与吸气也是与阴阳相对应的，在人的一呼一吸之间，心脏跳动五次，正好顺应天的道数。人的呼吸、心跳等能够维持人的一生，均顺应着天地的运行规律，随着心脏的跳动和呼吸，为人体提供氧气和营血。人是由受精卵分裂而生成的，在分裂同时，细胞也在分化和更替，老的细胞衰亡，新的细胞又产生，促使人体发育生长。五是一个平衡数（半数），二乘以五为十、为一，恰为一个整体，一个道。

人体的外形，均是对称性生长的，人每天要饮食，随之产生小便、大便，是为有入有出，恰好完成人体的新陈代谢，人体有动脉和静脉，主管运输人体所需营养，动静脉之间的循环往复正是阴阳动静之性。动静的运行是以心脏为主，骨骼肌为辅来泵血而实现的，通过心脏和骨骼肌的一张一弛，血液得以循环在动静脉管道内运行，同时伴随脉管线路还有神经，中医把动静脉血管称之为“脉”，把与之伴行的线称为“经”，两者统称为经脉。西医所说的血管和神经与中医的经脉除称呼略有不同外没有其他区别。

阴阳的道理主要用于指导疾病的治疗，治疗疾病首先要明确病因，观察疾病属动、属静，即属阴、属阳。辨别证候，明确正邪虚实，中医强调的道即一，即中医病因，一分为二即阴阳。在中医阴阳即是气和形，气属阳，形属阴，在疾病属性上又分为表、里、寒、热、虚、实、阴、阳八纲，其中阴阳最为重要是总纲，气为无形。

人体的气受损害之后表现为疼痛。形即为形体，形体可见，受损害后即表现为肿胀，形伤气先肿而后痛，气伤形则先痛而后肿。喜怒情志伤人必伤气，寒暑等六淫之邪伤人必伤形体。气由天所化生，形由地所成，气与形随天地运动而变化，地球有承载万物之作用。人亦赖地球承载而形成，赖天之济生而具备其各种生理功能，天地相生，形气始生，二五道数，胎育始成。

肆·七损八益

男子以八为益处，男子以乾卦为代表，乾卦意为天，乾卦代表强健有力。女子以七为损伤，女子以坤卦为代表，坤卦意为地，是实实在在确认的。七损或八益，都是性冲动的指令，损害就会使身体出现缺陷，有益处就会使身体挺拔健美。人的性器官，分辨出了男女，精气充足是对人体有益的，精气会使人体强健有力。生殖系统方面，损害的和有益的是现成的，损害的方式有七种，有益加强的有八种。子宫壁，在外是有形态的；子宫腔，腔隙是中空的，子宫体形态是明显的，子宫腔是中空无形的，有形是有好处的，中空无形是为用的，腔隙为用，损筑成。阴阳和合之道，关系到人的生命，过性生活时，兴衰健康虚弱的关键，关于性养生的方法，古时已有比较深刻的见地。七损第一为性交时阴茎疼痛，称内闭；第二为性交时出汗，称走泻精气；第三房事没有节制，称精液耗竭；第四到了性交而不能，称阳痿；第五性交时喘气并心烦意乱，称烦；第六女方无性要求时男方勉强，对女方身心有害，称绝；第七是性交过于急速图快，这就浪费精力，称费。这就是七损的内容，性交时有这七种情况，就是损坏性机能的。益养性机能的八个方法，这时性生活中必须依据的。第一称治气，导引打坐，伸直脊骨，腹式呼吸三十次；第二称致沫，吞服津液，垂直屁股如坐式，放松并伸直脊骨，气息通行全身，通畅气血津液；第三称智时，男女双方先互相嬉戏而产生快感，性欲充分了才性交；第四称蓄气，性交时深吸气并导气下行再放松身体；第五称和沫，性交时要和谐，不要急暴图快，抽送出入要轻柔；第六称积气，当阴茎还能勃起时就很快脱离交接以积蓄精气；第七称侍赢，性交快要结束时，不要使精液泻出，静待不动，进行腹式呼吸；第八称定倾，性交结束时将余精洒尽，当阴茎还能勃起时就要坚决脱离，使双方精神与体力迅速恢复常态，这些是对性机能有益的。七损八益，不能单做一项，这时人生的术数，体现治节段量。女子到了七岁，肾气盛旺起来，乳齿更换，头发开始茂盛。十四岁时，天癸产生，任脉通畅，太冲脉旺盛，月经按时来潮，具备了生育子女的能力。二十一岁时，肾气充满，真牙生出，牙齿就长全了。二十八岁时，筋骨强健有力，头发的生长达到最茂盛的阶段，此时身体最为强壮。三十五岁时，阳明经脉气血逐渐衰弱，面部开始憔悴，头发也开始脱落。四十二岁时，三阳经脉气血衰弱，面部憔悴无华，头发开始变白。四十九岁时，任脉气血虚弱，太冲脉的气血也逐渐衰弱泄，天癸枯竭，月经断绝，所以形体衰老，失去了生育能力。

男子到了八岁，肾气充实起来，头发开始茂盛，乳齿也更换了。十六岁时，肾气旺盛，天癸产生，精气满溢而能外泄，两性交合，就能生育子女。二十四岁时，肾气充满，筋骨强健有力，真牙生长，牙齿长全。三十二岁时，筋骨丰隆盛实，肌肉亦丰满健壮。四十岁时，肾气衰退，头发开始脱落，牙齿开始枯竭。四十八岁时，上部阳气逐渐衰竭，面部憔悴无华，头发和两鬓花白。五十六岁时，肝气衰弱，筋骨的活动不能灵活自如。六十四岁时，天癸枯竭，精气少，肾脏衰，牙齿头发脱落，形体衰疲。

七数为损害，八数为有益，这是关乎天数的，关乎男女的，关乎人的一生的，关乎规矩的，二百八，为术数的起源。

伍·手法篇

作为一门学科，有称为按摩的，也有称为推拿的，两者是同一个含义。就手法而言，可以用阴阳将其分成两大类，推拿按摩的本质是相同的。阳数动、阴数静，推法和摩法的操作形式均属于动态手法，按法和拿法的操作形式均属于静态手法。推拿和按摩的手法操作均为动、静两种形式的组合，故用两者来概括命名这门涵盖各种操作手法的技术。动和静手法的区分是有物理学标准的，两者均是一个相对的概念，均是以手法治疗部位的皮肤作为参照物的。拿法和按法操作时，手和皮肤的位置不发生变化，视为静法，推法和摩法是和治疗部位皮肤发生相对改变的，故视为动法。推拿手法除了这四种之外还是许许多多的手法，这些手法均是由动静结合的手法按照阴阳的演化而来的。常用的手法就有上千种，如果加以推演可达上万种，但是这些手法的根本属性是相同的，都是可以用阴和阳来归类的，也就是说无论什么手法都可以用属阴和属阳来划分。作为推拿手法的分类，还要以金、木、水、火、土五行来分类。拿法操作时手是向上运动的，正如金属从革的特性，故拿法按五行分类属金；按法操作时手是向下运动的，正如水往下流，故按法以五行分类属水；推法操作时手是直线向前运动的，正如火燃烧，故推法按五行分类属火；摩法操作时手是环形运动的，如同土的敦厚阜盛，故摩法按五行分类属土；扳法操作时是沿着关节轴线运动的，如同木的特性，故扳法按五行分类属木。人体的筋、脉、肉、皮、骨都是相互联系的，与人的五脏相对应。在人体以点、线、面形式分布，与八卦相合。手法的操作显而易见是要符合力学原理的，推拿操作时的各种手法是要以其运动方向和运动形式来分辨的。其方向有直行、弧形、向上、向下、向前、向后等。其运动形式有平动、振动和转动，因此，一种手法的操作方式很难被遵循或者用合适的手段来检验。手法的有效与否，在于是否肯下功夫去练习。快速、大力的强刺激手法为刚性手法，能够宣泻人体的气机；缓慢、柔和的手法能够缓急补虚，调和人体气机，这些都是力学的原理，力度的大小、快慢等决定了手法的作用。振动类手法的作用也与人体的气机有关，主要有敲法、拍法、打法、叩法、颤法、击法等，属于相火，济属于三焦，能够调和人体气血，故单提。提及手法的概念，是指推拿医生治疗疾病的一种主要手段，依其操作时手的运动形式、方向的不同而相互区别而命名出各种不同的手法。

推法

推法的种类有两种，一种为一指禅推法类，练习这类手法操作前，需要练习推拿功法，一指禅推法要求术者双肩下沉，两臂放轻松，两肘自然下垂练习，手腕需要端平，食、中、无名和小指握拳，拳要成空拳，大拇指指腹，要吸定住食指第二指间关节。手腕关节，摆动的方法是难点，首先向内屈腕，再向外外展外旋，接近 50° 的范围时，返回到开始时的起始点，伸直手腕，在这时变为向内旋，同时用腕带动拇指，做到拇指的内收与外展，点对点的推，呈现为一条直线，每一分钟，一百二十次。也可以这样去推，作用于一点的穴位上。一指禅类手法的作用，使瘀积滞留的气血消散，调通血脉，消除瘀血斑块，作用于脉上，为手法基奠。此手法可以止痛，可以使肿胀消退，能揉和经络，能调理脾胃，治疗心痛症，效果最明显，局部选取，沿袭经络推摩，可适用各个部位。练习此手法，有要求，需要推砂袋，精神内收自身，勤下苦工，自然熟能生巧，一段时间之后，才能感到比较顺手。等到功夫成时，力量会很深透，指劲不要用蛮力，施力要柔和。符合其要求，需要持久；快速的推动，是缠法，每一分钟，要求二百次，只作用于一点，需要缠绵不绝，来回反复，不可间断，这样的治疗作用，就是穴位本身的治疗作用。一指禅推法，经过演变后，就是滚法，滚法的动力在于前臂带动手腕运动，小鱼际、小拇指及小拇指掌指关节作为着力点，操作时这个着力点一定要清晰明了，滚动时整个掌背要参与到滚法中，不要摩擦拖捻，若要沿着经脉进行滚法，就要求滚动时呈一条直线。滚法的治疗作用，跟一指禅推法是相同的。唯一区别是用力方法的不同，滚法类手法操作更方便，滚法的作用点相比于一指禅推法，由点扩大到面，更有应用的范围了，想练好必须下苦工去练习，滚砂袋，不能间断，时间长了，功夫自然完善了。以点作为推法的手法，为相火推法，以按与推作为推法的手法，为君火推法。

平推法

平推法，又是另外的一种推法，分为指推和掌推，此法可以通调血脉，能产生热量，能散瘀消滞，小儿推拿以此法为根本。作此法要防止摩擦皮肤，推的时候手要稳，作此法要有润滑剂，常用的润滑剂是滑石粉，油脂类的润滑剂比粉类更润滑。葱姜水，也可以当作润滑剂，但需要辨证应用，作为涂抹剂，在治疗部位施展手法，防止顿挫伤加重。手两个方向推称分推，合拢双手推，称合推法。往返的推法，称抹法或抿法，还有称抱推的，用掌根的侧面去操作，推法的名字，太多很难数尽。平推法，又称擦法，擦法的功用，与刮痧的功用差不多。平推法，五行属君火，是火热壮大的，推法产生热量。

拿法

手指对向的摄拿，称拿法，向上提的手法，能使浊气散发，内陷的清气，可得到升华，能提升补充气，应用于皮部的，捏法“抓法”揪法，都可归到拿法。人体的各个部位，拿的方式都有特殊的手法，五指伸展开的手法，就是抓头部的特殊手法，此手法可以分拿五经，沿着经脉的循行路线，中指，对应的督脉，食指与无名指，接触的是两侧太阳经，拇指与小拇指，作用于两侧胆经，由前向后，一步一步拿五经。功效为降浊气，可以脑清目明。拿风池穴，风池穴靠近枕外粗隆，如果头发胀，此法可清发鼓胀。如果想发汗，拿颈部，双手十指交叉，手指要扣住，用掌根夹住颈部肌肉，力量要强并且吸定住，双手手指握紧向上提起，做到汗出如露就行。拿肩井穴，柔和提是为补法，手法刚硬就是泻法，大多数比较痛苦。外展外旋的拿法，是松解肌肉的。垂直提拿背部，汗才能出透。如果要捏脊，从腰骶部开始，由下向上捻，拿起皮部，腰俞处，命门里，脊中穴，这几个地方需要提三提，捏脊的名字就是这么来的，需要熟记。拿筋部，需要从深部拿。拿皮部，需要在表层肌肤寻求，手跟随心，手法跟随手，指力好的，做拿法的效果更好。拿法五行属金，从皮部寻求，称从革，收敛秋气。

按法

按法向下用力，用手指、手掌或手肘足部，亦或木棒，也包括点法压法，方向是相同的。按法需要着力到骨，不可以轻轻浮浮，需要得气，效果特别，手指尖的按法，称为点法。要想力量大，就用手肘按法，又称肘压，可以更好地通常气机，可以夹杂揉法，还可以兼夹颤法。还有一种称足部踩跷（蹻），力一样向下使劲，跟按压是一样，力量不可用蛮劲悍劲。这些手法的作用，每个都不一样，按摩血脉，可以使瘀阻的地方畅通。按摩高出的部分，能使凸的地方变平，点按气门穴位，可以通调经络，能使气血畅通，能缓解痉挛，麻醉的方法，近代才兴起。如果要开窍醒脑，要用五指分开成爪那样按。上病则下治，动病则静治，再剽悍难缠的病，也会收之安宁。根据穴位的穴理，疾病伤痛的情况，分清刚柔，才能对于补泻之法应用的得心应手。按法的禁忌，就是按皮脂部，血管很脆弱，力度过生硬，劲道过猛，很容易会造成骨折。踩跷的方法，手扶着杠进行，下脚的地方，先从臀部开始，再踩脊背，劲力不可使满，碰到肌肉紧张的地方，缓缓地用劲力踩，如果碰到需要关节整复的，寸劲是最有效的劲力。另有一种指针，只是自己立的名，都是按点的操作，没有什么特殊的地方。缓急分明的按法，是新发明，称抑制的操作，是轻柔和缓的；称兴奋的操作，是刚猛有力的。诊断的方法，不能不清不楚，切脉的方法，顺着经脉的循行找反应点，按的时候需要找手指下的感觉，要精明敏感，按胸腹的反应点，在棘突上分清棘突形状、棘突位置的斜正，再点按腧穴，痛点的感觉，或痛快的感觉，都是有效用的。这并不是手法，不要与按法并称。按法五行属水，滋润濡养，力道深透至骨，才能天一生水。

摩法

说到摩法，是向四周操作的，力的运行方式是环形的，着力的地方是肌肉。摩字的字体意思，从麻到手，所以摩法可以止痛，是本身就有的。力垂直向下的摩法，是揉法，能放松肌肉，也可治疗萎缩瘦弱。气血的瘀滞，摩法能散瘀走气。胃肠部的疾病，也可应用此法。摩法揉法的区别，是在治疗部位区别的。运动方式似摩法，以曲线迂回的方式，由推法与摩法相结合，复合的推摩法就是这么来的。摩法的练功要求，手腕的动作要柔和，掌根的摩法，手腕要进行外展内收的动作，手肘要进行屈伸的动作，做环形回环的动作。拇指的揉法，最合乎道理，操作面是指腹，接触到皮部，掌指面保持固定，不离开施术部位，其向下按压的力，是来自手臂，四指自然放松，吸定住肌肉，向外展时握住，环形的移动，沿着经络循行的走向，或经筋肌肉，要揉透，切记只揉皮部，僵硬揉活揉松，目的就达到了。揉腹部的方法，双手叠压，操作面是手指手掌的边缘，跟腹壁相接，形状如同扣碗，屈伸掌指关节，旋转如同转碗，类似筛簸，起起伏伏的去揉，碰到硬结的地方，顺着肠的走向，揉法可以调和脾胃。掌根揉法，是最常用的，肌肉丰厚的地方，也全部都能揉动，力量是由肩部发出来的，直贯到掌根，到手腕再做环转的动作，力量会很深透有力。萎缩的肌肉，大多用鱼际揉法，方法是跟前面的差不多的，沿着肌肉的走向，施力点是腕关节，做回环与外展内收的运动，手指的屈伸，要配合手腕的运动去运动。揉捏法，是揉法与拿法相配合的，用手掌握住肌肉，拿的同时，以揉法来回运动，食指、中指、无名指和小指，展握的运动跟随手的运动而运动，大小鱼际也要随动配合，揉四肢这个方法是最好的。揉压法，也是一种复合手法，操作部位可以是手掌，或手肘也可以，或用拳面，或用手掌背，是揉法与按法的结合，所以称揉压法。

动法

动法包括关节活动法和振颤法。

关节活动法，治疗部位在筋部，主要是扭动收缩伸展和屈伸抖动抻拉。骨与骨之间连通滑利，筋与筋之间的畅通和顺，正位与错位，想要使神气生发，就需要应用扭转法，要用到旋转的力道。如果想要扭动颈椎，有三项是禁止的，骨本身的疾病与损伤，要防止骨折与副损伤。颈部强直的，肌肉会很紧，很难去转动，在扭转时需要动作很稳。老年人，不可以用大劲，转动的幅度不可过大，要防止眩晕昏厥。如果损伤了督脉，会使人瘫痪，如果伤到脑髓，阳气一旦消散，就立刻会有生命危险，这两项错误千万不能犯。具体的颈椎扭动操作手法（颈椎斜扳法）是，一只手扶住巅顶，另外的一只手将下颌捧住，使头转向一侧，扭转颈部，至最大幅度不能动时，稍微轻轻的给一个力，有响声，代表椎体松动了，感觉有轻微的活动，就代表手法成功了。

扭转腰部的方法，称为腰部斜扳法，患者取卧位，要取侧卧位不要躺下，患者屈曲双肘，合抱与胸前，施术者一肘压在患者合抱双肘之上，另一肘压在环跳穴上，施术者收推双肘，腰部复位，会有响声，还会有松动感，这种方法治疗腰椎错位，疗效非常明显。关节活动法可以向内收，向外伸展，向前屈，向后拔伸，上下抖动，还可以抻拉牵引。活动关节筋部的方法有很多种，松利关节，不要去蛮干，要用巧劲，手法自然就成了。

治疗脱臼，也不是很难，先分离后再合拢，顺着骨与骨之间的大势去牵就行。借助杠杆的力量，或旋转的力量，使脱臼的骨回到正常的位置，不要使它不正以至于至残，整复好的骨要固定好，大约固定三周的时间，就可以进行运动的恢复训练，自然就可以痊愈了。各个骨关节，想使其通过关节活动法进行整复都不难，只要辨好证型，就可以作进一步治疗；振动的手法，是用手去拍，使用空掌，拍的时候声音才能传开，而且皮肤没有痛苦，力量直达深层，去引导机体之气，阳气复生往复来回，可以健壮肌肤皮肉，新血自然会生成，功能丧失的疾病，就要依赖此法。

拳叩法，是运用拳叩击时的振动力量来施术的，其力度较为深透，是用于治疗心搏骤停较好的手法，遇有脑血栓的患者，也可以采用叩击的手法，进行通畅三焦的气机，达到急救的目的。

振颤法，需要勤学苦练，运用手指和手掌按压在施术部位，进行快速的振颤，使振颤时产生的作用力透过皮肤向人体深部传递。胸腹部和有腔隙的部位，振颤时的力度可以深达内脏，此时操作发力要和缓持续，如此可以通畅脏腑的气机，使手法操作达到良好的治疗效果。

陆·诊断法

医生给患者诊查病证主要靠望闻问切四种诊查方法，通过望诊就能诊断出患者的疾病，称之为神；通过闻诊的方法诊断出患者的疾病，称之为圣；过问诊的方法诊断出患者的疾病，称之为工；通过切诊的方法诊断出患者的疾病，称之为巧。

望诊主要靠医生用眼睛来观察，闻诊用医生的耳朵听患者的声音和鼻子来嗅患者的气味，切诊是医生用手来按压、触摸患者的身体病变部位和脉象来诊查疾病。问诊时医生要注重问话的方法，不要暗示患者。医生要明了诊查疾病的方法，认识到疾病的根源还要参考西医的诊查方法，只有中西医诊法合参，才能确保诊查疾病时万无一失。

问诊时首先要详细问明患者姓名、性别、年龄、职业、单位、婚否、住址、通讯地址和邮政编码、患者主诉及家属代诉的可靠程度、入院日期及病历书写时间等十三项内容。记录患者主诉时，语言要精炼，尽量做到一句话记全患者的主要病情和痛苦所在，主要记录患者本次就诊的主要症状、发病部位、病变的性质、发病的时间等。在记录现病史时不能像主诉那样简单，要详细记录引发本次疾病的诱发因素、发病的根源、患者发病后的症状、患者的喜恶、疾病的演变、治疗经过等。此外还要记录患者的家族史、嗜好、既往史等，在与患者交流时，不要问与病情无关的闲事。

医生在问诊时，在内科方面，要问患者的寒热情况，是否恶寒发热，是否出汗，大便干燥还是便稀，小便时尿的颜色及尿量，排尿顺畅还是艰难，头部身体是否有疼痛和不适感觉，饮食状况等，胸腹部的感觉及是否有耳聋、口渴、心烦等，问四肢的感觉是否异常，此外还要问明病症的新旧，分清主证和兼证；在妇科疾病方面，要考虑到女性的生理特点，需问清患者月经、带下、妊娠、分娩、乳房、外阴、婚育等情况，此外还要问清前面所述的内科情况。如果患者是小儿，问诊时需要让其母亲或者看护人代述，问清生产的情况，发病的时间，孩子哭闹与否，饮食睡眠状况，孩子的一般状态，是否出现水痘、麻疹、斑点等，孩子刚出生既有疾病要问孩子先天情况，小儿提供的主诉，仅可作为参考，不能完全相信。如果患者是乡村老妪，在问诊时就较为困难，她们一般不会主动告知自己的很多病情，而是想检测一下医生的技术水平，仅允许医生通过切脉等手法来为其诊治。遇到这样的患者，医生千万不要直接问患者的病情，要学会变换方式，检查患者，待其相信医生肯讲述病情时再进行询问。如果是外伤的患者，要问受伤的部位，受伤时的情形，受伤的原因，受伤时受到外力的大小、突然外力还是缓慢外力，是否出血，伤后是否住院，皮肤是否破损，是否发生感染，是否昏迷，还要问清损伤部位是否可以活动、是否疼痛、伤处愈合情况等。皮肤疾病的患者，要根据医生看到的皮肤病变情况加以问诊。问患者患处是否疼痛、瘙痒，问二便的情况，问发病的病程，发病的时间，是否有过治疗，若有治疗还要问治疗所用的方法和具体药物及用量等，之前的哪种治疗方法有明显的效果等。还要问患者是否有家族性遗传性疾病。对于疖、疔、疮疡、痈疽等疾病，通过事先的问诊即可加以鉴别。皮肤、经脉、肌肉、筋骨都是相互联系在一起的，问诊时要全面问清楚患者全身形气的盛衰，以利于医生对疾病做出正确诊断。

柒·诊脉

医生诊脉的方法全靠按诊患者的左右两侧腕部，医生在患者腕部高骨处用中指进行按诊，因此处高骨为分界点，所以称其为关脉，沿此处向鱼际方向为寸脉，沿此处向曲泽方向为尺脉，切脉时按在寸脉和尺脉的手指不要颠倒。食指按寸脉，无名指按尺脉。为一周岁以上的小儿诊脉时，只用一个大拇指即可。成年人的脉象每个人都长短不一，诊脉时需要依据患者身高的长短来决定三个手指距离的大小。反关脉的人，其脉在手腕的背侧面；斜飞脉的人，其脉在沿着列缺穴处走行。这两种脉象是常见的正常脉象，并非是疾病的脉象。为患者诊查脉象时，最好是选择在早上患者尚未起床的时间，这个时候人体的阴气还未开始运行，阳气还未发生错乱，患者还未进行任何饮食，整个机体的经脉之气相对安稳，若患者有相关疾病导致其脉象异常，此时切脉最容易被医生感知。

诊脉的具体方法，古代和现代是不同的。《黄帝内经》所记载的诊脉方法较为全面，要求诊脉时要按遍人体的十二条经脉。《难经》里提到的诊脉方法较《黄帝内经》中的诊脉法简单、容易。该书认为手太阴经是人体的经脉会集之处，故诊脉时只需诊查该经脉的情况即可获知全身的情况。人们依照《难经》的诊脉方法相互流传至今。在诊脉时分为三部九候，即切脉时切寸脉、关脉、尺脉三部，同时在按脉时还要对寸、关、尺三部脉分别采用浮取、中取和沉取三种力度的按诊。《黄帝内经》中的诊脉法分为天、地、人三部进行诊脉，每个部位又分为三候，一共为九候。诊脉的具体内容一共有五点，包括：脉位、脉率、脉律、脉力、脉形。辨别脉位主要是分辨脉的长短，脉长为气至，属于疾病增进；脉短为气病，为气血运行缓慢艰涩所致。辨别脉率时主要以正常人一呼一吸的时间——一息为依据。一息脉跳 6 次为数脉，脉跳 7 次为疾脉，数脉主热证，为火邪伤及人体，虚热与实热的区别在于脉跳时的力度大小不一，更要辨别君火和相火。若为婴幼儿诊脉，一息脉跳 6 次则为正常脉象。一息脉跳 3 次为迟脉，若是身体健壮的人（如运动员）一般不属于疾病的脉象。迟脉主寒证，一般为阴寒之邪盛大所致。在脉律方面，要看脉跳时是否有间歇或者停顿，如果脉跳略快而且脉跳数次后突然有停顿，属于脉象中的促脉，为阳热火郁之证；如果脉跳略缓而且脉跳数次后突然有停顿，属于脉象中的结脉，为气血积滞之证；如果脉跳一定次数后突然有停顿，且脉停顿后很难再次跳动，属于脉象中的代脉，为脏腑气血衰微之证。在脉力方面，要分辨脉的虚实，若实邪为患则脉跳有力，若脉跳无力则为正气虚衰之征，微脉、细脉、弱脉均与虚脉属于同类脉象，均由正气虚衰所致，按脉时通过脉的阴阳表现即可区分。在脉形方面，分为紧脉、缓脉、滑脉、涩脉、弦脉、散脉。紧脉主痛证、寒证，诊脉时感觉其脉紧张如转索、切绳。缓脉主湿证，一呼一吸脉跳 4 次，一般为湿邪中阻胸腹满闷等证，诊脉时可以感觉到正常脉象为：脉来和缓有力，一呼一吸脉搏跳动正好为四次，举、按、寻脉象均搏指有力，此为有胃气的表现，脉搏跳动时，来去自如，从容和缓，此为有神之脉；滑脉主痰证、食积等，女子妊娠时也出现滑数的脉象，不属于疾病状态。涩脉属于血少的表现，诊脉时感觉脉来艰涩，如用刀刮竹子一般，为劳累过度精伤所致的脉象。弦脉脉来端直，如按在紧张弓弦上一样，属于肝气旺盛、郁怒伤脾的脉象。散脉象飞扬的杨花一样飘浮不定，属于气血散乱之象，若是陈年痼疾者出现散脉，一般为死亡的征兆。临床诊脉时单一的脉象一般不常见，多数为几种脉象交错同时出现，但一般来说都是相似的脉象兼见，而脉象相反的两种脉象不会同时出现。刚开始学习诊脉时，必须要常常注意观摩和亲身实践体验。在治疗疾病过程中，运用点穴手法时，最好先为患者进行诊脉，然后根据脉象再加以治疗。初学者如果不能完全把握脉象的特点，还要根据患者的证候来推测脉象，以辅助对该种脉象的辨别。

捌·调脉法

调脉的方法，关键在于调气。调整人体气血时要以脉象的变化作为标记。人体营气的充盈，运行的径路和匿藏之所，中医称之为“血府”，用“脉”来命名这一人体结构。

医者在点穴手法操作之前，需要先察看患者的脉象，看清脉象的长、短、快、慢、虚、实、结、代，然后将其异常脉象调至正常，即可收到良好的临床疗效。调脉之后，再根据患者发病的原因，加以推拿按摩，按照这样的方法进行治疗，均能取得良好的效果。诊脉时如果是寸脉长，提示疾病在上部，属于阴虚证或者阳热亢盛，正确分辨发病的原因之后再确定相应的治疗方法。诊脉时如果是尺脉短，也是阴虚证，治疗时取肾经的穴位加以调理，点按太溪穴至患者有酸、重、胀、麻等感觉——得气后，即可令尺脉搏动增强，寸脉恢复正常，很快就会收到可喜的疗效。若诊脉时寸关尺三脉均为浮脉，为外邪侵犯人体所致的外感实证，属于疾病进展的脉象，治疗原则实者泻之，用推拿手法中的拿法治疗，通过拿法令患者发汗，发汗后脉象即可平复。若诊脉时脉象表现为盛大而长，并非表热实邪之证，而是阳亢之证，需要通过清泻各个阳经实热来治疗，用针刺泻法来泻热效果更好，治疗时需选择督脉的穴位，常用的穴位为督脉的大椎穴，该穴泻热效果最佳。治疗完毕后再察看脉象，必然会恢复正常。若诊脉时寸脉略短、尺脉略长，当属于人体阳气衰少或者阴气亢盛之证，诊查时需要仔细辨别此脉是由亡阳所致，还是由内伤而来。点穴治疗时需要点按风池穴来鼓舞人体的清阳之气，点穴至得气后即会使略短的寸脉脉气旺盛，待寸脉而恢复正常之后，再根据疾病的发病原因，加以对因治疗，如此必然得到满意的效果，使患者疾病恢复健康。

玖·病症篇

颈部病

在临床上颈部疾病较多见，由先天性因素导致的常见疾病为小儿肌性斜颈，患该病的小儿表现为两侧面颊不对称，主要是由胸锁乳突肌的挛缩导致的，在触摸此肌肉时，可以触及到条索状的结节，肌肉张力也明显增高，按之很难使其放松，痉挛的肌肉也不容易松解。此病的治疗原则就是要放松肌肉。对于肌肉僵硬处，要用较重的手法进行按揉，同时要揉捻痉挛的结节，用力牵拉痉挛一侧的肌肉，在进行牵引的同时还要向健康的一侧扳动颈部，通过以上的手法，可以使痉挛的肌肉和结节得到撕扯、延长、松解和舒散，进而达到治疗的目的。小儿斜颈这个病症病程一般较短，临床疗效也较好，只要早期发现，及时正确诊治，各种类型的斜颈均可依据以上的手法进行治疗，收到良好的临床效果。

颈椎病

临床上遇到颈椎病的患者，首先要查出患者发病的原因。常见的病因有：长期低头，睡眠时长期使用较高的枕头，以及会计、办公室职员、图表制作和设计人员等长期伏案工作者，或者颈部的扭伤、反复落枕及枕头过低等均可引起颈椎受损，最终导致颈椎病的发生。总的来看，颈椎病发生的根本原因就是颈部受到外力的作用后，致使颈椎受力失衡。颈椎病在临床上一般分为五种类型。神经根型颈椎病的主要特点为上肢疼痛和麻木。交感神经型颈椎病的特点为患者容易出现心悸、心烦、失眠、汗出及津液代谢失常等。椎动脉型颈椎病的特色为患者可出现转头性的眩晕，甚至昏倒。混合型颈椎病是指同时具有两种类型以上的颈椎病患者。医生在给患者诊查时，首先要用中医的切诊来检查患者颈椎的棘突是否有压痛和偏歪，还需检查棘突间隙是否等宽。如果出现棘突偏歪，即可在偏歪棘突附近触及到明显的压痛，属于关节错位导致的颈部软组织损伤。治疗时，可以用牵引的方法来拉伸患者的颈椎。简便的操作方法为将枕巾中间剪开一个开口，然后套过头部来牵拉颈椎，枕巾的前端兜住下颌，后边兜住枕骨，然后用较重的重物如重锤等进行牵拉，牵拉的力量大小要根据患者的具体情况进行适当调整，牵引时的角度也要结合患者颈椎的弯曲程度进行适度调整，牵引时还不能时间过久，以免过度牵拉出现不良反应。牵引后再次检查棘突的情况，如果棘突仍然偏歪，就需要用推拿手法的旋转手法加以调整，使其复原。旋转法操作时嘱患者取坐位，医生立于患者的身后，具体操作以颈椎第五节棘突向左偏歪为例，医生用右手的大拇指抵住棘突的左侧，用胸部抵住患者的颈部，令患者颈部前倾，医生用左臂从患者的前方下颌绕过，挽住患者的下颌，并牵拉患者的头颈，使其颈椎向左旋转至最大位置，此时用右手拇指向右推按棘突，同时左臂加以小幅度短距离旋转牵扳，此时常常可以听到颈椎棘突发出清脆的弹响声，并且右手大拇指可以感觉到棘突发生了移动，如此操作，偏歪的棘突就已经成功复原。若手法操作后，发现偏歪棘突没有完全复原，需要用同样的操作方法对颈椎的另外一侧加以调整，这时调整的颈椎节段为棘突偏歪的椎体的上一椎体。调整完棘突偏歪之后，还要对颈椎加以推拿按摩，并配合点按相关穴位，常用的有后溪、中渚、养老等穴位。按揉颈椎局部肌肉使肌肉松软以利于疾病的顺利恢复。复位后还需叮嘱患者要经常配合自身锻炼，如嘱其常常做仰头和颈部旋转等。如果患者出现头晕、心悸等情况，一般为危险的信号，治疗时要特别谨慎，尤其是在做颈椎旋转扳法时要格外注意危险情况的发生。因此在治疗前要明确患者是否存在骨质病变，如遇到骨折的患者其颈部肌肉是高度紧张的，颈部会处于强直状态，此时就不能再用旋转扳法治疗，此外，在做旋转扳法时，旋转的角度还不能过大而超过正常人的生理范围，这些都是旋转手法的禁忌证，一旦运用扳法很容易导致患者骨质破坏，甚至出现高位截瘫的现象，严重者还可能要危及生命，这些是推拿人士时时刻刻都要谨记的。

落枕病

落枕一病的病因并非是一种，睡眠时使用的枕头过高或者过低、颈椎小关节位置的改变等均可引起落枕的发生，检查时可以发现颈椎的棘突偏离了脊椎系统的正常位置，患者颈部活动受限较明显，嘱其转动颈部时会出现明显的颈部疼痛。如果在检查患者时发现患者颈部转动不利，患者伴有颈部交锁的感觉时，治疗起来是最容易的，适合运用颈椎旋转扳法调整错位的椎体，待椎体调整回到正常的位置时，落枕一病便立即痊愈。如果检查时发现颈椎的关节没有发生错位，那么患者的病因就是肌肉痉挛导致的，多是由于颈部肌肉长期的牵拉导致肌肉发生疲劳，或者是由于风邪侵袭颈部，致使颈部肌肉和经脉挛急，均可引起颈部疼痛，对于这几种情况引起的落枕，我们需要针对其病因选择不同的治疗方法。若是因风邪侵袭引起的落枕，属于痹证范畴，其疼痛部位较广泛，其病情较重，治疗时，要先采用拔罐治疗，重点在肩缝部位拔火罐。拔罐后，再采用推拿手法加以治疗。用提拿法在肩髃、天宗、风门等穴加以治疗，可以疏散风邪。若是颈部两侧疼痛，多是少阳经病变，可以选择中渚穴进行治疗，还可以针刺中渚穴。若是颈部后侧疼痛，多是太阳经病变，可以选择点按后溪穴进行治疗，还可以选耳穴中的颈部进行点刺，或者用王不留行籽按压，在点穴按压的同时，还需嘱患者配合活动颈部，以收到理想的疗效。若是因累积性牵拉肌肉引起的落枕，患者主要表现为肌肉的疼痛，治疗时要检查患者颈部的痛点，同时还要检查患者在肢体远端的痛点，这两个痛点一般都是相对应的，对上下两个痛点进行治疗，均可收到良好的临床疗效。

上肢病

上肢疾病多表现为运动功能障碍，若是发生在关节部位，多是表现为疼痛，其发病的因素多是外伤和风寒湿邪所致，痹证、痿证、厥证和中风等均可出现上肢病变。按摩的治疗方法，可以很好地治疗上肢病症。肘部的劳损或者是挫伤、磕碰等均可引起肱骨外上髁部位出现无菌性炎症而致该处疼痛。治疗时首先要仔细找到疼痛的痛点，然后缓慢向下按压，逐渐加力，力度大小以患者能够忍受且有麻木感觉为宜，这样操作即可显效。如果是病程时间较长的患者，肘部不能伸展，治疗时还需要让患者先做肘部的过伸、旋转等动作，待其活动后再进行点按。除此之外，还可以用针刺的方法治疗。在患者痛点的周围，可以看到凹陷的部位，取痛点周围的四点进行针刺，针刺时患者可以感到针下明显的痛感，患者会掩面而痛，针刺之后即可有明显的效果。若是肱骨内上髁的病变，可以用同样的方法进行辨证治疗。桡骨茎突部位的炎症，用这个方法进行治疗，效果也同样很好。如果是肘关节向后脱位的病症，只需要一个人即可复位，具体操作方法为用腋窝挟住患侧手腕，沿着肘部脱位的角度，顺势进行牵引，用拇指按压肘窝的间隙，同时用双手的四指抵住患者的肘尖，一边牵拉，一边屈曲患者肘关节，同时用拇指用力按压，用四指扣捏肘尖，此时可以听到清脆的响声，脱位的肘关节就复位了。

肩部病

老年肩，是五十岁左右的中老年人所患的一种常见病、多发病，西医称为肩关节周围炎，简称肩周炎，中医把本病称为漏肩风，本病的发生主要是中老年人由于肩部受到风寒湿邪的侵袭、或者肩部外伤等原因所导致，这个疾病的诊断很容易，但是在中医辨证方面却较难。在肩周炎发病的早期，必须辨清发病的病因和病机，主要的原因就是患者本身因年龄的增长，而发生气血虚衰，这是本病发生的内因，此时若感受风、寒、湿等外感邪气即可发病。肩周炎的发病初期，治疗的原则为汗法，推拿操作时用拿法在背部足太阳膀胱经进行操作，重点在风池、肩井、肩髃、天宗等穴位，或者用拔罐的方法在以上穴位和部位进行操作，推拿的同时配合摇动患者的肩关节，在治疗过程中，若患者出汗，其肩关节的疼痛即可很快消失。对于肩关节周围炎的患者，无论是因外感邪气而来还是因肩部外伤所致，都不要忽略患者阳气虚衰的内因。人体阳经的气血皆来源于人体的四肢末端。太阳经的阳气在养老穴汇聚，阳明经的阳气在曲池穴，少阳经的阳气在绝骨穴，在这些穴位点穴治疗，可以使人体阳气得以正常运行。点穴的手法要柔和，不能用刚劲有力的重手法。除了选择这些穴位外，还要选取肩部局部治疗，治疗的手法仍以轻柔为主，不要过重，力度要由重到轻，缓慢操作，再配合远端取穴治疗，可以温煦病变局部，如果再加以艾灸治疗，即可使疼痛解除，若用针刺泻法治疗，则容易损伤人体的阳气。治疗时要根据患者疼痛的情形，决定针刺手法的强弱，如果患者疼痛剧烈，则说明患者感受邪气较为严重，需要用针刺泻法在局部操作，同时在远端取穴，用针刺补法进行治疗。对于肩周炎的治疗，要在疼痛局部进行点刺，同时活动患侧肩臂，若患者疼痛较重，活动受限，在运动肩关节时，要采取小幅度活动，不要范围过大而导致患者疼痛加重。针刺治疗时还需明确患者病情的虚实，根据其虚实选择治疗手法的补泻，才会收到良好的疗效。如果是肩部外伤，治疗时要检查受伤的具体部位，在其对侧肢体选择与伤点对称的部位进行治疗，以平衡人体的阴阳。若疼痛沿着经络呈线形走行，可以选择该经的荥穴和俞穴加以治疗。在患者损伤的局部不要用力点压，而要在患侧远端取穴。在耳穴治疗方面，可以选择耳穴中的肩加以按压，效果也很好。如果患处红肿，说明局部肢体有形伤，可以在局部采用捋法由近及远操作，手法要轻柔，不要用蛮力和暴力，以不让患者产生疼痛、缓慢操作为宜。肩关节周围炎的后期发展为肩凝症，患者表现为肩部固定难以活动，可以采用动法进行治疗。若此时有自发的肩部疼痛，不宜搬动患肢。如果患者的疼痛已经消失恢复正常，即可采用动法加以处置。术者需站立于患者的背后，来帮助患者上肢进行被动运动。具体操作时，一手握住患侧肢体的腕部，一手搂住患侧的肩部和肘部，一手提拉，一手推送，两手配合发力，以利于患者肩部充分活动。如果患者有肩部骨骼的疼痛，而且夜晚疼痛加剧，说明患处骨骼内部的压力较高，引起骨骼的疼痛剧烈。此时，采用针刺、推拿及药物等方法治疗都很难控制疼痛，治疗时可以在患肢的肱骨骨干上钻一个小孔降低骨骼内部的压力，之后患肢的疼痛即可止住，此种治疗要事先和患者交待清楚治疗的具体方法和原理，需经患者同意后再操作，操作后再抬高患侧肢体会十分困难，犹如千斤之重，遇到这种情况千万不要担心，患者慢慢就会自行痊愈。当患肢的自发痛全部消失以后，可以加大患侧肢体的活动范围，随意采取各种动法。也可以将患侧肩部麻醉后，用突然的大力将粘连的组织撕裂开，然后嘱咐患者加强锻炼，使固定的患肢缓缓抬起，很快就能使患侧肩部恢复正常。

治疗肩凝症时要注意的是如果患者疼痛或者恐惧而不允许术者进行各种动法操作，术者切记不要强力外展和牵拉摇动等，如果强力操作很容易导致患侧肩部出现脱臼的危险情况。在为患者活动患侧肩部时，可以采用先令患肩做内收动作，使其手经过颈后去触摸对侧肩部，也可以使其手经胸前去触摸对侧肩头，还可以使其手做如同背手的动作，经过背后去触摸对侧肩胛骨的下角，如果患侧手能触及对侧肩胛骨的下角，则说明患侧肩部已恢复到正常水平，收到良好的临床效果。

肩脱位

肩关节是人体活动范围最大的关节，肩关节也容易脱位，其原因是肩关节的关节盂比较浅，肱骨头比较大，肩关节的关节囊比较松弛，腋窝下方又缺少肌肉的稳固，所以肩关节最容易向前下方脱位，肩关节脱位时，患侧肩部表现为方肩畸形，同时患者会用健侧手托住患侧肘部。检查时，可以让患者试着用患肢去搭对侧的肩部，患者无法完成搭肩试验。如果患者肩部脱臼两周以上就称之为陈旧性肩关节脱位，反复的肩关节脱位很难稳固，称之为习惯性肩关节脱位。肩关节脱位的整复手法主要是依照杠杆的原理。令患者肩部内收，一手挽住患肢，另一手扶住患者的肩头，令患肢内收同时还要令其旋后，使患肩向上提，并向胸部叩，使其肘部触碰胸部，此时脱臼的肱骨头就复位了。利用杠杆的力量复位肩关节有一点弊端，就是容易撕裂肩部的韧带并伤及关节囊的囊壁，所以在操作时要注意力度的把握。采用足蹬法进行复位更为安全。操作时，令患者取仰卧位，在其患侧腋窝处加一软垫，术者用手牵住患者患侧的手腕，牵引的同时使其患肢略外展，再使其患肢做内收内旋动作，此时若有清脆的响声，脱位的肩关节就已经复位了。若是用扛抬的手法复位，所用的力量更大，若采用悬吊的方法复位，更是容易因使用太大的力量导致肩部损伤。常用的复位方法较为妥善，令一个助手固定患者的肩部，另一个助手握住患者的腕部，医生用其拇指压住患者的肩部，双手的四指扣住患肢的腋窝，一手向上抵住，一手向下按压，用力握住就可以使脱位的肩关节复位。这样的复位手法需要人手较多，操作起来较为麻烦。

肩软伤

肩部的外伤，必须辨析损伤的部位。若是肩袖损伤，肩部表现为无力外展，但当肩部外展至 90° 时，患肢肩部却能上举，同时患肢能够自己持续向下放平，放平后却不能维持继续向下放而突然垂落。肩袖损伤的主要伤处是冈上肌的肌腱。治疗的方法主要是多用摩法和揉法，使血脉通畅，损伤即可自行修复。还可以沿着经络寻求远端穴位进行点按和针刺，均可以治疗。若是发生在冈上肌的腱鞘炎，检查时可以令其患侧肩部做外展动作，当患肢外展时会出现明显的疼痛弧，即当患肢外展至 60° ～120° 时即出现疼痛，超过这个角度，患肢疼痛即可消失。治疗的手法主要是点穴和推拿。点穴时选择腕骨穴和养老穴，局部推拿时用力要轻巧，动作要缓和，经过反复治疗可以使肩部的软组织损伤逐渐痊愈。

肩部的软伤还有一种是肱二头肌肌腱炎。肱二头肌顾名思义是由两个肌腱组成的，一个肌腱的头较长，另一个肌腱的头较短。肱二头肌的长头起自肩胛骨关节盂的上方，穿经肩关节囊，沿结节间沟下降，这一段最容易受损伤。肱二头肌的短头在内侧，起自肩胛骨的喙突。当肱二头肌的长头受伤时，需要通过治疗短头来解决问题。推拿时采用弹拨手法即可减轻疼痛。在局部推拿治疗时，要用轻柔的手法进行按揉，力度大小以不让患者感到疼痛为宜，如此按揉疼痛即可缓解。肱二头肌的长头穿经肩关节囊，如果长头腱滑脱，就会导致韧带撕裂及肩关节的脱位，脱位后肱二头肌肌腱缠绕住肱骨头，导致脱位的肱骨头很难复位，运用推拿手法很难使肱骨头复位，需要通过手术来解决。如果肩部软组织损伤日久，发生肩关节粘连，此时治疗要令助手牵拉患者的上肢，同时用针刺激患侧的肩髃穴，进针后要让针深入到肩关节，令患者感到巨大的针感即可起到良好的功效。

肘外伤

桡骨小头半脱位这一疾病，多是2～3岁的婴幼儿容易发病，这一时期幼儿的韧带比较松弛，桡骨小头较小，一旦遇到外伤时就很容易导致脱位的发生。脱位时，小儿表现为哭闹不止，手臂呈半曲位，当被动伸展其手臂时，因疼痛加重而哭闹加剧。若令患侧手臂加大屈曲角度，小儿疼痛仍会明显加重。如果让患侧手掌掌面向上，患儿可因过度疼痛而跳起。此病的发生多数是因牵拉手臂时用力不当所致，而并非外力的挫伤和碰撞，脱位后局部往往不会出现肿胀，而以疼痛和手臂活动受限为主。运用手法整复时，用手握住患侧腕部，另一手托住患侧肘部，使患侧肘关节屈曲，再紧紧固定住患侧前臂，同时令患侧手掌做旋后动作，此时可以听到清脆的骨骼复位的响声。如果这样操作后未能正常复位，还可以继续运用手法复位，令手臂做内旋的动作，同时伸直手臂，并使手掌旋前，如此操作定能使脱位的关节复位。

腕外伤

腕关节的外伤多是以挫伤为主，损伤的类型有腕部的软骨损伤、月骨脱位、腕部伤筋及腕骨的骨折等。诊查时要注意诊查患者腕部的痛点及受伤的部位，受伤时的具体情况等。如果是腕部骨折，则表现为伤处明显肿胀，手腕部不敢活动，在骨折的周围进行按压，可以出现明显的压痛，同时还可以看到骨折部位出现明显的畸形，若轻轻活动骨折部位还可以听到骨折断端摩擦产生的骨擦音，此时即使不做放射线拍片也可以明确诊断骨折的存在，这时就是骨科医生治疗的疾病范畴，需要令患者去骨科进行诊治。

如果是月骨脱位，多数是向手背部突起，很容易诊查清楚，月骨脱位后，需要将其复位后再进行按摩，具体采用的按摩手法为：揉法、捋法、点按等，运用这些手法操作时要注意沿着脱位附近的经脉等进行疏通，这样操作既可以促进血脉畅通，还可以缓解疼痛。月骨复位后，为防止再次脱位，需要嘱患者不要活动患侧肢体，两周之后，患者的肢体渐渐可以活动并适当运用。手腕部的尺侧腕骨为软骨垫，形状为三角形，故名三角骨。此处若受到挤压，腕部就会表现为向尺侧偏歪，腕部的软骨一旦受伤，很难自行痊愈，因为此处没有血管分布，局部乏养，很难自行修缮，治疗时要在损伤局部反复多次进行推擦，使局部皮肤表现为鲜红色，只有如此，才能使腕部软骨板所需的营养增添，利于损伤的恢复，在推拿治疗的同时，还需嘱咐患者减少活动患侧腕部，医患相互配合，腕部的损伤也很快会自然痊愈。

腕伤筋

桡骨茎突部位的腱鞘炎症中医称之为伤筋，罹患本病的人疼痛较重，诊查时握住患者的拇指，令其向尺侧偏，此时患者桡骨茎突部位就会出现明显的疼痛，即可做出明确的诊断。治疗伤筋的方法，需要知道如何去按摩。治疗时，缓缓用力按压痛点，按压的力度不宜过大，要以患者不觉得疼痛为宜，按压时逐渐加大按压力度，并持续长时间的按压，令患者按压时产生麻木的感觉，每日一次，势必会显效。用毫针针刺亦可以很好地治疗这个疾病。针刺的方法选择痛点的四周进针，在痛点的附近寻找凹陷的部位进针，进针后患者可明显感到大面积的麻木感，进而掩盖了原有的疼痛，收到良好的疗效。

治筋包

筋包（腱鞘囊肿）内贮藏着如同胶水一样的滑液，筋包的外围是一层囊壁，被称为腱鞘，我们所说的筋包就是腱鞘囊肿，多发病于腕部、踝部和指部。腕部的囊肿质地较柔韧，触诊检查时可以感觉到囊肿的囊壁内包裹着囊液；若腱鞘囊肿发生在指根部，触诊时可以触及到指根部有麦粒大小的硬结，其硬度如同石头一样坚硬。治疗腱鞘囊肿的方法很简单，用拇指将囊肿挤压向一边，然后突然用力推按，即可将囊肿的囊壁挤破，进而囊肿消散，囊肿的囊壁破溃后，容易修复，修复后的囊腔依然存在，很容易复发囊肿。为了防止囊肿的复发，可以用针刺的方法加以治疗。用三棱针刺破囊肿的囊壁，使囊液流出，并用力将囊液挤净，再用针向囊内深刺，划破囊肿的内壁，使血涓涓流出，此刻，用力按压囊肿，使囊肿的囊壁相互粘连，以防止其复发。治疗腱鞘囊肿还有一种方法，就是用一个压板压到囊肿上，用力按压住压板，然后用拳击打压板，此时筋包就可以使囊肿消散，同时使囊壁破裂较大，也免于囊肿复发，如果患囊肿发病没有及时治疗，而是经常按揉，久而久之就可以使囊壁坚硬，通过按摩和击打是不能使囊壁破裂的，此时必须使用针刺来治疗，具体的方法和前面的都一样。

腰腿痛

腰痛这一疾病，临床一般分为两种情况。一种是由内科疾病引起的症状性腰痛，另一种是腰椎本身出现异常而引起的疼痛。症状性腰痛并非是腰部本身的疾病，如肾炎等引起的腰痛，当肾病治愈后腰部疼痛亦随之消失。腰部骨骼本身的疾病最常见的就是腰椎关节的错缝，腰椎的错缝主要原因是腰椎习惯性扭伤和闪挫。当人采取侧卧位睡眠时，腰部处于扭转状态，远离床面的一侧下肢习惯性跨向前侧，另一侧下肢伸直，当人进入睡眠状态时，人体全身肌肉均完全放松，在重力的作用下，人体的重心需要完全依赖骨骼来支撑，此时最容易导致腰椎关节的扭转和偏歪。加上人体肾气不足，就很难避免腰椎的累积性损伤。在诊查腰椎疾病时，需要用手按压腰椎棘突的间隙，仔细辨别腰椎棘突间隙的宽窄，若棘突间隙不等宽，则说明腰椎的棘突发生了偏歪。此外，还可以用手触摸棘突是否偏离人体后正中线，亦可以明确发现棘突的偏歪情况。遇到棘突偏歪的时候治疗的方法就是使偏歪的棘突进行复位。复位时令患者取坐位，如站马步时的姿势，一助手用双腿牢牢夹住患者腿部的膝关节，若棘突向左偏歪，则需夹持患者的右腿，若棘突向右偏歪，则需夹住患者的左腿。以棘突向右偏歪为例，术者在患者的背后取坐位。以左手抵住偏歪棘突的右侧，右侧上肢从患者右侧腋下穿过后，右手由患者颈部后方绕过患者颈部握住患者颈项，令患者放松并屈曲其腰部，右手扳住患者颈部使其整个上半身向右侧旋转，当旋转到最大限度时，两手同时配合发力，左手拇指用力向左推棘突，右手突然加大力度使腰部向右旋转很短距离，如此操作即可使偏歪的棘突复位，棘突复位时往往可以听到响声，左手拇指还可以明显感觉到棘突向左移动。操作后若棘突没有完全复位，可以选择偏歪棘突的上一节段的棘突向相反的方向进行复位。复位时的操作方法和以上方法相同，只是方向恰恰相反。如此操作一次可以立刻起效，棘突复位后需要对其加以固定，否则还容易再次出现偏歪。如果棘突反复偏歪，则需要再次运用扳法进行复位。治疗腰椎间盘突出症，主要是调整紊乱的腰椎关节。可以坚持睡硬板床，并将腰部适当垫高，令腰部多处于后伸位，尽量减少向前弯腰的动作。如此坚持一个月左右，才可以使突出的间盘还纳，腰痛症状得以消除。如果患者伴有下肢的疼痛，可以采用针刺的方法加以治疗。进针的部位主要选择患者的痛点，一般都分布在腰部，常见的穴位为足太阳膀胱经的秩边和殷门穴，还需选择足少阳胆经的环跳穴加以针刺，此外常用的足少阳经的穴位有风市和阳陵泉、绝骨和丘墟，这几个穴位为对穴，均属于足太阳经和足少阳经的穴位，当仅有遗留疼痛时，诊查患者的脉象可以发现其寸脉略弱，此时选择风池和百会穴进行针刺即可，这是调脉的常用方法，应当时刻选择应用。自腰 4 经到骶 3 经这一段神经节段称之为骶丛，主要由腰 4 经前支的一部分和腰 5 神经前支以及全部的骶、尾神经前支组成。骶丛分出的神经主要的分支为坐骨神经，坐骨神经的疼痛分为根性和干性两种，一定要分清这两类疼痛。坐骨神经根起于腰部，坐骨神经干为坐骨结节与大转子之间的中点稍内侧到股骨内、外侧髁之间的中点的上 2/3。当坐骨神经受到刺激时，必然会产生疼痛，其疼痛沿着坐骨神经的走行呈线形在大腿的后侧分布，如果用手压迫这一路径，则会产生麻木。坐骨神经疼痛的治疗很困难，需要仔细诊察患者的病情，寻找发病的根本原因，一旦病因明确了，治疗的方法也就很容易确定了。按照以上的针刺或者用力沿着经络进行点按穴位，即可取得很好的疗效。

骶髂关节半脱位

骶髂关节部位的损伤容易导致其发生脱位，其发生脱位的原因有走路时一只脚站立不稳发生打滑，导致双腿劈跨而损伤骶髂关节，使骶髂关节发生前后错位，这时骶髂关节的疼痛并不很尖锐，表现为钝痛。若是因为走路、爬高等不慎一脚踩空而导致的脱位，主要是骶髂部位的向下脱位，此时患者表现为双下肢不等长，严重者走路可以出现跛行。此外，在女性育龄妊娠期也可以出现骶髂关节脱位的病症。主要是在女性怀孕期间，在其内分泌激素的影响下，骶髂部位的韧带较其他时间松弛，为骶髂关节发生脱位提供了前提，此时若对脱位的骶髂关节采用手法复位也十分容易，但复位后其韧带松弛难以维持关节的稳定，容易复发。骶髂关节的整复方法需要依据其脱位的形式而定。若为前后脱位，可以采用斜扳法使其复位，还可以令患者取俯卧位，用一手按压其骨盆，一手在其大腿的前侧由前向后扳动，使脱位的骶髂关节复位。若是骶髂关节向下脱位，可以使患者一侧下肢屈髋屈膝、另一侧下肢髋关节外展，使其双腿向两个方向用力牵拉，至最大角度再短暂用力拉大距离，此时可以听到清脆的响声，复位即成功。

《推拿导论》

前　言

推拿又称按摩，是中医外治的组成部分。已经有几千年的悠久历史了。

推拿是在中医理论指导下，根据不同疾病证候，在患者身上选择适当的部位或穴位，运用或推或拿或摩或活动关节等手法，进行辨证施治的一种医疗健身方法。

推拿主要以手法治病。手法不同于药物的四气五味，也不同于针灸刺入皮肉，而是以力学为基础的，以手直接接触体壁进行刺激或运动的治疗方法，在中医理论指导下已自成体系。

推拿治病特有适应证为皮、脉、肌、筋、骨节等损伤。对于整复筋骨错落用手法最适宜。对于气血失调，阴阳动静失常的内、外、妇、儿各科证候，如虚里停跳（心跳突停）、晕厥急救（自缢、溺水等）、食积腹痛、虚寒泄泻等都有很好的疗效。对于慢性病的康复，推拿治疗是有广阔前途的。

推拿导论是研究推拿基础理论的入门学科。它既是总结前人临床实践和中医基础理论相结合的结晶，又是指导中医推拿辨证、治疗的入门知识。

在推拿简史中，阐述了这一学科的悠久历史，史料丰富，是中医学不可缺少的重要组成部分。随着历史朝代的沿革，这一学科有兴有衰，现在正蓬勃地发展起来。

在推拿学理论基础中，阐述了阴阳、五行、脏腑、经络等中医基础理论在推拿中的应用，推拿专业基础理论课是沟通中医基础与推拿临床的桥梁课；体现了推拿学基础的适用性和对临床的指导作用。

推拿手法基础，重点阐述手法的概念、分类、作用及手法套路处方等规律。

推拿治疗基础，以辨证、治则为本章中心内容。在八纲、脏腑、经络等辨证基础上着重阐述形气辨证，尤以皮脉肌筋骨辨证为推拿科常用辨证方法；在治则中以治本，因时因地因人因病因证等不同施用正治反治等不同方法。

一、推拿简史

推拿是人类用于治疗疾病，康复保健较早的手段。其学术理论是在古代哲学思想影响下，在医疗实践中逐渐形成的。《史记·扁鹊仓公列传》说：“臣闻上古之时，医有俞跗，治病不以汤液醴洒，镵石挢引，案扤毒熨，一拨见病之应……”。这一传说应为公元前 2450 年前的黄帝时代。

推拿学术有记载的史略最早见于秦汉前春秋战国时代。于长沙马王堆汉墓出土文物的牍简中，有《养生方》三卷，记有“靡（摩）腹从阴从阳”，并有“唾手循辟（臂）”的推摩法。这份史略于公元前 186 年入土，其成书远在此年代之前。在《黄帝内经》中有按、摩、推、循、切等法。其中主要的是一按一摩，即为一动（阳）一静（阴），所以春秋战国时代已经运用阴阳理论指导推拿实践，此时已确立了推拿在中医学体系中的地位。第一部推拿专著《黄帝岐伯按摩十卷》（已佚）也成书于此时，说明在秦汉以前推拿的理论就比较成熟了，距今已有两千多年的历史了。

《黄帝内经》和《黄帝岐伯按摩十卷》是我国医学史上较早的两部巨著。仅从《黄帝内经》中就可看出有相当多的内容论及推拿。《黄帝内经》对手法的治疗原则载有：“其慓悍者，按而收之；其实者，散而泻之。审其阴阳，以别柔刚，阳病治阴，阴病治阳；定其血气，各守其乡，血实宜决之，气虚宜掣引之”（《素问·阴阳应象大论》）。对于推拿适应证的记载如：“……故其病多痿厥寒热。其治宜导引按蹻”（《素问·导法方宜论》）；“形数惊恐，筋脉不通，病生于不仁，治之以按摩醪药”（《灵枢·九针论》）；对选穴和治疗机制记载如：“寒湿之中人也，皮肤不收，肌肉坚紧，荣血泣，卫气去，故曰虚。虚者聂辟气不足，按之则气足以温之，故快然而不痛”（《素问·调经论》）。“寒气客于背俞之脉，则脉泣，脉泣则血虚，血虚则痛，其俞注于心，故相引而痛。按之则热气至，热气至则痛止矣”（《素问·举痛论》）。“寒气客于肠胃之间，膜原之下，血不得散，小络急引故痛，按之则血气散，故按之痛止”（《素问·举痛论》）。在论及推拿出处时说：“中央者，其地平以湿……故导引按蹻者，亦从中央出也”（《素问·导法方宜论》）。由此可见，在2000年前对推拿的理论、临床及史略均已形成系统的学术体系。

汉代张仲景对推拿法有所发现。在其《金匮要略》中记载有“膏摩”法。使手法的作用更进一步得以发挥。手法可直接对人体作用，还可使“介质”发挥作用，而达到手法与介质的作用相得益彰。《金匮要略》遗篇还把推拿手法用于急救，如在其“救自缢死”法中说：“徐徐抱解，不得截绳，上下安被卧之，一人以脚踏其两肩，手少挽其发，常弦弦勿纵之；一人以手按据胸上，数动之；一人摩捋臂胫，屈伸之。若已僵，但渐渐强屈之，并按其腹，如此一炊顷气从口出，呼吸眼开，而犹引按莫置，亦勿苦劳之，须臾，可少与桂枝汤及粥清，含与之，令濡喉，渐渐能咽，及稍止，若向令两人以管吹其两耳，好，此法最善，无不活也”。此时应用导引、吐纳与膏摩等方法以解除四肢重滞，开通九窍闭塞。采用肢体活动法，不仅作为治疗、急救用，而且用于自我健身。后汉名医华佗发展了导引吐纳的方法，创造了“五禽之戏”用以“除疾”（《三国志·华佗传》）。在《华佗别转》中也载有膏摩法治疗疾病。如“有人苦头眩，头不得举……濡布拭身体……以膏摩立愈”。

到魏晋南北朝时期，在原有的推拿手法基础上，又发展了关节脱位的整复等手法。手法治疗的适应证也有增多。当时葛洪在其所著的《抱朴子·内篇》和《肘后备急方》中记载了一些手法的操作方法。如：“令爪其病人人中，取醒”（《肘后备急方·救卒中恶死方》）；“以手大指按心下宛宛中，取愈”（《肘后备急方·治卒心痛法》）；“使病人伏卧，一人跨上，两手抄举其腹，令病人自纵重，轻举抄之，令去床三尺许，便放之，如此七度止”（《肘后备急方·治卒腹痛法》）；“其肿痛所在以摩之皆手下即愈”（《抱朴子·内篇遐览》）。在《肘后救卒方》中记载了下颌关节脱位整复手法的操作，即“令人两手牵其颐已，暂推之，急出大指，或咋伤也”。此时自我推拿法亦有发展，不仅用来治病，更重要的是用于强身防病。在葛洪《抱朴子·内篇》、梁代陶弘景《养性延命录》（载《道藏》）中都谈到自我推拿法。

隋唐时代是推拿学发展史上最兴盛的时期，当时医政设有按摩专科，并有按摩专科医生，分为按摩博士、按摩师和按摩工等级。开始了有组织的推拿教学工作，如《旧唐书·职官志》：“太医院掌医疗之法，承之为二，其属有四……三曰按摩，皆以博士以教之”。《新唐书·百官志》：“按摩博士一人，按摩师四人……掌教导引之法以除疾，损伤折跌者，正之”。《唐六典》载当时太医署里有“按摩师四人，按摩工十六人，按摩生十五人”，可见在唐代医事制度里推拿占有重要地位。此时推拿手法有较大发展，不仅发展了“损伤折跌者正之”的伤科手法，对推拿手法作用又有了新的认识，即用“力”的手法来治疗由力的因素导致的“损伤折跌”之类伤病。这种对因治疗的方法是切实可行的，如在孙思邈的《备急千金要方》里有：“治失欠颊车开张不合方：一人以手指牵其颐，以渐推之，则复入矣。推当疾出指，恐误啮伤人指也”。该书还介绍了一些“爪刺法”，“药摩法”。药摩法不仅有膏摩，还有丸摩、散摩、汤摩等方法。治疗的适应证也很广，包括内、外、妇、儿等各科疾病，如用膏“摩身数百过”，“追风所在摩之，神效”。且强调指出药膏、手法配合使用。《外治秘要》也有“手当千遍，药力才行”的记载。当时还强调“药摩法”用于小儿科。小儿内服药物比较困难，使用药摩法来发挥药物和手法的共同作用，是很好的疗法。药摩的部位，有摩小儿头项部、颅顶部、背脊部、胸腹部等。当时不仅用推拿治疗小儿疾病已有相当成就，还用它作为预防小儿疾病的手段，这些手段和方法既简便易行，患儿又易接受。如《备急千金要方》载：“小儿虽无病，早起常以膏摩囟上及手足心，甚辟（避）寒风”。其他如《大唐六典》说：按摩可除八疾“风、寒、暑、湿、饥、饱、劳、逸”；《外治秘要》说：“如初得伤寒一日，苦头痛背强，宜摩之佳”；《诸病源候论》说：“……相摩拭目令人目明”等。这个时期，自我推拿广为盛行。如巢元方著《诸病源候论》一书，其每卷之末都附有导引按摩之法，说明推拿疗法重视预防，注意发挥机体与疾病斗争的主观能动性。

宋代医政中未设“按摩”科，但推拿疗法仍在广泛流传。当时的《夷坚志》（洪迈著）就有名医庞安常诊“一妇人妊娠，将产，七日，而子不下”，庞安常“令家人以汤温其腰腹间，安常以手上下拊摩之。孕者觉肠胃微痛，呻吟间，生一男子，母子皆无恙”等运用推拿法催产的记载，又有“赵三翁，名进，字从先。得孙思邈道要，为人嘘呼按摩，疾病立愈”；还有“舒筋法”之类记载。就是当时太医局编的《圣济总录》也有“论曰凡坠堕颠倒，骨节闪脱，不得入臼，遂致跌者，急须以手捺复还枢纽”等记载。这一时期又比较重视推拿手法的分析，如《圣济总录》中说：“可按可摩，时兼而用，通谓之按摩，按之弗摩，摩之弗按，按止以手，摩或兼以药，曰按曰摩，适所用也，世之论按摩，不知析而治之，乃合导引而解之。夫不知析而治之，固已疏矣，又合导引，益见其不思也。大抵按摩法，每以开达抑遏为义，开达则壅蔽者以之发散，抑遏则慓悍者有所归宿”。还谈到按摩既能“令百节通利”，又能使“邪气得泄”，又有“导引之法”，所以行血气、利关节、辟除外邪“使不能入”等。这种对每个具体手法的分析说明对推拿治疗作用的认识有了进一步提高。此外，书中还对自我推拿、利用器具进行推拿及按、摩、捋、捺等推拿手法作了论述。在这以前，有关的医学著作中，谈到推拿的作用，多以温通闭塞解释。宋代《儒门事亲》这本书中就提出导引按摩具有解表发汗的作用。

宋代对自我推拿法很为重视。在蒲虔贯的《养生要录》、赵希鹄的《调燮类编》、程大昌的《演繁露》、张杲的《医说》、张锐的《鸡峰普济方》等书中，对自我推拿均作了较详尽的叙述。《宋史·艺文志》里有《按摩法》一卷、《按摩要法》一卷的书目，惜已亡。

金元时期推拿事业继续有所发展。除危亦林在《世医得救方》卷十八“正骨兼金镞科”里从宋代洪迈的《夷坚志》中转引了一则治外伤筋肉挛缩后贴症的“舒筋法”外，还有邹鋐续增的《寿亲养老新书》介绍一些“擦涌泉穴法”、“擦肾俞穴法”、“摩腹法”和李治的《敬斋古今注》谈到：“涌泉穴在足心之上，湿气皆从此入。日夕之间，常以两足赤肉，更次用一手握趾，一手摩擦，数目多时，觉足心热，即将脚趾略略动转，倦则少歇，或令人擦之亦得，终不若自擦为佳……”等有关自我推拿法。这时擅长推拿者有：“项昕，字彦章，号抱一翁，东嘉人……善按摩”（王宏翰《古今医史》及李挺《医学入门》），“陆厚，号东园散人……得子午按摩法，疗人疾，不施针灸。……不受值”（《蒸里志略》）等，但未见推拿专书问世。

明代《明史·百官志》载：“太医院有十三科”。其中重又设立了按摩专科（明以前多称按摩，自明代出现有推拿这一名称。由此推拿、按摩并称）。这时推拿手法较前各朝代丰富，计有按、摩、推、拿、掐、揉、运、搓、捻、分、抹摇、擦、棒等，并对推拿手法补泻作用有了认说。如周于苔曰：“缓摩为补，急摩为泻”。《小儿按摩经》说：“推脾土，曲指左转为补，急摩直推为泻”等。

明代推拿在治疗小儿疾病方面，已经积累了丰富的经验，形成了小儿推拿专科，小儿推拿不论在手法、取穴和治疗等方面都有其特点。如穴位有点，也有线（如前臂推“三关”退“六腑”）和面（如手指指腹部的“脾”、“肝”、“心”、“肺”、“肾”等）。当时所以把推拿重点应用于治疗小儿疾病，其原因在于：小儿疾病多由伤食，外感六淫引起。用推拿治疗这类疾病其疗效比由七情六欲致病更宜手法治疗。再者出生的小儿脏腑脆弱，不甘忍受药物之苦，投药困难，唯有推拿疗法是施术于体表，而且当时早已认识到体表与脏腑有密切的关联。通过体表来调脏腑同样可以取得较好的疗效。正如日本丹波元胤著《中国医籍考》引无名氏《小儿推拿秘诀·自序》曰：“……余惟小儿无七情六欲之感。弟有风寒小湿伤食之证。且初生脏腑脆薄。不经药饵。稍长又畏药难投。惟此推拿。一着取效于面步掌股皮骨之间。盖面步掌股。与脏腑相连……”。较早记载小儿推拿疗法的专著是徐永宣（浙江衢县人）纂编的《袖珍小儿方论》，可惜已失传。明代还出现许多小儿推拿的著作。如周岳甫辑《小儿推拿秘诀》一卷，龚云林著《小儿推拿活婴秘旨》三卷，陈氏《小儿按摩经》（见杨继州著《针灸大成》第十卷）和《秘授保婴推拿法》（见殷仲春编《医藏书目》，惜原书已失传），还有铁锋居士《保生心镜》，道藏本《四气摄生图》。其中《小儿按摩经》可算是我国现存最早的推拿专书。这些著作对推拿（特别是小儿方面）应用和保障儿童健康都起了一定的作用。如《小儿推拿秘诀》云：“其去轻病，如汤之泼雪；其去重病，如苕之拂尘，渐次亦净”。明代的医学著作，如朱橚著的《普济方》，徐春甫的《古今医统》，周恭的《医说续编》、《韩氏医通》和一些文人笔记，如冷喧的《修龄要旨》等书均有不少关于推拿的论述，明代《香案牍》中记载“有疾者，手摸之辄愈，人呼为摸先生”。这位摸先生就是民间推拿医生。

到明代后期，由于统治者对成人推拿的轻视，使推拿疗法步入民间，多以家传口授的方式流传，使一些古法遗失。

清代，太医院仍不设推拿科，但推拿疗法还是不断地发展，尤其小儿推拿有不少著作问世，如熊英雄的《小儿推拿广意》，骆如龙的《幼科推拿秘书》，钱怀邨的《小儿推拿直录》，张振鋆的《厘正按摩要术》，夏云集的《保赤推拿法》等。这些著作多承袭了前代的经验，结合自己临床心得，加以发展而成，使推拿手法又有较大的发展，治疗的病更加广泛。自我推拿这时也颇得提倡。如孟曰寅《养生临要》，潘霨《卫生要术》，王祖源《内功图说》，尤乘《寿世青编》，墨磨书人《古今秘苑》，方开《延年九转法》，张映汉《尊生导养编》，郑文焯《医故》等书里均有自我推拿的介绍。

清代对创伤推拿做了进一步整理，吴谦等编《医宗金鉴·正骨心法要旨》，钱秀昌《伤科补要》，胡廷光著《伤科汇纂》等都有较详细的记载。其中《医宗金鉴·正骨心法要旨》对推拿手法治疗伤科疾病记载的尤为详细，既有理论，又重实践，图文并茂。该书把整骨手法归纳为摸、接、端、提、按、摩、推、拿八法。并运用手法治疗腰腿痛等常见伤科疾病，使用攀索叠砖法整复胸腰椎骨折、脱位等，且有“皆用手法循其上下前后之筋，令其调顺，摩按其受伤骨缝，令其平正……”等。该书提倡手法熟练得心应手，强调“一旦临证，机触于外，巧生于内，手随心转，法从手出”，使手法运用自如。这些对后世创伤推拿的应用上起了指导作用。

嘉庆年间（1796～1820 年）名医吴尚先主张用浸洗的浴疗配合推拿以治疗疾病，疗效较好，至今还被我国各地温泉、浴室及国外运动按摩室普遍应用。清代后期有一些推拿法在文献上没有记载，仅以口传心授流传，如“一指禅推拿法”（方法有搓、滚、缠、捻、推、拿、按、摩等。手法须经久锻炼，才能成熟而奏效），“气功推拿法”（术者首先要练就气功，运“外气”）等，这些推拿法尚待继续发掘和研究。

近代也有推拿著作问世，如觉世老人《推拿新书》、《推拿全书》（大连汉医药研究会出版），奚缵黄著《小儿百病自疗法》，钟吉倩的《按摩学举隅》，黄汉如的《黄氏医话》载用推拿法治的病案，徐珂著《大受堂札记》谈到：“按摩为医术之一。按捺或抚摩人之身体，调节筋肉之缓急，以助血液之循环也”，曹锡珍的《外伤中医按摩疗法》，江静波的《小儿推拿疗法新编》，陈宇清《新推拿十八法详解》，王雅儒口述王振国笔录、濮卿和整理的《脏腑图点穴法》，上海中医药大学《推拿学》，安徽中医学院附属医院《推拿疗法》，张汉臣的《实用小儿推拿》，天津市医院及石家庄交通运输医院的《按摩》，郑怀贤的《伤科诊疗》等。

1956年起在上海等地开设了推拿（按摩）训练班、推拿专科门诊部、推拿专科学校等，开展了推拿手法、治疗原理、历史文献等各方面的整理研究工作。到20世纪60年代上半期，我国已初步建立了一支专业队伍，并做了大量的继承、整理工作。

从70年代末开始，推拿事业更加蓬勃地发展起来，全国几个中医院校陆续成立了针灸推拿系（专业），培养推拿的专业人才。

1979年7月在上海召开了全国性的推拿学术经验交流会。

1984年后，相继有《推拿医学》和《按摩与导引》杂志问世。

1987年全国成立了推拿学会。

推拿作为中医学的重要组成部分，已经引起国际医务界的重视，许多国家都已开展对手法治疗的研究工作。古老又新兴的推拿医学正在为人类的医疗保健事业做出新的贡献。

二、推拿理论基础

阴阳五行学说在推拿中的应用

（一）阴阳学说在推拿中的应用

阴阳本意为阳光向背的两种现象。这两种现象在自然界事物中引申出对立统一的规律。在中国古代，阴阳概念引入各领域。作为说理工具，称之为“道”。在医学中阴阳的概念作为病因、病机、诊断、辨证、治疗、预后、养生等内容的总纲。其道理在于：阴阳本为自然一体的两个相反方面，阴阳又是抽象的概念，但是把它应用在自然界每个事物中，又可以作为分辨属性的代表。其代表性经分类后沿其规律处理相应的事物有应用价值。比如以水火说明阴阳的两面性是“天一生水”之阴与“地二生火”之阳，一水一火构成阴阳的两个方面。在生化万物中天布阳于地，以日为天之阳，以生地之火；地本为阴，地气腾于天成天一之水，而体现出的水火既济。阴阳之数从一二起，标志自然界物质的始生，也就是天地阴阳以一水一火为交通，水升火降，天地交泰，万物化生。雨出地气，云出天气（《素问·阴阳应象大论》），正是阴阳相感成为万物化生之本的征象，所以说：“水火者阴阳之征兆也”。从阴阳概念中可知一切热源都发于阳，“日为阳”，所以凡是运动、发热、生发、向上……都属阳，但是必须有阴乘，对于患者证候也不例外。在推拿中，动类手法为阳，“太极动而生阳”。手法调气凡属动性手法故可使阳生；静属阴，一切阴证都从寒化，以沉静、向下、寒冷为特点，所以静法类属阴，凡属静类手法，可至阴生，但又必须有阳合，所谓“太极……静而生阴”包含此意。

1. 阴阳学说在诊断、辨证中的应用

（1）阴阳学说在诊断中的应用：

1）在望诊中，精神委靡、昏愦、色暗无光泽、青黑者属阴；精神爽朗、色泽光润、红赤、喜动属阳。病处高起、红、鲜属阳；色暗下陷属阴。

2）在闻诊中，声音高亢、多言、气粗属阳，声音低微、懒言、息弱属阴。味以口臭、便秽酸臭、小溲臊恶、凡气味浊甚者属阳；味淡无臭者属阴。脓汁、唾液、汗臭等凡产生臭味能被嗅觉感知的，凡能发出声响能被听觉感知的，均属闻诊范围，也都可分阴阳属性。

3）在切诊中，脉有阴阳，“所谓阴阳者，去者为阴至者为阳，静者为阴，动者为阳，迟者为阴数者为阳”（《素问·阴阳别论》），浮、芤、滑、实、弦、紧、洪名为七表脉属阳；沉、微、迟、缓、濡、伏、弱、涩名为八里脉属阴（《脉经》）。凡切按时，肌肤凸起、按之痛，紧张有力属阳；切按时凹陷，按之快然或松软绵绵、无力者属阴。如是肿物以坚硬有根者属阴；无根松软活动属阳。

推拿在诊断时，以切脉独具特色，因为手法中有摸、有按、有切循三法，均以触诊为特长。

（2）阴阳学说在辨证中的应用：阴阳在证候上，各科病症有所不同。比如内科，阳证身体轻盈，呼吸气粗，发热，目睛了了，面唇红赤，烦渴口燥，舌干，大便干燥，小便黄赤等；阴证身体沉重，息短畏冷，目不了了，色暗不红，无热欲卧，肢厥吐利，小便清长，爪甲青紫等。在皮肤外科，阳证红肿疼痛；阴证色暗，下陷，不疼，坚硬有根脚。在伤科，凡高起，肿大，拘急属阳；下陷，弛长，厥逆，麻木，萎软属阴。概言之，辨证必然要从形质与气机两方向入手分辨阴阳。以形质为阴，气机为阳。形气不可分开故需具体分辨。

2. 阴阳学说在推拿手法中的应用

一推一拿、一按一摩只用两个手法名称代表着一种疗法，这里有共同蕴义。即推则行之，拿则持之。一推一拿代表一动一静，即是一阳一阴；一按一摩也同样是，按为以手安其上的静法，属阴，摩为环转运行的动法，属阳。阴阳学说在手法中把手法分成动静两类，作为手法分类总纲体现了手法的中医学特点。

3. 阴阳学说在推拿治疗中的应用

推拿对阴阳症治疗，并不是唯独以动静法调和动静症，这仅仅是调阴阳的一个方面。对于不同证候，选择部位，施用刚柔法。根据气机升降浮沉、阴阳变化，也可以调阴阳，其内容包括：部位的阴阳经、上下、左右、内外、前后、脏腑、形气；手法的动静、刚柔、缓急等。方向的顺逆、出入、升降、沉浮等。

对于部位的阴阳经与上下、左右、内外、形气等名称，实质是统一的，都在阴阳两大总纲统辖下不仅把部位统一起来，把手法、方向都统一起来，因此从宏观上就是阴阳两大方面。“仅熟阴阳无与众谋”（《素问·阴阳应象大论》）。正是阴阳在中医学应用中的概观与统辖作用。

对于具体病症，比如出血，属动证，必须用按压静法以止血，这就是用阴和阳。在小儿推拿中，分阴阳，调升降，行补泻；取头与手上穴位主治小儿病无不与阴阳学说相关。

综观阴阳学说在推拿中应用，从手法、辨证、诊断到治疗，都可以从两方面进行分析，手法以动静为纲。辨证以形气为纲，诊断以切循为纲，治疗以开达抑遏为纲，体现了阴阳学说在推拿中的指导作用。

推拿以手法治疗为本学科的特点，手法体现了阴阳学说的基本内容。任何一个手法，比如

平推，它既有动的作用，又有静的制约，平推向前属动，运行时产生摩擦制动；又比如按压一法，本属静，但是向下按压使局部发生变形即为动态。可见动中有静，静中有动，这种互根，制约现象完全符合阴阳内容。对于任何一个手法都可以分出这样阴阳两个方面，这两方面又可以具体应用。比如取其平动为主，则要加滑润剂，缓慢平推或滚动；取其制动作用，可用擦或刮，均可增加制动作用。阴阳学说在诊断、辨证、治疗中的应用已在《中医学基础》中阐述清楚了，这里只概要提过，其具体应用，分述在各有关章节中。

（二）五行学说在推拿中的应用

五行不仅是木火土金水五种物质，更重要的是这五种物质的相互关系及其运动规律。人们生活中不能缺少这五种物质，《尚书》中说："水火者，百姓之所饮食也；金木者，百姓之所兴作也；土者，万物之所资生，是为人用"。五行不仅是人们生活中的必需物质，还是天地的图象，日为火，天（星）为金，大地为土，地下有水，地上生草木。因此五行也可构成一幅天象图。其中唯木主生发，具有生命力，但是没有土、水、火（日）的资助，不能供其生长，没有金伐，不能化灭，也就不能生新。所以五行代表着自然界物质变化运动的总规律。其"行"字正是这种运动的标志。五行的总规律是：木火土金水逐一相生，木火土金水逐一相克，这种生克关系，构成相互资生、相互制约的关系，有生有克有制才能有化。如同木能克土，土能生金，金能制木，才使木化。

五行不仅以形物归类，而且有象，有用，比如"土爰稼穑"为用，"土曰敦阜"为象，"水曰润下"，"水曰静顺"，"水曰流衍"，"水曰涸流"，"火曰炎上"，"火曰升明"，"火曰赫曦"，"火曰伏明"；"木曰曲直"，"木曰敷和"，"木曰生发"，"木曰委和"；"金曰从革"，"金曰坚成"，"金曰宁平"均为象、用的标志。所以在五行分属中，以象用分类，这是中医朴素唯物辩证观的体现，有过有不及，推拿以象用将手法归类，可以与五体、五部相和，这是五行在推拿中应用的一个方面。在小儿推拿中，五行的应用比较广泛，如推五经、运土入水、运水入土等都是五行学说在推拿应用中的具体体现。

五行作为五位、五气、五脏、五部、五音、五液、五味、五臭、五官分属的总纲均在《中医学基础》中讲述，推拿对五部、五脏等中医基础理论的运用，与手法应用统一起来辨证用法，以五行学说为纲便于掌握、便于统辖，如胃脘痛用拿法于肝俞至脾胃俞之间，拿法提起皮部，取其金曰从革，金能制木，金为土之子，故可扶脾；用按法于心俞，神道以治痒疹，取其"诸痛痒疮皆属与心"。按法向下故类水象，以水制火，如此类推，说明五行也可用于手法。根据五行的生克制化，与五脏、俞穴结合起来应用五行规律，进行辨证施治体现了中医学的特点。

藏象学说在推拿中的应用

"藏象"包括内脏形体及其功用在人体中的表象。《素问·六节藏象论》其"藏象"一词是把内脏形体与天象变化相统一，故称藏象。

（一）五脏

1. 心

"心者，生之木，神之处也。其华在面，其充在血脉，为阳中之太阳，通于夏气"。

心主血脉，主神明，故藏神，有验于神志变化时心悸不宁。在苗为舌，在液为汗，在志为喜，在声为笑，在味为苦，在气为焦，在色为赤，在经为手少阴，与小肠为表，在五行属火，故在手法宜推擦。

在临床中真心痛（心绞痛）患者，取其左腋下动脉按压弹拨，常可立即止痛。治疗真心痛，因其心气通于脉，故取手少阴心经极泉穴。此穴正在腋下动脉应手处。取左位一为阳位，一为近心处，是心经起始穴，效果当可靠。重手按弹，以水制火，以通心气，故痛可止，主治心气结。如属心血瘀痛，当用推法施于胸部。

心藏神，神不外弛，“独立守神”是推拿练功时必须掌握的方法。“积精全神”也是推拿科健身内容之一。练心神用导引吐纳法较为适宜。治疗神志病，因喜极而伤心神，宜用恐吓治疗。

对于治疗心痹症（风湿性心脏病）取后背推太阳经心俞穴，以通心气，取其以火助火，推法取热属火能开通闭塞；初发病者提拿后背效果更好。提拿或拔罐其意在解散外邪。病程久者可以点穴治疗，以通心气，以制心火。

心病或血脉病，多在夏季易愈。

2. 肺

“肺者，气之本，魄之处也，其华在毛，其充在皮，为阳中之太阴，通于秋气”。

肺主气，主皮毛，藏魄，主肃降，朝百脉，为十二经之始，起寅时，主制节，在窍为鼻，在液为涕，在志为悲，在声为苦，在味为辛，在色为白，在经为手太阴，与大肠为表里。在五行属金，金曰从革，故在手法宜拿。

临床中治疗外淫喘咳症（气管炎，肺气肿）取胸部、腹部、背部为主。背部用拿法，以解表邪。胸腹部主要用推法，祛痰止咳，点按定喘、肺俞等穴，降气治喘。

肺主气，用调息法以导引行气，是推拿科健身法的重要组成部分。

肺病或皮肤病，多在秋季易愈。

3. 脾

“脾、胃、大肠、小肠、三焦、膀胱者，仓廪之本，荣之居也。名曰器，能化糟粕，转味而入出者也。其华在唇四白，其充在肌，其味甘，其色黄。此至阴之类，通于土气”。

脾主运化，主散精，主肌肉，主四肢，统血，藏意，为后天之本。在窍为唇，在志为思，在液为涎，在色为黄，在味为甘，在气为香，在声为歌，在经为足太阴，与胃为表里。在五行属土，在手法宜揉摩。

脾胃病为推拿科常见病，多以腹部揉摩法助其健运。“靡（摩）腹从阴从阳”（《养生方》），不仅是健身法，更是增进脾胃功能、帮助消化的好方法，对于疳积、伤食、泄泻、便秘、腹痛多半可用手法治疗，应摩揉脾土以自助。

推拿治疗脾胃病可自摩自揉，用于慢性病治疗多可康复。

脾胃病练功法常以单臂上举，一手下按反复交替，可助脾胃运化。

对于思虑伤脾者，一可按摩，更可用七情法“怒胜思”来治疗因思气结所患得病症。

脾胃病及肌病，多在长夏易愈。

4. 肝

“肝者，罢极之本，魂之居也，其华在爪，其充在筋，以生血气，其味酸，其色苍，此为阳中之少阳，通于春气”。

肝主疏泄，主升发，为风脏，藏血，藏魂。在志为怒，在液为泪，在色为青，在味为酸，在气为躁，在声为呼，在窍为目，在经为足厥阴，与胆为表里。在五行属木，肝主筋，治筋的手法主要为关节活动法。

肝风内动，中风偏瘫，推拿以关节活动为主。凡筋急或关节脱臼，必须用活动关节法展筋正骨才能治。

肝喜调达，肝为罢极之本，对于肝郁、肝痹之证，用运动肢体、导引健身法，节以酒食辛辣之品，可望康复。

对于怒气伤肝，类中暴厥，四肢强直，神智不清者，用调气法，同时必须屈伸四肢，使骨节通利，筋缓气和，神志才能恢复。

凡肝病，或骨节病，如漏肩风，多在春季易治。

5. 肾

"肾者，主蛰，封藏之本，精之处也，其华在皮，其充在骨，为阴中之少阴，通于冬气"。

肾主藏精，为闭藏之脏，"受五脏六腑之精而藏之"，为先天之本，主司二阴。腰为肾之府，肾主骨，藏志，在窍为耳，在志为恐，在液为唾，在色为黑，在味为咸，在气为腐，在声为呻，在经为足少阴。在五行属水，司理水液，三焦与肾相连通，与膀胱为表里。"水曰润下"在手法宜按。

肾病点穴取足少阴经。以足部及腰脊为主要部位。

推拿可以健肾，肾"受五脏六腑之精而藏之"，故五脏盛乃能泻治肾病必须同时治疗其他四脏，四脏皆盛，肾精乃盛。

肾病或骨病，多在冬季易愈。

肾病练功法：守神、藏精、咽津、调息、服食，并按照"七损八益"之法调养，可得康复。

服食：鸟精（鸟蛋、禽卵）鸡、韭之属（《养生方》）。

守神静坐，咽津法：早3点30分至5点30分，静坐，面向南方，神不外弛，不乱思，闭气不息七遍，口中有唾液，鼓漱三十六次，分三次咽下，然后闭气搓手令热，温摩腰脊，闭尽一口气，存想命门之火，烧灼脐周，进而再想，火烧全身，使肾阴肾阳皆得充实，然后静坐，收气丹田结束。

在推拿治疗脾胃病时也常用补肾法，并且应用五脏之间生克关系。处方是：补肾俞，泻肝俞。此法的妙处在于健脾，必泻肝，因为肝木克脾土。要泻肝就等于泻肾，因为"实者泻其子"，肝木为肾水之子，肾不宜泻必须加补。肾水不过胜，心火可旺，心火旺以生脾土。这是脾胃衰弱的治疗常规。这个基本法则可用于常见的慢性病。

附　命门与心包

命门一说最早见于《难经》，《灵枢》所说"目也"或十四下命门穴都不是命门。

命门本指肾间动气而言，肾为水火之脏，此火即是命门相火。应该说肾为先天之本，生命之根，凡属生气非火温水而不能气化，所以称命门为相火正是生命之源的由经，故称肾间动气为命门。

在临床中，相火虚衰，腰疼精冷，疲乏无力，可推擦腰部，使腰部温热，以助命门相火，症状自减，故有"背摩后精门"一法。"擦腰健肾"也是此意。对于"两手板足固腰肾"，以运动健肾法，都有助命门之火的作用。

心包是心的外围，其经为手厥阴，与三焦为表里。

总观五脏，心肺在上，居于胸中，若天与日，主热主气，似天之"阳因而上"。心包为心之外包，与手厥阴脉通。推拿治疗心病重在调脉，次在调腧穴，唯有心跳停止时才可作心脏按摩；治疗肺病重在调卫气，以治皮毛为主，穴在上背部；治脾病以揉摩腹部为主，次在取背部腧穴；肝病治在两肋，次在治肝俞；肾病重在取腰部腧穴。

治疗取部位或穴位时根据阴阳变化。“阳受气于四末”，所以阳虚患者取穴常配四肢穴位。

（二）六腑

1. 胆

胆与肝相表里，附于肝之短叶间。“胆者，中精之府”。《东医宝鉴》谓：“肝之余气，泻于胆，聚而成精。”胆为六腑之一，六腑主传化物而不藏，胆以传化胆汁为主要功能，其功能是由肝的疏泄进行控制和调解的。

胆汁即为胆的精汁，其味苦，性寒，有决腻开滞之力，故称胆为“决断之官”。胆有助脾胃运化之功，《素问·宝命全形论》说：“土得木而达”，就是讲肝胆与脾胃间的相互关系。

胆施泄不利，就会影响脾胃运化功能，出现食欲减退，腹胀，大便色白等症状；胆汁上逆，就会出现口苦，吐黄绿水，胆汁外溢则可出现黄疸，胆藏精汁，不传化糟粕，与胃肠有别，所以又称奇恒之府。

推拿治疗胆道蛔虫症、胆结石等引起的胆绞痛，提拿胆俞一带常可立即止痛；痹病可用按法治疗，这在《素问》中早有记载。

2. 胃

胃居中焦。“脾胃者，仓廪之官，五味出焉”。因为饮食之水谷入口经食管，纳入胃中腐熟，所以称胃为水谷之海，又称胃为“太仓”。水谷经胃腐熟后传至小肠，其精微经脾运化而营养全身。所以脾胃两者为表里，共同完成水谷营养人体的功能。

胃主和降。《素问·阴阳应象大论》说：“浊气在上则生䐜胀”。胃失和降，浊气不下便生腹胀。

胃与肠上下通连，大肠、小肠在胃经上均有下合穴。“大肠属上”即上巨墟穴；“小肠属下”即下巨墟穴，“皆阳明胃脉也”。所以在足阳明胃经上可以治大、小肠疾病。

在推拿临床中，治疗胃肠病，如腹胀、腹痛、便秘等均可用揉腹法，助胃肠和降，助胃肠化谷。揉腹时上、中、下三脘均应揉遍。

3. 小肠

小肠是相当长的管道，曲折迂回于腹中，上在幽门处与胃下口接，下至阑门处与大肠上口相连。

（1）小肠主化物，主受盛。《素问·灵兰秘典论》曰：“小肠者，受盛之官，化物出焉”小肠接受胃传过来已初步消化的饮食，进一步消化吸收其水谷精微。

（2）小肠主泌别清浊。张介宾说：“小肠居胃之下，受盛胃中水谷而分清浊，水液由此而渗入前，糟粕由此而归于后”（《素问·灵兰秘典论》）。临床中大便水泻，必先清小肠利小便，分清浊，实大便。

推拿治疗小肠病，凡食谷不化，主要揉腰，以助化谷；凡口臭、淋痛、小便短赤、大便水泻，主要施用点按手法，穴位主要取关元，以泌清浊，后用捏脊，以使阳升阴降。

4. 大肠

大肠亦居腹中，其中上口在阑门出接小肠，下端至肛门。饮食经胃与小肠受盛化谷，进入大肠，“大肠者传导之官，变化出焉”（《素问·灵兰秘典论》），在大肠中又经变化、吸收（主要是水分），饮食物残渣形成粪便排出体外。

推拿治疗大肠病以揉运法助其传导为主要治疗目的。大便燥结，可触到燥粪结在肠中，可作上下揉动，使其通便，凡热结均宜速通；大便泄泻，可用按穴法如天枢、长强等。虚寒泄泻可捏脊。

5. 膀胱

膀胱位于小腹中央，与肾通连。肾与膀胱由经脉相联络，为表里。膀胱功能用为贮尿，尿是人体中的津液所化，所以《素问·灵兰秘典论》曰：“膀胱者州都之官，津液藏焉，气化则能出矣。”

膀胱病主要是癃闭和遗尿。癃闭为不利，遗尿为不约，这都与气化有关。

推拿治疗癃闭证，均应以手掌自少腹隆起的最上部（膀胱底），缓缓下压，然后缓缓下推，以帮助膀胱排尿。

对于遗尿症，可取小腹部穴位如中极、曲骨等，以按穴为主。

6. 三焦

三焦是指上焦、中焦的合称。张介宾在《类经·藏象类》中指出，三焦是“脏腑之外，躯体之内，包罗诸脏，一腔之大腑也”。符合《内经》所说“孤之府也”，“三焦属肾，肾上连肺”从上至下，是气化的通道。所以《素问·灵兰秘典论》曰：“三焦者，决渎之官，水道出焉”，《难经·六十六难》说：“三焦者，元气之别使也，主通行三气，经历五脏六腑”。宗气、卫气、营气均在三焦中通行。

推拿可疏利三焦，作全身推拿，治疗多种慢性疾病。其道理就在于使气化不受阻碍。推拿与导引相结合的方法，对于通行三焦之气效果尤佳。

三、推拿手法学基础

手法是推拿治疗疾病的主要手段，是根据不同级别证候医生用手（包括肘、足或借助器械）在患者身上施用的不同治疗动作，即是向不同方向，作不同形式、不同强度、不同作用部位（包括点、线、面）、不同作用时间的用力。因此手法是以力学为基础的治疗手段，手法要有技巧和功夫“法之所施，使患者不知其苦，方称谓手法也”。

手法的适应证及作用机理：人体在力的作用下发生的损伤，如骨节脱骱（脱位）、错缝（绞锁）、筋移、出血、血瘀、气滞等软伤，必须用力的方法即手法复位、疏通、调理和止血。这是对因的治疗方法。

对于内、外、妇、儿等各科病证，凡与动静有关如气血运行失调、升降、出入失调等阴阳失调证候，推拿手法可通可止，可动可静，可升可降，使证候得以消除。所以手法的作用是以力调气，以力整形，以力平衡阴阳的治疗手段。

手法的演变

手法既不神秘，又有内容。手法的好坏，全在功夫和技巧。手法的优劣和用法的确当与否关系着临床效果的好坏。因此研究手法的发展，确定手法的分类，命名准则，对于临床应用、教学、提高手法素质、发展手法都是必需的。

在春秋战国以前，相传“上古之时医有俞跗”治病用案杌，是手动。这是手法最早的记载。如何动作记载不详，总之是一种运动法，没有一定的学术理论。

春秋战国时代成书的《黄帝内经》中记载的手法，主要是按法、摩法，其次推、循、切等。当时已经提出：“寒气客于背俞之脉，则脉泣，脉泣则血虚，血虚则痛，其俞注于心，故相引而痛。按之则热气至，热气至则痛止矣。”这里记载有痛候，有手法，有用法的道理，有治疗效果。这一记载距现在已经两千多年了。

“按摩勿释，着针勿斥，移气于不足，神气乃得复”，“摩之浴之”。这些论及按摩法的条文，说明了按摩的治疗原理，施法的注意事项，在两千年后的现在，仍然实用。所以说，春秋战国时代已经形成了推拿手法的基本理论体系。此时有“按蹻”一名，说明治疗伤科病已有复位手法。

到秦汉时期手法又有了进一步发展。在按法、摩法的基础上，加上药物摩膏，称之谓膏摩。并且明确记载了牵引、运动、摩将等手法。在马王堆汉墓出土的文献《养生方》中载有“靡（摩）腹从阴从阳”，“手循臂”等手法；张仲景《金匮要略》遗篇中有刺激头皮的方法，又有“按振胸上，速动之”的按，即他的人工心脏按摩的急救手段。还有摩捋臂胫屈伸之道推摩和关节活动法。可见当时的手法是随其自然需要，并有定名的成套手法，此时对手法应用的记载较前更具体了。

两晋南北朝始到隋唐时期，是推拿发展的鼎盛时期。此时没有对手法的单独论述。但从运动和刺激的特点来看，已把被动的运动手法推拿和主动运动的导引结合起来，作为推拿科的主要适应证，明确了对因治疗的特点。在历代以治内科病手法为主的基础上，唐代仍然用推拿“以除疾”，加上伤科治疗手法，手法的具体发展虽然没有记载，但可以推测手法的形式是多种多样的。因此“掌教导引之法”的教学内容和除疾治伤的专科医疗，不是简单的一两个手法就能够用的，必须有成套的手法作为常规应用，而不是以一招一式的形式阐述手法。这一点从孙思邈《备急千金要方》记载的“老子按摩法”等篇章中可以说明。

宋朝至清朝，小儿推拿高速发展起来。手法形式多种多样，成人推拿手法正如《医宗金鉴》所说：“手随心转，法从手出”。手法在这是已经发展到心领神会的程度。使用起来可以不拘形式。只有正骨按摩明确提出八法：摸、接、端、提、按、摩、推、拿。

近代推拿方法发展迅速，各家各派各执一套手法，出现了百花齐放的局面。有些同名不同式和一式多名的手法命名，给推拿教学、临床用法、效果观察、学校手法、成果审定、交流等带来一定困难。

手法命名多样化的主要原因是明朝中叶以后，推拿理论研究没能跟上实践的发展。特别是成人推拿的发展至封建社会末期，被封建意识所不容，对脱衣治疗视为有伤大雅，因此许多成人推拿方法流传于民间，由家传口授方式保存了这份宝贵财富，同时手法也以家传方式自然地发展起来；因为小儿露体不受封建意识褒贬，小儿推拿手法发展迅速。

总结手法的发展历史，可见手法发展由少到多，由简到繁，繁殖一定时期应该发展到新阶段。现在推拿理论，逐渐发展起来，对手法的理论认识较前深化了，这对统一手法的分类，解决目前手法命名的不统一有了一定基础。这也是目前推拿教学和医疗实践的迫切需要。

手法分类

手法分类，必须有分类准则，分类准则又必须有力量根据，有实践意义，要符合传统理论又要考虑实用性，必须符合中医辨证施治的治疗原则，才有分类意义。分类更重要的内容是能够囊括各家手法于分类中，简化手法，找出规律，这样的分类方法才是最恰当的分类方法，本节选取三家分类方法录作参考。

（一）推拿手法分类

这种分类法是根据手法的动作形态，把推拿法归纳成为摆动类、摩擦类、振动类、挤压类、叩击类和运动类六类手法，每类各有数种手法组成（表1）。

表1 推拿手法分类表

分类	分类说明	包括手法	作用
摆动类	指或掌，腕关节作协调的连续摆动	一指禅推法	舒筋活络，调和营卫，祛瘀消积，健脾和胃
		缠法	有较强的消散的作用
		滚法	舒筋活血，滑利关节，缓解肌肉、韧带痉挛等
		揉法	宽胸理气，消积导滞，活血祛瘀，消肿止痛等
摩擦类	以掌指或贴附在体表作直线或双旋移动	摩法	和中理气，消积导滞，调节胃肠蠕动等
		擦法	温经通络，行气活血，消肿止痛，健脾和胃等
		推法	增高肌肉的兴奋性，促进血液循环，舒筋活络
		勾法	调和气血，舒筋通络，一般作为推拿治疗结束手法
		抹法	开窍镇静，醒脑明目等作用
振动类	以较高频率轻重交替持续刺激作用于人体	抖法	疏通经络，行气活血，滑利关节
		振法	祛瘀消积，和中理气，消食导滞，调节胃肠功能等
挤压类	用指掌或肢体其他部位按压或对称性挤压人体	按法	放松肌肉，开窍，活血止痛等
		点法	开通闭塞，活血止痛，调整脏腑功能等
		捏法	舒筋通络，行气活血等
		拿法	祛风散寒，开窍止痛，舒筋通络等
		捻法	理筋通络，行气活血等
		踩跷法	本法刺激量大，应用时需慎重
叩击类	用手掌、手背、手指掌侧面叩打体表	拍法	舒筋通络，行气活血的作用
		击法	舒筋通络，调和气血的作用
		弹法	舒筋通络，驱风散寒的作用
运动类	对关节作被动性活动的一类手法	摇法	滑利关节，增强关节活动功能的作用
		背法	可使脊柱及两侧伸肌过伸，促使扭错的关节复位
		板法	舒筋通络，滑利关节，纠正解剖位置失常的作用
		抻法	对扭错的肌腱和移位的关节整复的作用

注：编者根据《推拿学》制表

（二）古代按摩八法

这种分类方法是根据中医阴阳刚柔把手法分为两大类，每类又分四法（按作用），每法又定6个手法，全部共48法（表2）。

表2 古代按摩八法分类表

术型	八法	小手法	适应证	作用	用力
阳型刚术	推法	推、摇、扰、挪、托、捋	外伤肿痛，病块壅塞，内外积聚	散聚软坚	较重
	疏散法	按、扼、拿、摸、抵、抑	开导闭塞肿胀（减轻疼痛）	化滞散瘀，通经活络	先轻后重
	舒畅法	抚、摩、拭、运、搔、压	肿痛，拘急，失眠	安抚神经舒展肌	重中合轻
	叩敲法	叩、餐、捶、击、拍、打	气郁血闭，挫闪，腰背麻木	清除酸胀，麻木兴奋神经	虚证宜轻 实证宜重
阴型柔术	贯通法	拂、擦、抿、抹、押	壅肿	通气活血	轻快短时
	补气法	振、颤、抖、提、拉、扶	四时外伤，气虚血少，体力衰弱	兴奋神经，恢复机能	猛而快但亦当因伤制宜
	揉捏法	揉、捏、把、棒、扭、搓	麻木不仁，贫血，瘀血，风寒湿痹	疏通气血，促进营养吸收，止痛	因伤制宜
	和络法	抱、扯、拉、拽、颠、握	关节功能障碍	活动脉络，排除障碍	因伤制宜

（三）动静手法分类

这是根据阴阳动静把手法分为动静两大类。然后又依气血在人体每层运行的特点，按照力度作用层次，动作方向和物质运动基本形式结合历代常用的手法名称，选择六种代表手法，与人体五部、五位结合起来，是以力的方向为分类依据的分类法。这种分类法既与中医阴阳五行结合又与“力”结合（表3）。

表3 动静手法分类表

分类	运动形式	运动方向	代表手法	立法层次	作用	包括手法	说明
相对静法类	平动	向上	拿法	主在皮	发散泻汗，发汗升提	捏、揪、拧、提、握等	与五行结合针对皮表立法属金
		向下	按法	主在骨	抑制痛经，气血平调	切、按、扪、压	踩跷、顶、抵、抑等均属按，针对骨，立法属水

续表

分类	运动形式	运动方向	代表手法	立法层次	作用	包括手法	说明
相对动法类	平动	直行	推法	主在脉	通血脉，回阳取热，泻血热	抚、刮、循、捋、擦	一指禅推为点推与滚法均分归推法类针对脉立法属火
		环行	摩法	主在肌	松肌长肌，疏松血气，健脾胃助运动	揉、运	运、环推均为推摩结合手法，针对肌立法属土
	转动	沿关节轴线动	关节活动法	主在肌	展筋舒急通神气	屈、伸、扭、摇、收、展、抻、捎	搓捻均为拿与关节活动结合手法。为振颤与关节活动结合手法，针对筋立法属木
	振法	其传导属波动	振动法叩击	主在气	通气至深层，焕阳气达肌表，健肌皮	打、叩、击、颤	针对气立法属命门、三焦之相火

手 法 作 用

（一）手法作用原理

手法的分类命名必须考虑力的原理，必须包括自然界物质运动的基本形式。把动静阴阳引入其中，与人体各部结合起来，总结前人手法种类选出其中有代表性的手法名称作为分类代表法。这样就可以不失于手法传统，又能反映出辨证用法的基本指导思想，才是中医理论应用于推拿学的具体体现。

由此而引出的手法的命名原则是：主要考虑人体在手法作用下所出现的运动方式。以此定名，只要有名就会知道怎样操作。再结合医生动作形式命名，就会更清楚怎样操作了。比如颈椎扳法，究竟是向哪个方向扳，不明确。所以这样命名不适用。如果称作颈扭转或旋转法，不论谁都知道是个转头动作。至于具体转法，可以灵活操作了。这样既清楚又准确，还没把方法限定死。这样命名对于发展手法，启发思路，教学、应用都有好处。由于习惯命名法一时也难统一，所以许多习惯命名还要沿用，分类法要根据发展逐渐统一。

(1) 动类手法作用：任何一个手法都要向一定方位作某些动作，这就是手法的作用，可以体现出手法作用。比如：推法，只要力足，手到即可推开。

(2) 静类手法作用：在任何一个手法中，都有与本身运动方位相反的制动或参照物比较不发生位移的现象。这种制动或不发生位移的用力，其作用主要是刺激作用，这也就是手法的静作用。比如按穴位可刺激其气穴使经气得通。

就手法作用而言，应该说全部是医生与患者双方作用的结果。尽管动作可以观察到手法作用，但是从长远效果看，还需要患者机体的自我修复功能。比如按压可以止血，但仅仅是一时的。如果压迫后患者不能凝血，只要解除压迫，破伤的血管照样流血。所以，任何一种长远效果都是医生医生与患者双方作用的结果。因此不能把手法看作万能的；当然这也说明手法本身是有作用可体现出来的。

（二）手法具体作用

手法作用在临床应用中有如下作用：

（1）整复作用：对于筋移、骨错，手法均可整复归位。

（2）有开达作用

1）解表发散：运用提拿法于背、肩、颈部可发汗解表，治外淫证。

2）活血消肿：如在肿胀局部施用推或摩，即可使肿胀消散。

3）消积散结：如腱鞘囊肿，可推破散开，使结可散。又如摩腹可消积。

4）通窍醒神：掐人中、迎香等穴可使鼻窍通，可救治昏厥。

5）有疏通经气的作用。

（3）有遏止作用

1）止血：如直接按压出血处，可立即止血。

2）止吐止泻：如按压天突穴可止呕吐；按长强可止泻。

3）止疼：如按腹动脉可治惊厥；按承筋可治小腿转筋。

4）止痛：如提拿肝胆俞可止胆绞痛；按足三里止胃痛。

（4）有调经、理气、补虚泻实、平衡阴阳作用。

对于经气不调、气机不畅、阴阳失调可用点穴法，调气机、补虚泻实。如上盛下虚，其脉双寸弦长。可点按两太溪穴，使下虚得补。用阴和阳，上盛自解，经气得调，寸脉弦长可见平复，症状可立见好转。

手法补泻

手法的补泻操作，主要包括手法的动作方向顺逆，手法的快慢强弱及刚柔两方面。手法作用时间长短、患者呼吸、所施部位、时间早晚及手法性质，在补泻应用上都要参合。

补泻属于手法作用的一个方面。由于补泻方法比较多，所以单做一节讲述。在手法作用中，发汗、泻热都属于泻法；调脉、点穴，使阳降阴盛即属补阴；所以，手法作用中，已经有了补泻内容。

补泻是针对虚实证候而言。《素问·通评虚实论》说“邪气盛则实，精气夺则虚”。对于虚实的理解只按照这句经文解释，是不全面的。把这句经文展开解释，可以理解为：实证是以邪实为主；但邪也有盛衰的不同，实证中正气也较盛；虚以正虚为主。但邪亦较表，正不虚邪也盛时，才为实证；正衰，邪也衰便为虚证。由此可见证有虚实，邪也有盛衰，否则邪盛精夺便难治，正盛邪衰便自愈。

正邪关系的实质表现，是疾病统一体的两种虚实证候反应。这两种反应是有标准的。虚证表现为“脉细、皮寒、少气、泻痢前后饮食不入”。实证表现为“脉盛、身热、气逆、腹胀、闷瞀”。推拿科诊病常在体壁的皮、脉、肌、筋、骨证候反应中辨虚实。表虚自汗，皮虚色白无光泽，不任风寒，不能忍痛，皮缓；脉虚；脉搏无力、细、微、短、弱、色夭然不泽，厥逆，畏寒。在脉所过部位视之不见，切之不可得；肌虚无力，如绵，按之松软，针之如腐。不易得气；筋虚弛纵；骨虚萎弱不能久立。

每一部位的虚象都是全身气血的反应，不可视之为局部之虚。但也可能是一方虚，另一方实。

实证与虚证相反。

推拿手法对虚实证候的用法是虚补实泻。补法的物质基础是上气，补气作用是通过力量来实现的。因此用力的强弱，力的方向，力的作用点，都与补泻有关。其中力的强弱是决定手法的关键。方向顺逆，所取部位，与用力大小要密切配合。至于手法施用时间长短，手法速度快慢、缓急，施用哪种方法，一天是在上午、下午；一月中月盈月亏；配合患者呼吸等，都要因患者在用法时具体对待。在用补泻手法时，观察效果的要点是得气。得气后，以强重手法为泻，泻必至虚。至虚即可收法，其客观证候是“若有所失”。即原来点穴处肌肉有抗力当变得松软张力低及全身无力时为泻；补必由乏力变有力，为“若有所得”。

在动法中，方向有顺有逆，以顺经为补，逆为泻。穴有开阖，逆而夺为泻，追而济为补。迎随、顺逆，包括经脉走向的顺逆，上下顺逆，环转气机升降的顺逆等。手法缓急，常以急进、快推为泻，缓为补。

作用部位要根据病情而定。常以养老、足三里、膏肓俞等穴偏于补法。当然也可致泻。以三阴交、人中、十宣等偏于泻。但也不是绝对不变的。

手法的刮法、重提、重压为泻，轻用力也可补。

时间：以长为泻，以短为补，这只是一般说法。临床时要据脉证变化，得气快慢决定时间长短，还要据病情而定，要以“所得”和“所失”为客观标准。

对于患者呼吸：以呼气用法易泻，吸气时用法易补。

上午易补阳，下午易补阴；月满易补，月空易泻等，都可以参考，要根据患者证候而定。

补泻不是对每个患者都必须施用的手法，对不虚不实的证候，只是“以经取之”就可以了。

补泻兼施。在手法应用中一般都是先泻后补。按照正常规律是：虚证补；实证、不虚不实可以不用补泻；虚中夹实先补后泻；实中夹虚，先泻后补。在道理上较为清楚，在临床实践中，难于分辨，其基本原则是见证用法。

补泻方法虽然很多，用起来，也并不复杂。其主法就是根据动静两大法定其补泻。刺激作用的拿按等手法，着重取其力的强弱。动法中的运动作用，除用力大小、强弱、缓急外，还要考虑方向。这就是补泻手法的方圆。方圆规律，并不是一成不变的，要既有原则性，又要灵活掌握。

手法有动静阴阳，升降出入，开达抑遏，虚实补泻。这仅仅是手法单方面作用。手法要作用于人体上，因此动静阴阳，升降出入等是患者通过手法作用后应该出现的变化结果。因此“虚则实之，满则泻之，宛陈则除之，邪盛则虚之”，都要观察病体变化才能知道对于人体动静阴阳变化。在基础辨证中已有阐述，人体的动静阴阳实质是处于不稳态下的平衡。这种不稳常态被破坏就会显出证候，这就是病态；当这种不稳态一旦稳定了，出现了完全平衡的状态，也就是死亡态，所以手法动静，就是纠正这种不稳定动静失常的动静方法。它通过的手法作用就是通过升降出入、开达、抑遏、虚实、补泻等途径来实现的。

手法处方规律

从手法发展中观察，历代用法多数不以单一手法应用于临床。当然《黄帝内经》中多数以单一手法治疗某症，以后各代多以套路相传。由此可见单手法可用于一些单一证候；对于复杂证候，涉及几个脏腑、多个部位，绝非一法所能奏效的。因此就要有手法处方。

用药处方有君臣佐使；手法处方也有主有从，有制有化。主法是治疗一症的关键手法。在处方中起着决定效果的作用。从法是加强主法作用的手法；对主法和从法用后要有一定限制以免用法太过；它属开导引路和安服方法，就是开始准备和结束整理的手法。

在历代手法套路中，随着派别不同，主法常常是固定的。比如一指禅派推拿，患者就诊多以一指禅推为主。如气血运行不畅，胃肠中宿食不消等瘀积证候，推起来即舒服，效果又好；按摩有一派专用禅法，常用拇指禅，不论任何病证均以禅为主。又如常规大推拿，以平推为主法。这些派别常为发展打下了基础。

但是不论哪一派，主法用意不是唯一治疗手法，比如一指禅派，常配揉、按、拿、抹等。常规推拿法也配合点、按、摇抖、搓等；按摩以揉为主，也有压、叩、抚等。

处方在历代中以套路的形式体现出来，常以部位操作为立套之本。各派套路用法不同，治疗效果和治疗证候也各不相同。

除以部位立套外，尚有以手法立套；以症候立套；以症状立套；以脉象立套等不同。这些套路较单一方法有很大进步，这些套路有其使用规律。

从套路中总结经验，用祖国医学理论去分析这些套路，便可总结出套路手法的处方应用规律。手法的主从、制化，不能离开脉证变化也不能离开经络腧穴和部位应用。

（一）阳型刚术

1. 推荡法的成套手法

（1）被按摩者仰卧，按摩者立于其头前。

（2）按摩者两手掌平按在其锁骨下、腋窝上附近部位，停片刻，只按一次。

（3）用手掌向下又推又按，反复3～5次，止于季肋下部。

（4）按摩者立于被按摩者体侧，点压上脘、中脘3次。

（5）在腹部进行推荡、捋挲、揉动和摇动。摇动时，五指并拢，用手指头摇；另外，也可用手掌压在腹部摇晃，止于小腹部。

（6）此法因手法重，作腹部按摩不宜时间过长。无病者按摩2～3分钟，有病者按摩3～4分钟即应停止。

2. 疏散法的成套手法

（1）被按摩者仰卧，头部高枕。按摩者左手四指和右手拇指在上脘穴（脐上五寸处）向下徐徐有力点压几次。

（2）两手指头轻按几次胸部。

（3）两手拇指依次从上脘穴徐徐交替向下点压拿摸，用力由轻至重，不可过猛，压到腹部为止。

（4）两手握拳按腹部。

（5）两手互相抵抑和揉擦数次，均止于小腹部。

3. 舒畅法成套手法

（1）被按摩者仰卧，按摩者右手轻按其脐部，左手掌由其左下一次轻摩到足部，摩1～10次，然后左右侧交换进行。

（2）被按摩者俯卧，按摩者一手按其腰腿，另一手由其腋下向足部按摩，左右腋各摩10次。

（3）按摩者一手推被按摩者手指，另一手由其肩臂向下按和摩至手背。

（4）被按摩者仰卧，按摩者一手按其额部，另一手按其头侧，左右侧交替按3～5次，按一次稍停，再按。

4. 叩击类

此法在任何一种按摩法之后，均当施用，无一例外，只是有时轻重不同而已。

从阳型刚术整套手法分析，叩击类属于全身套路按摩法，是以运动为指导的以推法、摩法为主法，以捋挲为从，以按压为制，以叩为化的治疗内科病成套手法，其总的趋向是以动法为主导，至于按压，也是以动为主导思想。所以它既是内科病治疗套路又是保健按摩的套路。这种套路没有鲜明的针对性。

（二）阴型柔术

1. 贯通法的成套手法

（1）被按摩者仰卧。按摩者立于其头前，用两手由头顶进行擦、抿、抹，以后用拇指头压在头顶百会穴 2～3 分钟（督脉）。

（2）两手有头顶向下推，推至耳下脸上，然后抚面，擦鼻侧，抹两眉，全手掌抹顶部。

（3）用两手拇指分别按两侧胸部第二肋间处，相离 4 寸许，向下依次点按，直至小腹部。

（4）两手四指并拢，先从肋下软骨处向腰处抹擦。用力要先轻后重。左右各 20 余次。

（5）两拇指头由膻中穴（平两乳间）向下依次交替轻按，按至腹处止。

（6）两手四指并拢，由胸左右向下轻拂，至小腹尽处，然后再两手掌向上轻擦 20 余次。

（7）两掌根压气冲穴（2～3 分钟），以后徐徐抬手，此时被按摩者感到有股热气下行至脚。

（8）用两手掌从大腿依次向下按压至脚，特别是至膝关节，并持足踝关节，然后由下向上抿、抹、拂、擦。整个手法上下反复进行 2～3 次。

2. 补气法的成套手法

（1）被按者仰卧，按摩者右手拇指压在膻中穴两乳之间，左手四指并拢以气海穴（脐下一寸半）向下振抖摩擦至膈膜处，力不轻不重，不疾不徐，反复做数次。

（2）一手抬提其两腿，使腿竖立，另手四指聚拢在一起在关元穴（脐下四寸）揉转 10 次。

3. 捏法的成套手法

被按摩者正坐。按摩者揉其背部，捏其头部，把其臂部，扶其腰部，扭其腰部，捏其肩，捧其肘，把其手，捏其指，揉其臀，捏其腿足，搓其脚，扭其关节。

4. 和络法的成套手法

（1）上肢和络法

1）被按摩者正坐。按摩者一手扶其肘后部，另手握其手腕，以肩为轴绕环并屈伸其臂 10 余次。

2）一手执其肩头，另手执其手，以肩为轴绕环，如摇纺车，左右臂各 10 余次。

3）拿摸和揉臂部，然后一手执其手使其向后翻转，被按摩者手心向后，按摩者另手叩击，拿摸其肩和臂部。

4）执其一手屈向其对侧颈部，左右各进行 3～5 次。

5）握其手向上提拉几次。

6）拽其手指，并以其腕为轴绕环摇转手。

7）握其手（手心向下）抖动全臂，被按摩者要放松。

（2）下肢和络法

1）被按摩者俯卧。按摩者一手按其腰眼，另手持足背向臀部屈膝，压力徐徐加重，反复做5～10次。

2）被按摩者仰卧。按摩者一手托其膝腘部，一手握其足，上下左右摇动。

3）握其足背和足跟，以大腿根部为轴绕环摇转，然后横着扯拉数次。

（3）上下肢对抗运动法：对抗运动法，无论在上肢、下肢、或手、或足，都是医者和患者二人作相互对称反抗的动作，分上下、左右、里外、反正四个方向。在开始时，二人选定好方向，各按相反用力运动。医生要小心地用力，而患者则尽力使劲，依这四个方向，改变着运动。

上下方向：医者向上用力，患者则向下用力。次数及时间依病情而定。随后即改换为医生向下用力。而患者则向上使劲。

左右方向：医者把住患者的病体，向左用力，患者则用力向右使劲。随后又换医者向右使劲，而患者向左。

里外方向：医生把住患者上臂、或手、或腿、或足，用力向里合拢。患者则用力向外展开，随后又换为医者向外展开，而患者则用力向里合拢。

反正方向：医者把住患者伤体向后反背用力，患者则向正前使劲，随后再互换运动方向。

四、推拿诊断基础

推拿是中医外治法的组成部分，其诊断方法仍以望、闻、问、切四诊为主要手段。

推拿科适应证不仅有关节软组织损伤，也有内、外、妇、儿、五官等科疾病，所以推拿科诊断既需要伤科、内科诊断知识也需要外、妇、儿、五官等科的诊断知识。

推拿诊断基础，是以推拿科常见疾病的诊断为主要内容，重点讲述望、闻、问、切四诊概要和现代医学的软组织损伤诊断。

有关X线、CT、实验室诊断等现代医学诊断方法，均在西医诊断课中讲述。

中西医内、外、妇、儿临床诊断，均在临床课中阐述；伤科中医诊断，在本辨证部分作了概要阐述，详细内容也在临床课中讲解。

四诊概要

人体是一个统一的整体，体内有病，一定会有相应的症状和体征表现出来。而中医的诊病方法就是通过眼看（即望诊）、耳听、鼻嗅（即闻诊）、口问（即问诊）、手摸（即切诊）等手段作为了解患者的病史、症状、体征的方法，然后运用八纲及其他辨证方法将搜集的这些材料加以分析、归纳、综合，从而得出正确的诊断，作为临床立法、处方、用药及应用手法等治疗的依据。

目前推拿科的常用诊断方法，除了仍然应用中医传统的四诊法外，同时还结合现代医学的基础理论，做必要的相应体征检查、实验室检查、物理和X线检查等检查手段，以便更全面地了解病情，得出更为客观的诊断。这样可为推拿部位和运用手法的选择，提供更为客观的指标。

（一）问诊

问诊是医生通过对患者或知情者的询问，了解患者当前自觉症状、疾病的发生、发展过程中的病情变化和就诊前的治疗经过，以及与疾病有关的其他方面的情况。临床把这种搜集辨证资料的方法称为问诊。问诊作为了解病史的方法，为“临症中之首务”。通过细致的问诊，常可为正确的诊断找到线索。

中医的问诊，有自己的特点。它是以“八纲”为基本依据进行询问。经过历代医学家的医疗实践，把问诊内容概括为十个方面，即称为“十问”，并编为“十问”歌诀，以便记忆。现将问诊内容分述如下：中医问诊除了特有的十问以外，与现在医学一样，都要首先问清姓名、年龄、籍贯、婚姻和地址等一般情况，以及起病的始末有无诱因，主要症状所在部位、性质特点及治疗情况，了解与疾病有关的病史，个人生活习惯和家族史等，再有顺序的进行十问。

（1）问寒热：主要了解有无畏冷，发热，寒热程度轻重和特点。

（2）问汗：主要了解有汗无汗，出汗的时间，部位和特点。是否伴有畏风，发热等症状。

（3）问饮食和口味：了解食欲，食量，口味变化，口渴喜饮情况。

（4）问二便：了解大小便的次数，排便状态及大小便的颜色，质和量。

（5）问头身和胸腹：了解头疼不适的部位、性质、时间和规律，与活动时伴随症状。

（6）问耳目：了解听觉和视觉的改变情况及伴随症状。

（7）问睡眠：了解入睡情况，睡眠深浅，时间长短，有无做梦及伴随症状。

（8）问妇女：了解妇女的经、带、胎、产的情况和有关伴随状况。

（9）问小儿：了解小儿着衣冷热及饮食情况，询问小儿生长、发育、喂养情况，父母健康情况，周围热性病及传染病流行情况。

（10）问诊断和治疗情况：了解起病原因，有何旧病，就诊前曾在何时、何地作过检查，诊断，进行何种治疗，具体药物、剂量、服法及治疗效果等。

（二）望诊

望诊是通过医生的视觉观察患者的神色，形态变化和患者排泄物的色和质的改变，从而获得与疾病有关的辨证资料的诊断方法。望诊可以初步确定疾病的性质，部位和程度。对于疾病的进一步检查和初步诊断都具有一定的指导作用。

望诊的内容十分丰富，它包括：全身望诊，局部望诊，望舌，小儿指纹望诊等。其中舌诊和指纹望诊是中医独特的诊断方法之一。神色在中医临床上也很重视，是望诊中的重要内容，应详细观察。

1. 全身望诊

（1）望神：神，是指人体生命活动的外在表现和精神意识活动。望神，首先是看眼睛和精神意识的改变，可以预知疾病的轻重和预后的好坏。若患者两眼灵活，明亮有神，意识清楚，面色红润有泽，语言清亮，呼吸均匀，临床则称为“有神”或“得神”。表示正气未伤，脏腑的功能未衰。虽有病亦轻浅，预后良好。反之，患者双目无光彩，精神委靡，表情迟钝，面色晦暗，语声低微，呼吸不均或急促。则中医称为“失神”。表示正气已伤，腑脏功能已衰败。患者病情属重，予后多为不良。若危重患者突然精神兴奋，说话滔滔不绝，欲饮欲食，表示正气欲脱。则中医称为“假神”，亦称回光返照。临床上应注意识别，以免造成误诊。

（2）望气色：气色是指皮肤黏膜的色泽。“色”指皮肤黏膜所显的青、黄、赤、白、黑等颜色；“泽”指皮肤黏膜的荣润、鲜明、光彩等。一般“色”反映人体不同的病证。如青色主寒、主痛、主瘀、主惊风；赤色主热；黄色主湿；白色主虚主寒、主失血；黑色主寒、主痛、主水、主肾虚。“泽”反映人体正气的盛衰，如黑而晦暗，多为阳气虚衰，阴浊内盛，病势深重；黑而干焦，多属实热伤津，肾精久耗。

（3）望形体：正常人形体强壮，肌肉丰满，皮肤润泽。若见形体肥胖、肌肉不实、食多气短，多属痰湿内盛；纳食量少，多见脾胃虚弱；形体瘦弱，胸廓狭窄，多属阴虚肺痨；形瘦、形肉已脱，精气耗竭，为疾病晚期。

（4）望姿态：姿态是指患者的动静、姿势和体位，是疾病的外在表现，不同的病征，常表现为不同的姿态和体位。如口眼㖞斜，半圆规步态，多属中风；头摇不能自主，多属肝风内动；头侧倾多为斜颈；角弓反张，多属邪热生风作痉；足膝软弱无力，行动不灵，不红不肿，多属痿证；手足拘挛，屈伸不利，多属肝病筋急；若见遇寒痛剧，得温痛减，疼痛局限固定，则为寒凝经脉，或风寒湿痹；卧时扬手伸足，揭去衣被，辗转不安，不欲近火者，均为阳证、热证；反之卧时身缩腿蜷，喜加衣被，欲近火取暖者，皆属寒证。

2. 望局部

（1）望头与发：望头颅发育大小，囟门大小闭合情况、饱满情况，颈项活动情况及目、耳、鼻、口等五官情况。如头大如牛，走路不稳为鲜颅（属颅内积水）；前囟高突为实证，下陷为虚证；自颈至腰，脊柱强直者，多为骨痹。头发色黑而润泽是精血充足的表现；干枯不荣，多为精血不足；渐白脱落，多为年老精血渐衰；病后脱发，多属气血不足，等等。五官是脏腑的关窍。它的变化也可以反映脏腑的变化。

（2）望皮肤：望局部皮肤色泽的改变，同时注意有否肿胀、皮损、皮疹、皮下瘀血及赘生物存在等。

（3）望脊柱四肢关节：注意脊柱四肢关节的外形、肿胀、色泽、畸形、肌肉有否萎缩及活动功能有否改变。

（4）望呼吸：注意观察呼吸的深浅度和节律，正常人每分钟呼吸15～20次。若热邪客肺，则呼吸粗、急促；肺虚则呼吸浅短而促；胸壁迸伤则呼吸表浅；中风、脑伤或病重者则呼吸多为慢而深；时快时慢者多为危象。

（5）望排泄物

1）望痰涕：咳痰色白稀薄的多属风寒；色黄稠多为肺热或外感风热；咳吐脓痰血痰且有腥臭的为肺痈；痰中带血的多为热伤肺络。鼻涕色白如清水多为外感风寒；色黄黏稠的多为外感风热或鼻渊。

2）望小便：小便色清、量多为寒证；短赤为热证；尿血为热伤阴络，兼有尿频、尿急、尿痛、尿中断或尿出砂石者为淋症。

3）望大便：正常人大便色黄，干湿适中。如果大便溏薄，色黄腥臭的多为肠中有热；清泻如水，挟有食物则多为肠中有寒；大便色黑多属肠内有瘀血，大便带血多为痔漏；大便干结如羊屎多为阴液亏损等。

4）必要时望患者的呕吐物，伤口的分泌物，妇女的经、带等物的色泽、质量等变化。

3. 望舌

舌诊，是望诊的要点之一，它是通过观察患者舌质和舌苔变化来判别证候的方法，是中医独具一格的一种诊病方法。中医认为舌与各个脏腑都有密切关系，从经络上看，肝、脾、肾三经与舌体相连，“舌乃心之苗”，“舌为脾之外候”，“苔为胃气的反映”。所以人体脏腑的虚实，气血的盛衰，津液的盈亏，疾病的轻重，病情的进退在一定程度上可以客观反映于舌象上。大量的临床实践证明，望舌不但有助疾病的早期诊断，而且可以帮助判断预后。

舌诊的观察内容包括舌质与舌苔，舌质也称舌体。正常人的舌体柔软，运动自如，色泽淡红润泽，舌面上有一层薄薄白苔，而且干湿适中。病理舌象可以因疾病的不同出现舌质和舌苔的不同变化。临床中，“辨舌质，可知五脏之虚实；视舌苔，可知六淫之深浅；审其润燥、以验津液之盈亏”。

舌诊的脏腑划分：将舌体划分四个部分。即舌尖部分属于心肺；舌面中部属脾胃；舌体两侧边属肝胆；舌根部分属肾；从这些部位的变化便可以反映所属脏腑的病变，以便供临床辨证时参考。

（1）望舌质：注意观察舌质颜色、湿润度、形态和运动情况。

1）舌质颜色与湿润度：正常舌色淡红，湿润适中。

舌淡：舌淡白主虚证、寒证；色淡白无苔或少苔，多为气血两虚；色淡而润为虚寒证。

舌红：舌红主热证；舌红苔黄厚多为里热实证；舌嫩红少苔，多为阴虚内热；舌尖红，多为心火上炎；舌边红多为肝胆热盛。

舌绛：舌绛多为外感热病，邪入营血；久病则多为阴虚火旺；绛而干多属胃火伤津；绛而光亮多属胃阴耗伤；绛而干枯，多为肾阴已涸。

舌紫：舌青紫有瘀斑多属于瘀证、热证、中毒、疫痢；舌绛转为紫红而干，多属热入血分；舌淡紫而润，多属寒证。色紫暗，面唇俱青，见于中毒（或严重缺氧）。

2）舌的形态和运动：主要观察舌质的胖瘦、老嫩、干湿、裂纹和活动情况。

胖瘦：色淡肥胖润而齿痕明显，多属阳虚、气虚、水湿停聚；舌质红绛，胖大，多为热毒亢盛；舌质瘦小而薄，多属虚证；瘦而淡多为气血不足；瘦而绛多为阴虚内热。

老嫩：舌质纹理粗糙紧密，亦称坚敛苍老，多为实证、热证；舌质焦嫩，浮肿而润，多属虚证或寒证。

裂纹与芒刺：正常人素有裂纹，不算病态。若温热患者舌绛有裂纹，多为营血热盛；久病舌淡白而有裂纹，多属气血两亏；舌上生芒刺，多属热邪亢盛而伤阴。

舌态：正常人舌体伸缩自如，活动灵活。若外感热病，出现舌强言语不利，多属热入心包；素有肝阳上亢，自觉舌体强硬，语言拙笨多为中风预兆；舌强，且伸出偏歪，语言不清，口眼㖞斜，多为中风后遗症；舌淡，伸缩舌体时震颤，多属气血不足；舌红，伸缩舌体时震颤，多属肝风内动；儿童发热时吐弄舌，多属心脾实热。

（2）舌苔：注意观察苔色和苔质的变化，它可以辨别外感邪气之深浅变化。

1）苔色：白苔多主表证、主寒证，若舌薄白为表寒；薄白而润滑为外感风寒；薄白不润为外感风热；白中带黄或苔白而干为邪将传里，津液受损；若白苔干裂或如积粉，则属里蕴邪热，或暑湿秽浊之邪内盛。

黄苔：多主里证、主热证。苔黄而薄主表热或热病初起；黄厚者，为胃肠实热；黄而粗糙为胃热伤津；黄而腻为湿热，痰湿食滞；黄燥或焦黄则多为里热盛。

黑苔：多主热证。但也主肾虚寒证。多见于病重者。舌质鲜红、舌苔灰黑而干燥的多属于火热伤阴或瘟疫热毒深入于里的证候。

2）舌质：苔薄，常为疾病轻浅，见于外感表证；苔厚，常为外邪传里或内有积滞。

润燥：润燥一般与津液的多少有关。湿润过度，多为水湿内停或主寒证；舌苔干燥多属高热伤阴，或湿邪蕴积，气不化津，或久病阴虚液亏。

腐腻：腐苔多为宿食化腐；腻苔多属湿浊内困。

剥苔：多属阴亏脱液之征，也有虫积、血虚之征；若温热患者忽然出现剥苔，多属于正不胜邪，津液亏耗，阴虚水涸，邪热内陷危候。

4. 望指络

望小儿指纹络，简称望指纹，它是观察小儿虎口食指桡侧显现的脉络形色变化，作为辨证病情的参考的一种特殊诊断方法。望指纹一般只用于3岁以下的小儿。其具体部位是从食指桡侧的第一节起至第三节定为三关：第一节（即基底节）为风关；第二节为气关；第三节为命关。正常小儿指纹红黄相兼隐隐不显，若有隐显，也只在风关之内。随着年龄增长，皮肤增厚，则指纹逐渐模糊不清。

望指纹的方法：抱小儿于光亮处，医生以左手拇食指握住小儿食指，以右手拇指指面轻轻从小儿虎口食指桡侧面由指尖向虎口推动数次，注意观察指纹的浮沉、色泽、显现部位等变化。

病态指纹：

（1）浮沉分表里：指纹浮现，主病在表；指纹深沉，主病在里。

（2）红紫辨寒热：色淡为虚寒；色浮露鲜红为表热，病邪初袭；深沉深红紫暗为里证或邪热郁滞；色紫为热；色青为惊风；色白为疳积；色黄为脾虚。

（3）淡滞定虚实：纹淡主虚、主寒；淡红而细，为正虚；淡而紫为虚中有热；淡而青为体虚有风。滞，是指指纹滞涩不畅，主实证；指纹粗、色深，为邪盛或痰食内积；纹滞而色淡为邪盛正虚。

（4）三关测轻重：指纹出现于风关，一般属正常或病情轻浅；指纹出现在气关，则病情较重；指纹由于气关透至命关，则病情更重；若指纹直射指甲，名“透关射甲”，病情多属危重。

（三）闻诊

闻诊是通过医生的听觉和嗅觉来诊察患者的语言、呼吸、咳嗽、呃逆等声音的变化和排泄物的气味以分辨证候，协助诊断的方法。

1. 闻声音

（1）语音：患者说话语声低微，气短懒言，多属虚证、寒证；声高有力、躁烦多言，多属实证、热证；发热躁烦谵语，多为热入心包；鼾声不醒，手撒尿遗，多是中风脱证；声音忽然嘶哑，多为风、寒、痰引起的实证；声音慢慢嘶哑，多属精气内伤，肺痿津枯的虚证。

呃逆：一般偶见打呃，属一时气逆，不一定是病态。若频频打呃，呃声高而有力，多属实热；呃声低长无力，多属虚寒；若病重日久，忽见呃逆，多属胃气衰败的重证。

呕吐：吐势迅猛，声高有力，多属实热；吐势缓慢，声低无力，多属虚寒。

（2）呼吸：呼吸声高气粗，多属实证、热证；呼吸声微气弱，多属虚证、寒证；呼多吸少，喘促气急，喉中痰鸣，漉漉有声，多属实证、痰浊阻肺；呼吸断续，声低息微，动则喘甚，面色苍白，多属虚喘，如肾不纳气。

（3）咳嗽：咳声洪亮，痰稠而黄，多为风热咳嗽；咳声重浊，痰清稀而白，多为风寒咳嗽；咳声有力，气短倦息，痰中带血，多为肺痨咳嗽；干咳少痰，口燥咽干，多为肺燥咳嗽；小儿阵发咳嗽，频频不止，且有回声，伴有呛咳，多为百日咳；咳如犬吠，多为白喉。

2. 闻气味

（1）口味：口嗳酸臭，多为宿食积滞；口出腐臭气，多为胃热、牙病；口出腥臭，咳吐脓痰，多是肺痈；鼻出臭气，浊涕长流，多为鼻渊。

（2）闻汗：汗有臭味，多为腋臭；汗有臭秽味，多为瘟疫、热性病；若带有血腥味则知患者失血。

（3）二便：大便酸臭，多为积滞湿热；腥臭稀薄，多为脾胃虚寒；小便臊臭，多为湿热下注；小便清长无味，多为虚寒；尿有甜味，多为消渴。

（四）切诊

切诊是通过医生的手对患者的脉搏和体表进行触摸按压，以此达到搜集临床辨证资料的方法。切诊是中医诊断学的重要组成部分，其内容包括脉诊和按诊两个方面。

1. 脉诊

脉诊是医生通过食、中、环指指腹切按患者两手上前臂远端桡侧动脉，从三指下动脉搏动的变异，辨别脉象，以了解判断患者气血变化的一种诊断方法，又称诊脉、切脉、候脉或摸脉等。

（1）切诊的部位和方法：人体表面可以切脉的部位有人迎、寸口和趺阳穴三个部位，但以寸口脉的切脉为常用。古人把寸口脉分为寸（近虎口处）关、尺三部，分别代表心、肝肾（左手）和肺、脾、命门（右手）。切脉时，又以指力向下按压的轻重，分为浮取、中取和沉取。临床触摸时可互易次序，反复触摸，加深体会。寸、关、尺三部均有浮、中、沉三种候法，故称为“三部九候”。按脉以中指先定关位，对准桡骨茎突前桡动脉上，食指按寸，环指按尺，根据患者身高，三指作适当调整。周岁以上小儿切脉时，只能一指按定三关。

（2）正常脉象：正常脉象称为平脉，即寸、关、尺三部均有脉，浮沉、大小、快慢适宜，来去从容，节律均匀，和缓有力，一息四至五次（每次呼吸，脉跳 4～5 次）。正常人的脉象有时可以因气候、性别、年龄、运动、情绪等条件的变化而有生理上的差异。如小儿脉快；老人脉迟；男人脉多有力；女人脉多细弱，肥胖人脉多沉象；运动员脉多迟象等。

（3）病脉特点和主病：病脉亦称异常脉象，人体内有病，均可以在脉象上的深浅度、紧张度、频率、节律、强弱等方面表现出来。古人把前人经验总结为二十八种脉象（下表），分类较复杂，目前临床常见到的病脉有浮、沉、迟、数、滑、涩、虚、实、洪、细、弦、濡、紧、缓、促、结、代等。介绍如下：

浮脉：重按始得，轻取不及。沉脉多见于里证，沉而有力为里实，沉而无力为里虚。但也有湿邪初感，热伏于内，脉不能达外而见沉脉。内伤气滞血瘀，往往呈现沉脉。

数脉：一息六至，主热证。数而有力为实热、数而无力为虚热。惊恐气乱，脉来数急，为神气不守；损伤瘀血和损伤出血脱液均可呈现数脉。

迟脉：一息脉来三至，主寒证。迟而有力为实证冷痛，迟而无力多属虚寒。损伤后期气血未复，易受寒邪，伤筋挛缩、瘀血凝滞等证均可呈现迟脉。

滑脉：来往流利，应手圆润如盘走珠。主痰饮，食滞实热。妊娠脉滑疾。

涩脉：来往不利，细而迟，有阻涩之感。多见于气滞血瘀，精血不足。涩而有力为实证，涩而无力为虚证。

虚脉：脉来无力，按之空虚，主虚证，多见于久病后期，气血两虚，津液亏损等。

实脉：脉来有力，为邪气盛，正气未衰，多见于瘀血，积滞，实热等患者。

洪脉：浮大有力如波涛汹涌，来盛去衰，主阳盛、血虚证。见于热邪内蕴，热邪炽盛，或损伤瘀血化热之证。久病、久泻、失血见洪脉多是危候。

细脉：脉幅小而无力，脉细如线。多见于气血两虚、劳损、久病、伤精、大汗亡阴。以微脉为阳弱，细脉为阴弱。

弦脉：应指强直，按如弓弦。主肝胆病，气郁、痰湿、疟疾等，常见于损伤剧痛，胁肋疼痛等证。

濡脉：轻取即得，应指较弱。主虚证和湿证。多见于久病虚弱，亡血阴虚，脱血虚劳动患者。

紧脉：来往有力，脉来紧张如按绳索感。主寒证、痛证、痹证、宿食。伤寒表证脉浮紧，里寒脉沉紧。

缓脉：来往和缓均匀，一息四至。主湿证主营衰、卫有余。多见于痹证。

结脉：来往迟缓；有时间歇，止无定数。主阴盛气结，气血凝滞。

代脉：脉来歇止，止有定数，不能自还，良久复动。主脏器衰败，七情惊恐，跌扑损伤，吐泻等。代脉多主危重证等。

促脉：脉来急数，时见一止，止无定数。主阳盛热极，气滞血瘀，痰浊内停，三焦郁火等。

芤脉：浮大中空，如按葱管。主证：失血和伤阴（表4）。

表4 脉象鉴别表

脉纲	共同特点	脉名	脉象	主病
浮脉类	轻取即得	浮	举止有余，按之不足	表证，亦见于虚阳浮越证
		洪	脉体阔大，充实有力，来盛去衰	热盛
		濡	浮细无力而软	虚证，湿困
		散	浮取散漫而无根，伴至数或脉力不均	元气离散，脏气将绝
		芤	浮大中空，如按葱管	失血，伤阴之际
		革	浮而搏指，中空边坚	亡血，失精，半产，崩漏
沉脉类	重按始得	沉	轻取不应，重按始得	里证
		伏	重按推至筋骨始得	邪闭，厥病，痛极
		弱	沉细无力而软	阳气虚衰，气血俱虚
		牢	沉按实大弦长	阴寒内积，疝气，癥积
迟脉类	一息不足四至	迟	一息不足四至	寒症，亦见于邪热结聚
		缓	一息四至，脉来怠缓	湿病，脾胃虚弱，亦见于平人
		涩	往来艰涩，迟滞不畅	精伤，血少；气滞，血瘀，痰食内停
		结	迟而时一止，止无定数	阴盛气结，寒痰瘀血；气血虚衰
数脉类	一息五至以上	数	一息五至以上，不足七至	热证，亦主里虚证
		疾	脉来急疾，一息七八至	阳极阴竭，元气欲脱
		促	数而时一止，止无定数	阳热亢盛，瘀滞，痰食停积，脏气衰败
		动	脉短如豆，滑数有力	疼痛。惊恐

续表

脉纲	共同特点	脉名	脉象	主病
虚脉类	应指无力	虚	举按无力，应指松软	气血两虚
		细	脉细如线，应指明显	气血俱虚，湿证
		微	极细极软，似有似无	气血大虚，阳气暴脱
		代	迟而中止，止有定数	脏气衰微，疼痛，惊恐，跌仆损伤
		短	首尾俱短，不及本部	有力主气郁，无力主气损
实脉类	应指有力	实	举按充实而有力	实证，平常人
		滑	往来流利，应指圆滑	痰湿，食积，实热，青壮年，孕妇
		弦	端直以长，如按琴弦	肝胆病，疼痛，痰饮等，老年健康者
		紧	绷急弹指，状如转索	实寒证、疼痛、宿食
		长	首尾端直，超过本位	阳证、热证、实证；平人
		大	脉体宽大，无汹涌之势	健康人；病进

2. 按诊

按诊是医生用手对患者体表部位进行触摸按压，以探察疾病的部位、性质的一种诊断方法，又称触诊、摸诊。它是推拿医生特有的诊断方法之一，通常称为手摸心会。也可以单独进行摸诊，可以在临床治疗操作过程中，在疾病部位反复进行触摸操作，边诊断，边用手法，两者结合。按诊时切忌粗暴行事而增加患者痛苦，应该轻巧柔和，仔细全面，有次序地进行。现将按诊的内容分述如下：

（1）皮肤按诊：注意了解皮肤温度（即寒热）、湿度（即出汗与否）、弹性、光滑度等改变和皮疹、皮下水肿、肿块及压痛、反射痛等。特别注意压痛点部位、范围、深度及性质。

（2）肿块与肿胀的摸诊：注意了解肿胀或肿块的性质、部位、大小范围、数目、硬度、光亮度、移动度、有否压痛、波动感等。

（3）畸形的摸诊：触摸局部有否高凸、凹陷、变形等畸形，是否存在异常活动、骨摩擦感和响声，畸形处有否触痛等。

（4）阳性反应物：组织内损伤引起气滞血瘀，筋脉聚结，在组织间会出现各种形态的反应物，如结节状、条索状物，通常把它称为阳性反应物。它对于损伤的诊断和治疗具有一定的临床意义。因此在触诊时注意寻找阳性反应物的部位、阳性反应物的压痛和反射痛具有一定实用意义。

（5）胸腹的触摸：注意辨别脏腑的虚实、病邪的性质、肿胀、肿块、压痛点部位、深浅、内伤聚积的程度等。

（6）经络腧穴的触诊：注意经络和腧穴部位的病理变化，阿是穴和反应点的探索，以判断相应脏腑的病理改变。如阑尾炎于阑尾穴压痛等。

软组织损伤常用诊断法

软组织损伤疾病是推拿科的主要适应证之一，具有疗效快，简便易行，无创伤等优点。在治疗这些疾病时不仅要辨证施治，同时也要辨病施治。在其他教材中缺少这部分内容（主要是运动系统软组织损伤的检查方法）。

在中西医诊断学中已介绍的内容，此处从略或结合推拿专业特点给予适当介绍。这里介绍的诊断方法是以医生临床查体为主要内容，较系统地介绍其检查方法。

本节内容是以现代医学理论即结合解剖、生理、病理知识，完全采用现代医学常规检查方法来叙述其诊断方法的。

推拿医生掌握这些诊断方法是十分必要的。对疾病发生的部位及损伤的机理做到心中有数，明确疾病的诊断和性质，做到辨证施治和辨病施治相结合。

要学习好诊断方法应做到如下几点：

（1）要有全心全意为患者服务的思想，检查患者时要关心爱护患者，体贴同情患者的疾苦，尤其在初学诊断方法时，不能不顾患者的痛苦强行临床检查。检查方法应在同学身上互相练习熟练，再在患者身上操作。

（2）要有实事求是的态度。询问、检查患者耐心细致，一丝不苟。针对病症进行有的放矢的问诊和详细认真的查体，如实记录，结合 X 线、肌电图、心电图、超声波等检查结果综合分析。

（3）学习时要理论联系实际，诊断方法是一门需要实际操作的课程，除了要全面掌握理论原理，又要重视实际操作。在不同患者身上的反复实践，才能真正掌握检查方法的操作。只记住书本上的知识，在实践操作中往往不会正确判断阴性或阳性结果。

（4）坚持中西医结合的道路。对推拿专业来说，学习现代医学检查方法是很重要的。不能认为，学习中医就不用费力气去学习现代医学的诊断方法。但也不应学习了现代医学的诊断方法就轻视中医的诊法，应该掌握中西医的诊断方法更好地为患者服务，为中医推拿专业的发展多做工作。

（一）问诊

问诊就是向患者或家属了解疾病的发生、发展和诊治情况。将了解的情况去粗取精，去伪存真，综合整理使之系统化，记录下来就是病史。

询问病史对疾病的诊断有着重要意义，对于那些自觉症状明显而缺乏临床体征的患者，病史在诊断中的作用尤为重要。在进行详细的检查以前，能对疾病的病史有个全面的了解，不仅使我们的体格检查做到有的放矢，而且对疾病的鉴别诊断也提供一定的思考范围。对于一个疾病的病史的全面了解，往往能给医生提供一个基本的诊断，然后再通过各种检查手段以证明临床中印象诊断的正确与否。对病史的询问和采集要有很好的态度和方法，也要在临床中不断锻炼，才能掌握好问诊。

1. 如何问诊

问诊时医生态度要和蔼诚恳耐心，消除患者就诊时的紧张情绪，让患者围绕着主要病情叙述，医生要耐心听，引导患者谈与疾病有关的内容。问诊时先从一些简单易答的问题开始，如：“感觉哪儿不舒服”，通过问答的方式了解主要病症的情况及疾病的发展和诊治情况。用通俗易懂的语言询问，不要用医学术语问患者，患者使用医学术语时，要问清其具体含义。

病史是疾病诊断的第一手资料，要求要准确无误，实事求是，记载病史不受其他因素干扰。由患者或家属详叙病史，除小儿或神志不清的患者，最好直接询问患者。患者一般不能将病史有组织有层次有系统地介绍，医生应围绕患者主症询问，阻止患者介绍与病情无关的内容，避免用暗示或提示的方式寻问患者，否则容易使患者随声附和，造成诊断错误。

2. 主诉的记载

主诉是说明疾病的发病部位、主要症状和发病时间，记录要求高度概括，一般用一句话来写明，无论门诊病志或住院病志都要有患者主诉。

主诉在病史的记载中有提纲挈领的作用，要正确、简明，不要将现病史写进去，如腰痛伴右下肢放射痛一个月。看上去十分清楚，这可能是个腰椎间盘突出（腰腿痛）患者，诊断是什么？其具体发病及治疗经过怎样？与哪些疾病鉴别？哪些内容将在现病史及体格检查中去做。但若主诉写得不准确，甚至错误，以下的内容往往也就被引入歧途了。有时确定主诉是困难的，尤其是诊断病情复杂、病程较长者尤为困难。应问清病情，综合分析，确定主诉究竟是什么？这就是疾病的主要矛盾，是诊断治疗的中心。

3. 现病史的采集

现病史是指疾病的发生及经过，包括发病的病因、诱因、症状出现的部位、性质与程度，以及伴随症状，疾病的趋势与治疗经过。对运动系统软组织损伤患者，首先应了解发病时的症状及程度，疼痛的情况，有否肿胀及瘀斑，受伤时有否昏迷，伤时能否行动，受伤部位的功能是否丧失，伤后是否住院或休养，受伤以后是否又出现什么新的症状。例如，腰部扭伤，当时腰痛，半月后腰痛减轻又出现一侧下肢放射痛。这种疾病的发生与发展为诊断提供有用的资料。尚可进一步询问症状是否持续或减退，程度如何？是否影响休息、饮食、睡眠？在咳嗽喷嚏时疼痛是否加剧？休息平卧、站立、运动对疼痛是否有影响？症状与气候变化有无关系？是否接受治疗？效果如何？有无其他关节痛史，有无脊柱外伤史，有无结核史，下肢肌力及感觉如何？有无会阴部的感觉异常，同时也可询问患者在其他医院就诊的情况。

对病史的询问和记载，使医生对疾病有个较为清晰的了解，为进一步检查和诊断指出明确的方向。

（二）望诊

望诊是简单易行的方法，但若不仔细地观察，往往对很重要的体征也会视而不见。尤其对初学者应从开始养成认真观察患者的习惯，才不会使一些很重要的轻微改变遗漏。为了检查出异常的变化，首先应该熟悉正常人体的形态。胖人瘦人的形态明显不同，了解正常的生理变异。患者本身的两侧对称比较，常可排除个体差异的因素。

1. 望诊的方法

望诊时常把注意力集中于患者的主诉部位或常限于一个比较小的区域进行观察，这就会使医生忽略一些重要体征。医生首先应该考虑到主诉的病变与相关疾病的关系，望诊就能够全面地观察。

对观察部位的暴露要充分，如望肩部或上肢，最好露出上半身躯干。观察腰部时上部最好露出肩胛部，下部暴露至髋后上棘或臀横纹，否则只露出一段腰部，对畸形、生理曲度的改变不易观察出。检查患者时要采取适当的体位，检查上肢肩带采取直立位或坐位；检查脊柱或骨盆取立位，尽可能保持正常体位。例如，坐位时可使下肢长短的差别消除，卧位时可使腰背肌自主性肌紧张消失。有时在站立位出现的脊柱侧弯，而在卧位时却消失。卧位检查在硬板床上进行。

望诊要用自然光线，尤其对皮肤色泽、黏膜的观察，自然光线更重要。

2. 望诊的内容

（1）体态：体态是指人体的身材轮廓。若人体瘦长，躯干和胸廓狭长，肋角小，属虚弱体态。若身材适中，胸廓宽阔，肋角大，乃强壮体态。躯干瘦长的人易引起脊柱姿势不良，然而肥胖的人关节石膏固定容易引起关节僵硬。

有些体态异常为某种疾病所持有。如躯干发育正常而四肢明显短小是软骨发育不全的特征。脑下垂体生长激素分泌过多，激发骨生长迅速所引起的“巨大发育”，体态高大而匀称。在骨骺线已经闭合，长骨生长已停止，脑下垂体生长激素分泌过多则仅影响膜内化骨，形成典型的肢端肥大症。甲状腺功能不足或缺少所引起的“呆小症”者不仅身材矮小，而且神情呆滞。

（2）姿势：由于人的身材、习惯、职业、工种的不同，个体的姿势差异可能很大。但一般认为良好姿势应是立位后面观：两肩平，胸廓对称，两肩胛下角平齐，骨盆平整无倾斜，全部脊椎的棘突连成一直线；立位侧面观：耳、肩、髋关节和踝关节中心在一直线上。

病理性姿势：在损伤或疾病时身体某部可表现一种特殊的姿势，具有一定的诊断意义，常见原因如下：

1）脊髓和神经损伤：颈 6 脊髓节段损伤见患者仰卧，躯干和四肢全无运动，上肢后举，上臂外展外旋，前臂屈曲。

颈 7 脊髓节段损伤见患者仰卧，躯干和上肢均不能活动，上臂外展，肘关节屈曲，前臂置于前胸，手指微屈。

上臂从伤：多属产伤引起，上肢维持在内旋内收，前臂旋前位。

2）软组织挛缩：软组织发生挛缩后，迫使关节处于一种畸形位置，最常见关节畸形有：

A.关节屈曲，内收，内旋或屈曲外展外旋。

B.关节屈曲或伸直，外翻或内翻。

C.马蹄内翻足或仰趾外翻足。

D.关节屈曲或伸直。

3）关节脱位：关节脱位后，关节局部疼痛，肿胀，功能障碍，并出现关节畸形，关节盂空虚和弹性固定，脱位后关节骨性标志的正常关节改变，破坏了肢体原来的轴线，与健侧对比不对称，因而出现畸形。

4）代偿性改变：当身体某部位发生病变时，身体的其他部位弥补造成代偿性改变。例如，下肢有长有短时，骨盆就向短肢侧倾斜，脊柱向患侧侧凸；髋关节内收畸形可引起膝外翻和前足内收。

5）疼痛：疼痛可使患者采取一定的保护姿势。例如，锁骨骨折患者，为避免骨折断端的刺激，常用手托住受伤一侧的上肢；颈椎结核患者常用双手托住下颌，姿势十分典型。

（3）皮肤：最好在日光下检查皮肤有无瘀斑、窦道、瘢痕和胼胝，并注意其颜色和纹理。

1）瘀斑：有些部位的骨折，皮肤瘀斑的位置及其分布的区域相当典型。例如，肱骨外科颈骨折时，血液的渗出可沿上臂内侧、胸廓外侧，在女性还可延伸至乳房部；骨盆骨折时，会阴部和男性的阴茎或女性阴唇可见到皮肤瘀斑；足底皮肤的瘀斑，则需考虑跟骨骨折。

2）瘢痕和窦道：皮肤上的瘢痕和窦道，在诊断骨关节结核或化脓性感染时大有帮助，经久不愈的窦道或时破时愈的瘢痕多数属这种性质的骨关节病，并应详细询问其形成及发展的过程。

3）胼胝，俗称腿子：在检查足底病变时，对足底的胼胝位置应予重视。足底胼胝形成可由足部姿势不正形成。例如，马蹄内翻足胼胝多在足背外侧缘。胼胝也可由骨折连接不正，使局部皮肤受到压迫，如趾骨和跖骨骨折连接不正所引起局部皮上的胼胝。

4）颜色：创伤时，观察皮肤的颜色是一个不可缺少的步骤。皮肤发绀，表示静脉淤血或缺氧；象牙色是缺血的表现；皮肤红晕表示血供增加。骨折固定后，如不进行适当锻炼，拆除固定时呈现紫红和浮肿，说明静脉回流欠佳。

皮肤颜色可提示某些疾病。如紫铜色皮肤被认为是病的体征之一；皮肤有大褐色斑的患者要想到神经纤维瘤的可能性；结节红斑的患者可能有关节痛。

5）纹理：软组织轻度肿胀有时不易被发现，但如果仔细比较身体对称部位的皮肤，常可发现肿胀部位的皮肤的纹理比较平浅。周围神经损伤后所引起的营养性改变中，皮肤光薄为其表现之一。

（4）关节望诊：关节发生病理改变时，常表现有关节积液现象。如何辨别关节内积液与关节周围的肿胀尤为重要。除髋关节位置较深不易用望诊观察外，其他表浅关节，望诊比较容易观察。在了解关节积液之前，应该了解关节正常的解剖结构，尤其是关节滑膜，关节积液与滑膜或滑囊的炎症关系密切。例如，常见的膝关节积液，少量积液可只见到髌韧带两侧较饱满，但大量积液时，髌上囊可明显肿大，甚至腘窝处滑囊亦可肿起。然而膝关节的积液毕竟受滑膜限制，故髌上囊的肿大终究有一定的界限，因此以大腿下段，关节周围弥散性的炎性肿胀是可以辨别的。当然还可配合触诊，甚至关节穿刺来证实。

（5）步态：下肢疾病常引起患者步态失常，这种不正常的步态称跛行，分析其异常步态，可推测疾病所在。

1）首先应了解正常步态。

A.触地相，跨步相：两足在行走的时候，可分为两个阶段。第一阶段是从足跟触地开始，过渡到第五跖骨头，第一跖骨头着地，最后一直到拇趾离开地面，这一段的时间称为“触地相”；第二阶段是从拇趾离开地面直到足跟再接触地面的一段时间，称为“跨步相”。在平时行走时，触地相与跨步相不相等；也不是一个结束后另一个才开始，也就是说在一定时间内，双足同时处于触地相，此时称为双足触地相，当从缓步行走为快速疾走时双足触地相就变短；在奔跑时就无双足触地相可言了。

B.足的离地动作：正常的跨步动作受足的推动，故足离地面时爽快利落，绝无拖拽之态。

C.骨盆摆动：跨步时，同侧骨盆向前摆动，使身体重心移到髋关节的前面。在跨步中两侧骨盆保持相平。

D.跨步距离：两下肢如无明显参差，跨步距离应基本相等。

E.腰椎运动：正常行走时腰椎和腰部肌肉亦参与运动。

F.任何原因改变了上述的一个或几个条件，就引起步态的不正常，通常遇到的有以下几种：①患肢因疼痛不敢负重；②下肢长短相差太多；③关节畸形；④下肢肌肉麻痹；⑤运动失调。

2）疼痛性跛行：整个下肢疼痛常迫使患者卧床或借助双拐走路，若疼痛不很严重，患者尚可用患肢走路形成疼痛性步态。①患肢触地相比健侧触地相要短（即患肢负重时间减少）。②患肢跨步相仍正常。③双足触地延长。④两侧骨盆向前摆动的幅度不等，因患肢的触地时间减少，影响健侧骨盆向前摆动的幅度，而患肢跨步相正常，故患侧骨盆向前摆动的幅度反比健侧大。

3）短肢性跛行：两下肢的长度差别在4～5cm，站立时可借助骨盆向短肢一侧的倾斜来弥补，但若短肢超过7.5cm，那么长肢膝关节必须屈曲以减少其长度，并且短肢必须采取马蹄足姿势。

短肢跛行的特点：①短肢无痛故触地相仍保持正常。②短肢跨步距离比健侧短。③由于在行走时短肢一侧的骨盆上下颠簸，因而躯干左右摆动明显。

4）关节畸形的步态：当下肢某一关节发生畸形时，就出现不正常步态。

A.髋关节屈曲强直：髋关节屈曲畸形，如果小于 20°～25°角时，可借助腰椎前凹来代偿，因而屈曲畸形不致造成下肢长度的损失，可借助膝关节屈曲和马蹄足来弥补。但行走时躯干前屈后仰（腰椎前凹与后凹交替）十分明显。屈曲畸形大于 45°～90°角时，下肢的短缩再无法依靠其他关节来弥补，跛行就更加明显。

B.膝关节屈曲强直：单侧膝关节屈曲畸形小于 30°角，可借助马蹄足来弥补。当然患肢跨步相略有减少，因而长度仍短一些。如果屈曲畸形超过 30°角，患肢的短缩就不能自行弥补，步态就成短肢性跛行。

C.关节强直：在正常跨步动作时，踝关节必须背屈，触地时足需舒平以能推动身体前进。踝关节强直就影响正常跨步动作和足的推动作用。

D.马蹄位强直：踝关节马蹄位强直时造成所谓“跨阶式步态”即跨步时需要将小腿提高一点，才使足离地面。由于足跟在触地时不接触地面，故缺乏正常的推动力。马蹄足使患肢增长，健肢相对见短故引起以健侧为短肢的跛行，即行走时骨盆向健侧沉降。

E.仰趾位强直：步态主要缺点在于足不能舒平，故推动不足。仰趾最易在疾走时显露真相。

5）肌力不足或麻痹时的步态

A.臀中肌麻痹性跛行：正常跨步动作中，由于触地下肢髋部肌肉作用，将同侧骨盆稳位，故两侧骨盆仍保持平齐。如髋部肌肉由于某些原因而不能起稳住骨盆作用，就引起跨步一侧骨盆下降。

在股骨颈内翻畸形，股骨颈骨折不愈合，先天性髋关节脱位中均可呈现臀中肌麻痹性跛行，即行走时健侧骨盆上下起伏，躯干亦来回摇晃。如病变为双侧性，则成典型的鸭步，骨盆左右起落，躯干做反向摇摆。

B.臀大肌麻痹性跛行：跛行特点为躯干前后摆动幅度增大。当患肢触地时躯干后仰使身体重心落到髋关节后方，依靠髋关节前面肌肉的主动收缩及髂骨韧带的牵制，使躯干免于后倾。

C.股四头肌麻痹：单纯股四头肌麻痹，慢走时跛行不明显，只有疾走时跛行才较明显。行走时患者常用手压住患肢大腿前下方，以稳定膝关节。

D.下肢痉挛性麻痹：小儿脑性瘫痪患者，双下肢发生内收、屈曲和内旋畸形，则形成“剪刀式步态”。

E.运动失调：小脑疾患引起运动失调，引起步态困难。

观察步态的意义：分析各种步态，可以帮助诊断，要从中分析可能发生损害的部位或组织，注意研究特殊动作，注意哪些属于代偿性动作，重视现有的改变和将来的预后情况。

（三）触诊

触诊也是重要的检查方法，尤其在诊断软组织损伤疾病时尤为重要。触诊要注意比较两侧肢体或身体的对称部位，以排除个体差异的因素。

1. 触诊的方法

指腹触诊法是最常用的方法，检查局部的病变可用拇指或食指的指腹作触诊。检查较大范围时则需五个手指一齐作触诊。指腹的感觉最灵敏，可辨别组织的厚度、柔韧性及弹性等。指腹触诊除个别情况外，手指所施的压力，一般不宜太大，否则会影响指腹的敏感性。

手背触诊法在：测定皮肤温度时，用手背作触诊最佳。

2. 触诊的内容

（1）触诊痛点：软组织损伤，常可找到一个或几个痛点，在检查痛点时应注意是局限性或牵涉其他区域，或向一定神经分布区放射。

局限的触痛常提示为局部组织的损害，然而局限的组织损害的触痛并不一定局限，或可牵涉其他部位，或沿一定的神经放射。如第三腰椎横突综合征的患者，不仅第三腰椎横突处有压痛，而且可向患侧臀部及大腿后侧放射，在封闭腰部痛点后在臀与腿部的疼痛消失。

触诊在骨折诊断中是十分有价值的。特别是微细的裂缝骨折，即使在 X 线透视下不能察见，然而在骨折处触诊痛处明显，痛点固定不移。

触诊对椎体或髋关节深部的组织无法直接触诊，如欲检查有无疼痛，常采用拳叩方法，用拳头轻叩击背部或大粗隆或足底，此谓间接触痛。

（2）皮肤温度：局部皮肤温度升高，常常是深部组织炎症的一种表现。检查时不仅要比较患侧和健侧之间皮肤温度的差别，亦需比较同一肢体上下部位温度的不同。先用手背测试健侧关节，其次检查患病的关节，最后检查关节上下方的皮肤。

正常关节部位的皮肤应当比关节上下肌肉部位的皮肤温度低一些，因肌肉的血管比较丰富，关节部位皮肤温度的增高是诊断关节炎症的依据之一。慢性关节肿胀，皮肤温度稍高，但颜色不变，要疑及结核。关节急性肿胀且皮肤发绀应想到化脓性关节炎或风湿样关节炎急性发作。

（3）肌肉：用五个手指一起进行触诊。仔细扪摸肌肉内有无肿胀，并辨别肿块的质地及范围，判断其是否移动。注意在肌肉收缩时有无改变，亦需判定肿块所在肌肉。

正常的肌肉，即使在静息状态下仍保持一定的生理性张力，故具有一定的柔韧性。下运动神经元损害时，受累肌肉丧失生理性张力，称迟缓性麻痹，触诊时感觉肌肉异常紧张。

肌肉可因直接外伤或损伤性炎症而纤维化，触诊时感到肌肉呈条索状硬结，且远端关节有不同程度的挛缩畸形，多属缺血性挛缩。

（4）肌腱：当肌肉作自主活动时，需用手指测定相应的肌腱滑动是否正常。

触诊时应注意到腱鞘有无增厚或触痛，损伤性腱鞘炎常用腱鞘增厚和压痛。

（5）滑囊：正常滑囊不能触得，但滑囊炎症时常能触得滑囊增厚、积液及触痛。大粗隆滑囊炎常属结核性，可因大量脓液积贮而显著胀大。髌骨前或髌骨下滑囊炎及坐骨结节滑囊炎多为损伤性。如肘部经常受击撞或摩擦，鹰嘴突滑囊可增厚并发生积液。腘窝滑囊在膝关节积液时表现为肿胀。

（6）骨和关节

1）关节关系：表浅的关节可通过触摸临近骨突关系，查明有无脱位，例如，肘关节脱位时肱骨内上髁、外上髁和鹰嘴突三个骨性标志点的正常关系发生扰乱。深部的关节关系可借助一些间接体征来判断，如髋关节的关节常用股骨大粗隆与（Nelaton）奈拉通线之间的关系进行判断。

2）关节积液：表浅而较大的关节在积液较多时，可以触得囊性感。表浅而小的关节（如指关节）有积液时亦能触得一种弹性感觉。测定关节有无积液的同时还需辨别关节囊是否增厚及其增厚程度，在长期慢性滑膜炎中，滑膜可因炎症浸润而增厚。

3）干骺端肿块：长骨的干骺端，特别是膝关节部分，多为肿瘤的好发部位。病期短，症状剧烈及肿瘤发展迅速，是恶性肿瘤的特点。反之，病期长，症状不显著和肿瘤进展十分缓慢多属良性。干骺端肿瘤如呈扩张性，可使骨皮质变薄，触诊时的感觉与轻捏乒乓球时的感觉相仿。

4）骨膜增厚：正常的骨膜不能触得，如骨膜受到刺激（机械性或炎性）则增厚与产生新骨，触诊骨干有增粗感觉。骨膜炎以胫腓骨较多见。多数与损伤有关，少数原因不明。脓毒症患者若表现有骨干增粗与触痛，说明化脓性骨髓炎已经形成。

5）骨干的形态：每个长骨都有其独特形态，长骨正常形态的改变会影响肢体力线。医生必须熟悉长骨的正常形态。如桡骨干下 1/3 和胫骨下 1/3 各有一定的弯曲和扭曲；表浅的尺骨和胫骨以尺骨脊和骨脊为标志判断其形态。

（四）听诊

听诊在软组织损伤的诊断中也很有价值。如肢体遭受外伤时，出现骨擦音说明有骨折存在；肌腱的擦音，表示腱鞘炎；根据关节的擦音也可推断疾病的性质。一般除鉴别肿块的诊断需要用听诊器听血管的搏动声外，一般听诊均需与触诊配合，或在关节活动时进行细听。

1. 骨擦音及骨擦感

骨擦音是耳闻的骨摩擦音；骨擦感是手指触得的骨摩擦感觉。

检查方法：用手指轻压局部，逐渐加重再逐渐轻放，在一压一放时，即可听到骨折端粗糙的摩擦音或摩擦感，这是诊断骨折的可靠体征，检查骨擦音的存在，会增加患者的疼痛，若骨折诊断已明确，或局部已有畸形，或 X 线已经证实，则不应做骨擦音或骨擦感的检查。

2. 关节摩擦音或摩擦感

检查时嘱患者作关节主动运动，医生用手触摸关节并细心闻听。有时可用双手触诊法，即一手握关节远端的肢体，另一手放在关节部触诊，感觉有否摩擦感。

正常儿童关节在运动时不应有关节摩擦感，如有则表示慢性滑膜炎或关节软骨病。老年人关节运动时大多有关节擦感，一旦摩擦感消失，表示关节已发生积液。

3. 关节摩擦音或摩擦感的临床意义

（1）粗糙的关节摩擦音或摩擦感：提示关节软骨面不平滑，说明有骨关节炎。

（2）柔和的关节摩擦音或摩擦感：常由于滑膜面粗糙之故，表示过去或现在已有滑膜炎。

（3）比较清晰和迟钝的短促响声：如经常在关节运动时某一角度出现，往往表示关节内有移位的软骨或游离体。

（4）膝关节轧音：在膝关节伸屈运动或特殊动作时，闻及一个短促而较大粗糙的轧音或伴有明显的关节震动，常表示盘状软骨损害。

（5）搅砂样擦音：关节运动时如有持续的搅砂样擦音而无丝毫疼痛，通常是神经性（charcot）关节炎的特点。

4. 肌腱的擦音或擦感

肌腱发生炎症会变得粗糙与增厚，在其滑动时就会产生擦音或擦感，若形成纤维骨管的腱鞘增厚，在肌腱滑动时可引起一定的响声。

因纤维骨管腱鞘狭窄而引起肌腱在滑动时产生响声，最常见于手指屈指肌腱狭窄性腱鞘炎，每当手指伸或屈时可听到一清脆的弹响声，故名弹响指。

5. 皮下捻发音或擦感

检查皮下气肿时，把手指分开，轻轻揉捏患部，即可听到或感到捻发音或感觉。

（1）创伤性：最常见的是肋骨骨折时肋骨刺破肺脏，空气渗入皮下组织，可出现于颈或腹部。检查时应注意最先出现气肿的部位，以便确定气肿来源。

（2）感染性：在开放性骨折并发气性坏疽时，形成一定量气体后可有皮下捻发音。当然除皮下气肿处，伤口常有奇臭的脓液及毒血症表现。

（3）手术性：在手术创口周围组织中，当缝合时难免有空气留在切口之中，以致手术后数天可能触得皮下捻发音。

6. 血管搏动声

当肿瘤或肿块压住较大动脉时，因听诊器可听到动脉搏动声。在动脉瘤或动静脉瘘中可听到特殊的与脉搏节拍相同的吹风样杂音，由于某些恶性肿瘤常有的动静脉瘘，故在听诊时亦可听到类似的杂音。

脊椎及四肢关节检查法

（一）脊柱的检查

1. 脊柱的望诊

正常人的躯干应当左右匀称，从背面观察两肩无高低，两肩骨在同一水平，两大粗隆，两臀纹对称，从第二颈棘突到第一骶椎棘突连起成一直线。从侧面看，脊柱保存正常曲线，即颈椎前凸，胸椎后凸，腰椎前凸，骶尾椎后凸。望诊时应注意观察生理曲度的改变及畸形的出现。

（1）脊柱侧凸畸形：脊柱沿冠状面弯曲形成的侧凸畸形，侧凸伴疼痛的患者可伴有骶棘肌痉挛。

功能性侧凸是指脊柱本身无器质性异常，不存在骨、神经及肌肉病变，整个脊柱形成一均匀并且常常向左侧凸的弧。弧顶在中、下胸椎，不会在两个方向上超过中线，没有椎体楔形改变或其他骨骼方面改变，这类侧凸在女性比较多见，侧凸可以随意（主动）纠正，卧下即消失，胸廓亦无变形。功能性侧凸的主要原因是姿势不良，也可能是其他疾病在脊柱出现的代偿性反应；一侧肢体缩短；由于髋关节内收或外展挛缩引起骨盆倾斜；坐骨神经痛，故对脊柱检查的同时，也要对下肢骨盆进行检查。

器质性侧凸是指脊椎、韧带、椎间盘、肌肉等发生改变，故不能随意纠正，严重的侧凸伴有胸廓畸形。故侧凸可分为骨性、神经性、肌性及原发性四种。

1）骨性：由于脊柱先天发育不良，先天性脊柱侧凸于出生后 2～3 岁即被发现，胸脊柱左侧凸。悬吊患者头颈时，侧凸不能被拉直。胸椎常有半椎体存在。小儿佝偻病亦引起脊柱侧凸。此种侧凸被拉直，腰椎结核，椎体一侧破坏较多亦可引起侧凸。

2）神经性：脊髓灰质炎如累及脊柱有关肌肉，引起肌肉之间肌力不平衡造成侧凸。腰椎间盘突出的患者常有腰椎的侧凸。大脑性瘫痪患者除四肢受累外，脊柱亦常有侧凸。患神经纤维瘤的患者，脊柱侧凸亦较常见。表现为一小段脊柱（上胸脊柱居多）有严重的侧凸、后凸，还多伴有皮肤褐色斑和神经纤维瘤。

3）肌性：肌营养不良亦能引起侧凸。但甚少见。

4）原发性：脊柱侧凸无上述原因，而真正的原因迄今尚未明了，此类侧凸多见，诊断原发性侧凸，应详细询问病史，病情进展，检查是否出现代偿性平衡。

（2）脊柱生理曲度的改变，脊柱沿矢状面的弯曲畸形。

1）圆背，胸椎后凸弧度加大超过正常范围即成圆背。

姿势不良可引起圆背，平卧时即消失，属功能性，可发生于任何年龄。

老年人圆背即驼背多发生于胸椎。

青少年圆背由于胸椎软骨病所致，胸椎椎体可发生楔形。

类风湿关节炎亦可引起圆背，姿势强直，背肌萎缩。

2）后凸，是指局部的凸起，多见于椎体压缩性骨折或椎体结核。胸椎后凸畸形最易发现，若后凸畸形发生于颈或腰椎，说明椎体遭受严重损害。

3）前凸，颈、腰椎前凸弧线超过正常范围即成前凸畸形。

腰椎前凸畸形常伴有腰骶角减小和骨盆倾斜角增大。引起腰椎前凸畸形的原因，有腰椎部的异常（如腰椎滑脱症），腰肌麻痹，肥胖，髋关节后脱位，以及髋关节屈曲畸形。

（3）腰三角脓肿与窦道：腹外斜肌和背阔肌的边缘及髂嵴三者之间形成一个三角区域称腰三角。髂腰肌寒性脓肿常经此而适于腰背筋膜下。腰三角脓肿及窦道的出现提示腰椎结核。

（4）坐位姿势：患者坐于无靠背的凳上，两足平放地上。如果患者只能用一侧坐骨结节坐凳，就要考虑骶髂关节或尾骨病变的可能性。

2. 脊柱的触诊

（1）脊椎的定位：在检查脊柱病变时常要触定是第几脊椎，通常用棘突与其他骨性标志来确定。

肩胛骨内侧角相当于第 2 胸椎水平。肩胛骨下角相当于第 7 胸椎棘突。胸骨角相当于第 4 胸椎水平。第 2 腰椎与第 10 肋的最低点相平。两髂嵴连线通过第 4、5 腰椎棘突间，髂后上棘连线相当于腰骶关节。

第 1 颈椎无真正的棘突，而只有一个结节，不能触及，但第 1 颈椎横突位于乳突下一横指，容易触及。

第 2 颈椎棘突颇大，是枕骨以下最先触及的棘突。第 7 颈椎棘突在屈颈时突起最明显。通过第 2、7 颈椎的位置也就容易确定颈 3～6，胸 1～2 椎棘突的位置。

（2）压痛点的检查：检查脊柱的压痛点，常用拇指或食指的指腹作触诊，根据所用压力的大小来确定损害部位的深浅。浅压痛表示浅部病变，如棘上韧带、棘间韧带或表浅的筋膜。深压痛为深部病变，如椎体、小关节及椎间盘等组织。有时对深部组织的病变须用叩击的办法来检查，可用中指或叩诊锤轻轻叩击患部，称为间接压痛。用这种方法叩击脊柱的棘突可以帮助检查触诊触不及的深部疼痛，在诊断轻度椎体压缩性骨折时很有价值。

慢性腰背痛患者常有急性或慢性损伤史，常在病变部位找到肌痉挛和压痛。压痛点常在受伤韧带或肌肉止点及其邻近骨膜。常发生的触痛部位在椎体棘突间、髂后上棘、髂后下棘、腰骶部及第三腰椎横突及其这些痛点有关的组织；棘上或棘间韧带、髂腰韧带、骶髂韧带、骶棘韧带、骶结节韧带、横突间韧带、骶棘肌、臀大肌、脊柱病在椎旁也常有压痛。

局限而固定的压痛点，则提示病变在局部。压痛点可局限固定亦可向邻近部位扩散或沿一定神经传导至远处。典型腰 4、5 或腰 5 骶 1 椎间盘突出患者，当用手指重压椎旁痛点时，可使坐骨神经痛的症状加重，这种情况在干性坐骨神经痛中是不存在的。例如，第 3 腰椎横突综合征患者，不仅在第 3 腰椎横突处有压痛而且向臀部甚至大腿后侧放散。

如果腰骨只有疼痛而无明显压痛或根本没有压痛，腰部活动接近正常，用拳叩击腰部反觉舒适，往往是子宫后倾、肾下垂、神经衰弱等病的症状性腰痛。

（3）棘突的触诊：棘突的触痛常发生于4、5胸椎，其次是3、6胸椎。脊椎形态正常，而X线片显示正常，可能是脊椎过敏症，胸5棘突过敏常是神经衰弱的反应。

棘突旁的压痛伴放射痛多见于颈椎病或腰椎间盘突出症。

触摸棘突的位置，若有棘突偏歪，棘突间隙增宽或过窄，常见于颈椎或腰椎小关节紊乱症。对急性脊柱损伤患者如触到棘突间隙增宽说明椎体有压缩性骨折。

3. 脊柱的活动

正常的脊柱有前屈后伸、侧屈及旋转功能。

颈椎的正常活动范围：前屈35°；后伸35°；旋转每侧各30°；侧屈每侧各45°。

腰椎的正常活动范围：前屈90°；后伸30°；侧屈每侧各20°；旋转每侧各30°。

观察脊柱活动除了脊柱的活动幅度外，还应注意活动中心，如腰前屈时正常人脊柱弯成"C"字形，而病态腰部弯曲度不大，而平直，主要活动中心在髂关节，腰椎的活动度实际上很小。

4. 脊柱的特殊检查

（1）椎间孔挤压实验（压顶试验）：患者坐位，医生用双手重叠按压患者头顶并控制颈椎在不同角度上进行按压，如引起颈项痛或患肢放射痛为阳性，说明颈神经根受压。

（2）臂丛牵拉试验：患者颈部前屈，医生一手抵住患者病部，一手握住患肢腕部。作相反方向牵拉，患肢有疼痛或麻木感为阳性，提示臂丛神经受压。

（3）头颈牵拉试验：医生两手托住患者枕部和下颌，逐渐用力向上牵引，头不要后仰（切勿向后方牵引，向后方牵引有椎间孔压缩作用，反而疼痛），如肩臂痛或轻或消失为阳性，主要用于颈椎病的检查。

（4）直腿抬高试验和直腿抬高加强试验：患者仰卧，两腿伸直，医生一手托住腘窝，一手托足将腿慢慢抬起，下肢保持伸直，若抬高到一定范围，一般多在60°以下，患者即感觉疼痛，医者感觉有一定的阻力，即为直腿抬高试验阳性，然后将下肢降低5°～10°，至疼痛减轻或消失，将足背屈，坐骨神经痛再度出现为直腿抬高加强试验阳性。直腿抬高试验常用来检查有无坐骨神经痛，在抬高过程中，坐骨神经被牵连而产生疼痛，当髂胫束或腘绳肌紧张时亦可出现直腿抬高试验阳性，而直腿抬高加强试验阳性则是单纯坐骨神经受牵拉而紧张的表现，可排除由腘绳肌痉挛对试验的影响。

记录直腿抬高试验要用角度表示：如可记载直腿抬高试验阳性，左侧40°，右侧80°角。

（5）克尼格征：患者仰卧，屈髋屈膝呈90°，然后被动伸膝以牵拉坐骨神经，如不能伸膝，并腰与腿均痛即为阳性，其意义与直腿抬高试验基本相同。

（6）屈颈试验：患者取坐位或半坐位，两腿伸直，然后主动或被动向前屈颈引起腰腿痛即为阳性，说明腰神经根受压。若病情较重，患者平卧屈颈亦可获得阳性体征。

（7）挺腹试验：患者仰卧，将腹部挺起，腰及骨盆离开床面，用头及足支撑于床面，同时咳嗽一声，如引起腰腿痛为阳性，提示腰部神经根受压。

（8）双膝双髋屈曲试验：患者仰卧，两下肢屈曲，医生将患者屈曲的两下肢同时压向腹部。如果活动受限或疼痛，提示腰骶或髋关节病变。如将一侧屈曲的下肢压向对侧腹部引起骶髂关节痛，说明骶髂关节韧带损伤或关节病。

（9）骨盆分离、挤压试验：患者仰卧，医生用双手分别压在两侧髂骨翼上，并用力向外分离按压或向内挤压，有疼痛者为阳性，提示骶髂关节病或骨盆骨折。

（10）“4”字试验：患者仰卧，健侧下肢伸直，患肢屈曲外旋，使足置于健侧膝上方。医生一手压住患侧膝上方另一手压住健侧髂前上棘，使患侧骶髂关节扭转，产生疼痛为阳性。如无髋关节病变即为骶髂关节病变。

（11）床边试验：患者仰卧，患侧臀部靠床边，健侧下肢屈膝屈髋，以固定骨盆。医生将其患肢移至床外使之尽量后伸，使骶髂关节牵张和移动。若骶髂关节疼痛，则提示有病变。

（12）单髋后伸试验：患者俯卧，医生一手握住患侧踝部，或托住膝部，使髋关节过度后伸，另一手压在骶部骨盆横轴亦能产生旋转阻力，骶髂关节部疼痛即为阳性，说明骶髂关节病变。

（13）跟臀试验：患者俯卧，两下肢伸直，肌肉放松。医生握其足部，使足跟触到臀部，如腰骶关节有病变，则引起腰骶部疼痛，骨盆甚至腰部也随之抬起。但要注意，若有股神经疼痛，股四头肌挛缩也能出现阳性，要用其他检验方法排除这些疾病。

（二）髋关节的检查

关节是下肢诸关节中最主要的关节，它不仅有传递体重的作用，并在跨步时操纵躯干重心，使之向前移动，髋关节的位置对骨盆和脊柱的力线影响极大。

1. 髋关节的望诊

对髋关节的观察要使髂前上棘、股骨大转子及腹股沟充分暴露。首先对比两侧腹股沟深度与位置是否对称。腹股沟中点稍下方是髋关节的前方，关节内肿胀或关节移位，必然引起腹股沟等改变，两侧对比，可以发现轻微的肿胀。髋关节肿胀可以见到腹股沟饱满，髋关节外上方突起，多由先天性脱位或半脱位引起。

（1）对比两侧大转子有无一侧突出或上移，上移可考虑脱位、股骨颈骨折或髋内翻。

大转子位置的测量方法如下所述。

奈拉通线（Nelaton）：侧卧位，髂前上棘到坐骨结节的连线通过大转子的最高点（不是侧方突出最大的点），多数病态的大转子向奈拉通线上方移位。

休梅克（Sheomaker）线：也称卡普兰交点，左右大转子的顶点与同侧髂前上棘作连线，其延长线相交于腹正中线，如果患侧大转子上移，则两线交于中线旁健侧。

大粗隆间线：两大粗隆顶端之间及两髂前上棘各连成一直线，正常应二线平行，如一侧大转子上移，二线则不平行。

（2）髋关节屈曲畸形可使腰脊柱前凸畸形，这时可能掩盖髋关节屈曲畸形。

髋关节外展畸形可使骨盆倾斜，健侧骨盆升高，脊柱出现侧凸。

老年人髋部受伤出现下肢外展畸形常为股骨颈或粗隆间骨折。

（3）步态

1）疼痛性跛行：儿童见于髋关节结核、股骨头骨骺炎，成人见于髋关节炎。

2）髋关节强直步态，髋关节强直多由感染所致。

3）臀肌麻痹性步态。

4）鸭步：见于双侧先天性髋脱位。

5）剪刀步：见于脑性瘫痪患者。

2. 髋关节的触诊

髋关节位于腹股沟韧带中点下方 1cm，股动脉外方，位置较深。可触知局部软组织的柔韧性和弹性，有无疼痛及疼痛程度，可两侧对比，软组织韧带增加提示关节周围有炎症浸润，弹性增加则可能有关节积液。

儿童髋关节炎以结核性最常见，其次为暂时性滑膜炎，触诊时与健侧有所差别。

髋部慢性滑囊炎多见于大粗隆，触诊可发现滑囊壁增厚，或波动，局部有触痛。

髋关节有病变，叩击大粗隆可引起疼痛，或将患肢伸直，用拳叩击足跟亦可引起髋关节痛。

3. 髋关节的活动

髋关节有屈伸、内收、外展、内旋、外旋及环转运动功能。

检查髋关节运动时，防止骨盆参与运动，并注视触摸内收肌有无痉挛。

（1）旋转运动：患者仰卧，两腿伸直，肌肉放松，检查者用手掌内外滚动大腿，如引起疼痛，其他检查就应谨慎。或者先将髋关节屈曲 90°。握小腿做髋关节的内外旋运动，此种方法活动度较大，对检查髋关节疼痛剧烈的患者，不易完成。

（2）外展及内收运动：患者仰卧，嘱其屈起健侧下肢并用双手抱住膝部，从而稳定骨盆，医生以一手按定其患侧髂脊，用另一手握其踝部，作大腿外展内收运动，直到骨盆发生移动为止。

（3）屈曲运动：患者仰卧，先将患者膝关节屈起，然后将膝关节推向前胸，尽量使髋关节屈曲，通常膝盖可以贴附前胸。

（4）环转运动：对髋关节运动有响声的患者，要做髋关节环转运动。患者仰卧，嘱患者用腿作顺时针或逆时针方向画圈运动。检查者用手察辨髋部的响声。响声的声音常系关节面不平所致，低浊的响声可能由于大粗隆与髂胫束之间发生摩擦的缘故。

（5）后伸运动：患者俯卧位，医生一手按住骨盆，一手握住踝部，把下肢提起直到骨盆从床面抬起为止。

4. 特殊检查

（1）掌跟检查：患者仰卧，下肢伸直，足跟放在医生的掌面上，正常情况下，下肢呈中立位直竖在掌面上，但股骨颈骨折、髋关节脱位，或下肢瘫痪者则是侧向一侧呈外旋位。

（2）髋关节过伸试验：患者俯卧，两下肢伸直，医生一手压住其骶后部以固定骨盆，另一手提起患侧小腿，使髋关节过伸，如髋关节或骶髂关节有病变时，用力后伸时，则骨盆随之抬起，髋或骶髂关节疼痛。

（3）髋关节屈曲试验（妥马试验）：患者仰卧，将健侧髋膝关节极度屈曲，置骨盆于前倾体位，患髋表现出屈曲畸形，大腿与床面的夹角即为畸形角度。

（4）屈膝屈髋分腿试验：患者两下肢屈曲外旋，两足底相对，两下肢外展外旋，股内收肌综合征时，大腿不易完全分开，若被动分开即产生疼痛。

（5）足底叩击试验：患者仰卧，两下肢伸直，医生用一手将患肢抬起，另一手以击其足跟，若髋关节处疼痛为阳性，常提示髋关节病变。

（6）蛙式试验：用以检查婴儿髋关节被动运动。本实验包括髋关节屈曲、外展、外旋三种运动。方法如下：婴儿平卧于床上，医生先将其双侧髋、膝关节屈曲 90°，然后再使两髋关节外展，外旋 90°，正常婴儿，此时两膝部都能接触床面，单侧先天性髋关节脱位的婴儿，当髋关节屈曲 90° 时，常可发现患侧膝部低于健侧（Allis 征阳性）。且因患髋关节不能达到外展外旋各 90° ，以致膝部不能碰着床面（蛙式试验阳性）。

（7）单腿站立试验：这个试验检查下肢负重时，臀肌对稳定骨盆的作用。臀肌麻痹或无力时本试验阳性。另外股骨颈骨折不连接，髋关节脱位、内翻、畸形中也出现阳性。

检查者位于患者背后，嘱患者主动抬起患侧大腿，在两足交替站立时，注视大腿抬起时一侧臀横纹是升还是下降。用健侧站立时，患侧骨盆应上升，用患侧站立时，由于臀肌不能稳住骨盆，健侧臀纹就下降或不升高，即为阳性。

（三）膝关节的检查

1. 望诊

观察膝部有无畸形。幼儿膝关节有生理内翻，3～4 岁后逐渐消失。膝关节可有 5° ～8° 外翻，膝关节的力线超出正常生理范围，即为病态。大于生理外翻称外翻畸形，反之称内翻畸形。严重双膝外翻畸形，直立时两下肢呈 X 线，故有 X 腿之名，严重双膝内翻畸形两下肢弯曲呈“O”形，故名“O”形腿。引起儿童和青少年膝内翻或外翻畸形常见于佝偻病或继发于身体其他部位姿势上的缺点。成人膝内翻或外翻多由于关节骨折（股骨髁或胫骨平台）连接不正或关节面遭受疾病破坏之故。

膝关节不能伸直为屈曲畸形，过度的后伸称后翻畸形，形成膝反屈。

膝部肿胀分为关节积液或关节周围肿胀。少量关节积液表现为髌韧带两侧正常凹陷消失，积液量较多时则髌上囊明显肿起，关节周围肿胀因不受滑膜囊境限的约束，故无一定形态。不规则肿胀如伴有剧痛常提示为恶性肿瘤。脓毒败血症患者若膝部出现弥漫性肿胀，说明股骨下端或胫骨上端已发生骨髓炎。20 岁以下青年人表现为胫骨结节异常隆起，伴有局部疼痛，多为胫骨结节骨骺炎。任何膝关节器质病变，只要使膝关节功能障碍，必然会出现股四头肌萎缩，常用皮尺测大腿周径，双侧对比，一般取在膝上 10cm 处测量。

2. 触诊

膝关节位置表浅，触诊膝部痛点对诊断有十分重要的意义。如髌骨边缘压痛点常提示髌骨软化症。髌韧带两侧压痛提示髌下脂肪垫损伤；关节间的触痛提示半月板损伤；胫骨结节压痛常提示胫骨结节骨骺炎；侧副韧带附着点压痛常提示侧副韧带损伤；髌骨下端压痛常提示髌下韧带病；膝关节伸直出现疼痛多是关节面的病变；而膝关节屈曲时出现疼痛是关节水肿或滑膜炎的表现，因为伸膝时肌肉或韧带紧张使关节面压力增大；而膝关节屈曲时由于股四头肌紧张，膝上囊内液体压力增高或肿胀的滑膜被挤压，膝关节的自发痛，而局部体征不明显，应考虑到髋关节病变所致。如青少年髂关节结核早期，患者自述膝部疼痛。

触诊膝部的囊肿，应查明其来源，滑囊炎主要依据其部位是否是滑囊的部位来确定。

股骨下端和胫骨上端是肿瘤的好发部位。如果无症状或很轻症状的局限性骨突，表面高低不平，生长缓慢，无触痛或轻触痛，多属骨软骨瘤。如果肿瘤质地较软，生长迅速，疼痛剧烈，触痛显著，皮温增高，静脉怒张，常提示为恶性肿瘤，以骨内瘤可能性为最大。

对膝关节活动体或游离体的触诊，最好要求患者主动显示肿块。否则常需配合一定的关节活动方能触及。有时又很难触及，这种游离体可能为关节软骨的脱落或关节边缘退变的骨刺的脱落。

正常儿童膝关节屈伸时无响声可触及，或成年人有极轻微的擦音也不属病态，屈膝时遇到清脆而短促的髌骨拍出声也无重要意义。

如触到或听到浊音伴有关节震动，可为外侧半月板软骨盘损伤。若触及或听到粗糙的摩擦音是关节滑膜炎引起的关节滑膜粗糙不平。在膝关节屈伸时，可在股骨两髁侧方能触得粗糙的摩擦音。

3. 特殊检查

（1）浮髌试验：患者平卧，患肢伸直放松，医生一手将髌骨上囊液体向下挤入关节腔，另一手指按压髌骨一压一放，反复数次，如有波动感，即为关节腔内有积液。

（2）侧向活动试验：患者仰卧，患膝伸直，骨四头肌放松，作膝关节被动内翻或外翻活动。正常时侧方活动亦无疼痛。如韧带完全破裂，则出现侧方异常活动，如韧带损伤或部分裂伤则引起疼痛。

（3）抽屉试验：患者仰卧，屈膝 90° 位，肌肉放松，医生双手握住小腿上端将其向前或向后反复推拉。正常时无活动，如果向前滑动，提示前交叉韧带损伤；向后滑动则表示后交叉韧带损伤。

（4）膝关节旋转试验：患者仰卧，医生一手扶膝部，另一手握踝部，将膝关节作被动屈伸活动，同时内收内旋或外展外旋，引起响声或疼痛为阳性，为半月板损伤。

（5）研磨试验：本实验为鉴别侧副韧带损伤与半月板损伤的方法。

患者俯卧，髋关节伸直，患膝屈曲 90° ，医生将其大腿固定，用双手握住患足，挤压膝关节，并旋转小腿，引起疼痛为阳性，提示半月板损伤，反之将小腿提起，使膝关节间隙增宽，并旋转小腿，如引起疼痛，则为侧副韧带损伤。

（6）半月板重力试验：本法适于检查盘状半月板，因盘状半月板均在腓侧。

嘱患者患侧侧卧位，患膝腓侧在下，将臀部垫起，使腿离开床面，令患者作患侧膝关节屈伸运动，这时由于重力作用胫侧关节间隙开大，腓侧关节受挤压，如果盘状半月板破裂，则引起疼痛和音响，然后再作反方向侧卧，同样作患膝关节的屈伸活动，这时因为腓侧在上，关节间隙没有受到挤压，所以没有疼痛和音响。

（四）踝关节的检查

1. 望诊

（1）足部望诊：首先令患者赤足立地观察重力线：直立位前面观，正常前方通过髂骨中点的铅垂线，落于第一二趾间；后面观，铅垂线通过腘窝中央，落于跟腱和跟骨中央。跟骨外翻为姿势性平足常见的体征；跟足内翻多见于各种畸形足；踝部骨折连结不正或距骨与踝关节不正常时亦表现有跟骨内翻或外翻。

（2）足部的常见畸形有：马蹄足、仰趾足、高弓足、扁平足、内翻足、外翻足。

马蹄足（尖足）：踝关节保持跖屈位，行走时足尖踏地，而足跟不能接触地面。

仰趾足又称跟足：踝关节保持背屈位，行走时足跟着地而足尖不能接触地面。

高弓足：足弓过高，较严重者负重时仅跟骨结节和跖骨头着地，足底中部始终不能接触地面，前高弓足由跖骨头（主要是第一跖骨头）下沉所致，后高弓足是由跟骨变得垂直所致。

扁平足：足弓消失，立位时足弓之顶点即舟状骨可以接近地面。

内翻足：足底转向内，行走时足背外侧缘着地。

外翻足：足底转向外，行走时足背内侧缘着地。

临床足部畸形常为复合形式：马蹄高弓内翻足，仰趾高弓外翻足，外翻足平足。

形成平足的原因很多，一般可分为先天性、麻痹性、姿势性及损伤性。

足部皮肤不断受压力与摩擦，时常可见有鸡眼或胼胝。

鸡眼有一个皮肤角层增厚的圆锥心，锥顶压迫下面真皮乳头产生疼痛，常发生于骨突较尖锐及皮下组织较薄之外。

胼胝为局部皮肤角质发生均匀增厚，常发生于骨突较圆钝及皮下组织较厚之处。

外踝与趾伸肌腱之间，内踝与胫前肌腱之间及跟腱两旁，正常比较低陷，若这些部位表现饱满肿胀，常表示关节有积液或血肿。

2. 触诊

踝与足背的皮下组织甚少，使触诊容易进行，对痛点的触诊也很有诊断意义。比较常见的疼痛部位如下：

外踝：在踝关节内翻损伤中，腓侧副韧带可有不同程度的损伤。除急性期表现为外踝部血肿外，损伤的韧带处常有固定的触痛。腓侧副韧带分成三束，距腓前韧带位于外踝前方凹陷区，跟腓韧带直接在外踝后下方，距腓后韧带在外踝的后方。根据痛点的确切位置可确定是哪一束损伤。

内踝：踝关节扭伤中，胫侧副韧带（三角韧带）受伤则内踝（与载距突之间）亦有触痛点，如有内踝骨折亦不难触察断端之间的裂隙。

舟骨结节：舟骨结节部如异常突出且伴有触痛，多数有副舟骨存在。此类患者应检查是否有平足。副舟骨可能被误诊为舟骨结节骨折，实际舟骨骨折十分罕见，副舟骨一般为双侧性。

跟骨：跟骨痛相当多见。

跟骨下面触痛可能由于跟骨受跖腱模式，足内部小肌肉牵制而发生炎症或畸形成骨刺之故。跟骨后上部相当于跟腱止点处凸起。如触痛，常属跟腱滑囊炎；有时为骨棘，儿童跟骨痛可能为跟骨骨骺炎，应注意有无外翻平足。触痛在跟骨侧方、后方或下方，提示跟骨骨膜炎，可能为跟骨骨折的后遗症或因感染所致。

关节肿胀可能是滑膜增厚或关节积液，引起踝关节慢性滑膜炎的常见原因如类风湿关节炎、结核。

内踝与跟腱之间的跖管内有胫后神经、血管及肌腱通过，检查内踝部有症状的患者时，应仔细触摸肌腱和神经有无梭形增厚及触痛。同时用手指轻叩跖管，足底有无针刺样感觉，具备上述体征可诊断为踝管综合征。

足背囊性块物多属腱鞘囊肿，常发生于第一跖跗关节、拇长伸肌腱及外踝前方。

第二三跖骨骨干局限性粗厚与触痛而无明显外伤史可能为疲劳骨折，追溯病史有长途跋涉及足部过劳因素。

第二跖骨头局限性隆起及轻度触痛可能为第二跖骨头无菌性坏死，好发于青年妇女，无损伤史，也可见于第三跖骨头。

3. 踝关节的活动

关节有背屈和跖屈功能，跖屈时尚有内翻或外翻活动。

（五）肩关节的检查

1. 望诊

检查时，两肩要裸出，两上肢对称放好。两侧对比，观察两肩的高低，皮肤颜色，形状，有无肿块、窦道、畸形。

（1）肩部畸形：平坦肩或方肩：肩部丧失正常圆浑的轮廓，呈扁平或方形，多由肱骨头脱位，或由腋神经麻痹引起三角肌萎缩。

垂肩：患者肩部低于健侧。常见于肩关节脱位、肱骨外科颈骨折、锁骨骨折，患者虽已用手托住患肢，患侧肩部仍然低于健侧，腋神经麻痹也可出现垂肩现象。

高位肩胛骨：为一种先天畸形，患侧肩胛骨短小。肩胛骨内上角可高达枕骨结节水平。若为双侧性，颈项就显得非常短。

肩胛骨内侧缘向后突起，在用手推墙时更明显，则为前锯肌麻痹，又称翼状肩。

（2）肩部肿胀：肩部肿胀并不多见，即使肩关节有中度积液，由于周围肌肉丰富，亦不易被发现。引起肩部急性肿胀最常见原因是肩关节急性化脓性关节炎，可伴有全身发热及肩部疼痛等症状。若肩部出现进行性肿胀伴有疼痛，则应疑及可能有恶性肿瘤。肩部恶性肿瘤以肉瘤居多。

若肩部急性损伤，而肩后部肿胀则提示肩关节脱位或肩胛骨骨折。

（3）肩部肌肉萎缩：是肩部疾病和损伤中最常见的现象。认真仔细对比两侧三角肌、冈上肌、冈下肌的轮廓。

肩部明显肌萎缩是冻肩的重要表现之一，由于肩关节运动受限所致。肩部肌肉萎缩亦可见于肩关节结核，肩关节结核病变呈干性坏死型，肩部无肿胀表现。反而以肌萎缩现象为突出。

腋神经损伤引起三角肌萎缩。

肩部损伤，如肱骨外科颈骨折，肩关节脱位，由于运动受限，可导致肩部肌肉萎缩。

肩部急性损伤，在肩后部明显肿胀。

2. 触诊

（1）骨折与脱位：外伤患者，若锁骨内侧端隆起及触痛触摸时有琴键样弹跳感，则提示为肩锁关节脱位；沿锁骨干触诊如有骨折则在局部可有触痛或骨擦音。

肩峰在肩外侧最高点骨性突出处，下方的骨性高突处为肱骨大结节，喙突位于肩峰内侧之锁骨下窝内，均易触得。

肩胛骨骨折时，除出现血肿和肩部运动障碍外，肩部常有触痛及骨擦音。

骨头如发生脱位，触诊时可发现肩盂空虚而腋下喙突或锁骨之下可触得脱位的肱骨头。因为肱骨头不在肩盂内。如果轻轻地压下患侧上臂，就遇到弹回的阻力。

（2）触诊：肱骨结节沟如有固定的压痛点，提示肱二头肌腱鞘炎，肩峰下肩袖的部位，如伤后触痛点局限于肱骨大结节尖顶，提示在冈上肌腱损伤，如冈上肌、小圆肌腱亦受伤，则触痛范围可以扩大到大结节外下方。肩袖发生巨大破裂时，在触痛处或许还能触及一沟状凹陷。

（3）肩部弹响的触听：肩痛而无活动障碍的患者应进行听诊检查。令患者作肩关节的顺时针及逆时针的环转运动，用手按于肩部以触听音响发生的部位。

弹响肩：响声位于肩肱关节，其特点为关节运动到一定角度时出现响声，往往患者能知道引起响声的特定动作。产生响声的原因：三角肌或肱二头肌短头部分纤维增厚与肱骨结节发生摩擦；陈旧性肩袖损伤，在上臂外展运动中，当损伤部位滑过肩峰时，可以产生响声与疼痛；肱二头肌腱移位，滑出结节间沟，当患者两臂沿冠状面放下到水平位时，可以触及或闻及弹响声。

弹响肩胛骨：响声位于肩胸关节，从轻细的音到不同程度的粗响。其原因：肩胛骨与胸廓之间接触关系不正常，肩胸间肌肉的损伤，肩胛下滑囊病变。

肩关节擦音或擦感：整个肩关节运动范围内可以闻及或触及粗糙的擦音或擦感，多属增厚的骨膜或不平的关节软骨面摩擦的缘故。

3. 活动

肩部活动包括外展伸直、内收、前屈伸直、后伸、外旋内旋、环转。

上臂举直运动包括肩部所有的运动。上臂外展举直，以肩关节中立位外展，最初 30° 的外展运动中，肩胛骨保持于原位不动或仅有轻微晃动。自此以后，肩肱关节与肩胸关节运动度的比例为 2∶1，直到上臂完全伸直。

4. 特殊检查

（1）搭肩试验（杜加试验）：正常人手搭于对侧肩部，肘关节可以紧贴胸壁，而杜加试验阳性时，可见到当手搭于对侧肩部时，肘关节不能靠紧胸壁，提示有肩关节脱位的可能。

（2）骨性三角检查：肩峰、喙突和大结节三点组成三角形。脱位时，因大结节位置变动，故所成三角形与对侧不同。

（3）肩关节外展试验：此试验能对肩部疾患作大致的鉴别。

1）肩关节功能丧失，并伴有剧痛，可能为肩关节脱位或骨折。

2）肩关节炎时，从外展到上举过程皆有疼痛。

3）外展开始时不痛，越近水平时肩越痛，可能为肩关节粘连。

4）外展过程时疼痛，上举时反而不痛，可能为三角肌下滑囊炎。

5）从外展至上举 60° ～120° 范围内有疼痛，超越此范围反而不痛，称为“疼痛弧”，可能为冈上肌腱炎。

6）外展动作小心翼翼，并有突然疼痛者，可能为锁骨骨折。

（4）肱二头肌长腱试验

1）肩关节内旋试验：让患者主动作肩极度内旋活动，即屈肘位，前臂置于背后，引起肩痛者（肱骨上端内侧方）为阳性，说明患肱二头肌长头腱鞘炎。

2）（屈肘）抗阻力试验：患者肘关节用力屈曲，医者握患者腕部，对抗用力，使患者肘关节伸直，若患者肩部疼痛加剧（肱骨上端内侧方），为抗阻力试验阳性，说明患肱二头肌长头腱鞘炎。

（六）肘部的检查

1. 望诊

双肘裸露，对比检查，观察有无畸形及肿胀。

正常肘关节伸直位时，有 5° ～7° 的携带角，一般女性比男性度数稍大。携带角增大为肘外翻，减少或前臂尺偏则肘内翻。

肱骨髁间骨折、肘关节脱位、桡骨头部位或肘关节后方脱位，鹰嘴后突明显，小儿桡骨小头半脱位，前臂旋前畸形。

鹰嘴两旁正常凹陷消失或丰满，为肘关节内积液的早期发现。此处滑膜腔最表浅，况且肘后皮肤宽松，易被发现。如果关节积液较多，则肱桡关节处出现肿胀，大量积液时，肘关节常处于半屈姿势，在这样姿势下关节处容量大。关节积液的出现表明关节有炎症。在脓毒败血症的患者中，意味着化脓性关节炎，故持久的关节积液应考虑是结核或风湿性。

肘部弥漫性肿胀，多属软组织肿胀，不符合滑膜炎的界限，在急性损伤中，严重的软组织的肿胀多提示骨折或骨折脱位。

2. 触诊

（1）肱骨外上髁、内上髁和鹰嘴突三个骨突相互关系：在肘关节完全屈曲时，三个骨突构成等腰三角形，在肱骨髁上骨折或肘关节脱位时，三点的关系就破坏了。触诊时，应首先沿尺骨确定尺骨鹰嘴，然后再触摸肱骨外上髁内上髁，避免将肱骨外上髁的骨折端误认为尺骨鹰嘴。

在触摸肱桡关节时，如果只能摸到肱骨外上髁而触不到桡骨头，说明桡骨头已向前脱位。

（2）鹰嘴突部囊性肿块，多为鹰嘴滑囊炎，常由局部摩擦、碰撞引起。

在肘后部患者或医生触到溜滑的小块，多属关节游离体，多因关节软骨受伤脱位而成，游离体可滑入并嵌入关节之间。嵌顿时引起暂时性不能屈伸，肘部是骨化性肌炎好发部位，肘部受伤后血肿骨化，在肘前部肌肉内形成大小不一的硬块。

肱骨外上髁有前臂伸肌附着，外上髁炎时，局部压痛明显。肱骨内上髁有前臂屈肌附着，有炎症时则有明显压痛。

（3）活动肘关节，活动以屈伸为主。活动主要在肱尺关节，前臂的旋转则依赖于尺桡上、下关节和骨间膜的相互活动。肱桡关节虽参与屈伸和旋转，但处于次要位置。肘伸直位无侧方活动，当侧副韧带损伤时，则会出现异常的侧方活动。

3. 特殊检查

网球肘试验（密尔 Mill 试验）：前臂稍弯曲，手半握拳，腕关节尽量屈曲，然后将前臂完全旋前，再将肘伸直。如在伸直时肱桡关节的外侧发生疼痛为阳性。

前臂屈伸肌（抗阻力）试验：①患者握拳，屈腕。检查者以手按压患者手背，患者抗阻力伸腕，如肘外侧疼痛为阳性，提示肱骨外上髁有炎性病灶。②患者伸手指和背伸腕关节。检查者以手按压患者手掌，患者抗阻力屈腕，肘内侧疼痛为阳性，提示肱骨内上髁病变。

（七）腕、手部检查

1. 望诊

整个腕关节肿胀，提示病变侵及关节囊、滑膜或腕骨，常见疾病是腕关节结核，多为一侧腕关节受累，关节是梭形肿胀，以腕背为明显，晚期可产生窦道；类风湿关节炎多为数个关节受累，常是对称的。急性发作期，关节肿胀呈梭形，多以腕背桡侧为明显。晚期关节则发生畸形与强硬。腕关节损伤，关节呈弥漫性肿胀，受伤之处常有明显压痛存在。

鼻烟窝肿胀：鼻烟窝在腕部桡侧，位于拇长伸肌腱与拇短伸肌腱、拇长展肌腱之间。窝底为舟骨。因此，若该处有肿胀或压痛时，很可能是舟骨骨折。

腕背正中肿胀：可能是月骨缺血性坏死，或软组织损伤，应注意排除小的腱鞘囊肿。

腕背尺侧及腕尺侧肿胀：可能是腕尺侧副韧带或腕三角软骨损伤。

指关节肿胀：常见于近侧指间关节，关节呈纺锤状，伴轻度屈曲。若肿胀仅限于1～2个关节，且关节两侧有压痛时，表示侧副韧带损伤；若关节有一侧的过度活动，提示侧副韧带断裂，多数指关节受累，常属类风湿关节炎。

掌指关节肿胀：常是类风湿关节炎或扭伤所致，少数为结核性。

枪刺样畸形：畸形有如枪刺刀，故名，是桡骨下端伸直型骨折的一种典型表现。骨折发生在桡骨远端3～4cm内，远侧断端向背侧桡侧移位，这样腕和手即形成此畸形。

爪形手：掌指关节过伸，指关节屈曲，状似鸟爪。常见原因：尺神经损伤；正中神经与尺神经联合损伤；臂丛神经损伤；脊髓空洞症；进行性肌萎缩；手背瘢痕牵缩；前臂缺血性挛缩；掌骨骨折。

腕下垂：常见于桡神经损伤。

指下垂：为指掌关节处于屈曲位，不能主动伸直，常由指总伸肌腱麻痹（桡神经损伤）或断裂引起。

锤状指：表现为远指关节屈曲，不能主动伸直，长久以后，近指关节也继发性地过伸，这种畸形出现可由于手指中指节背后的终末腱断裂或此腱上点处有撕脱骨折。

2. 触诊

整个腕关节压痛表示为关节炎。

鼻烟窝压痛：可能是舟骨骨折。

腕背正中压痛：可能是月骨缺血性坏死，亦可能是关节囊损伤。

腕尺侧压痛：可能是下尺桡关节半脱位，三角软骨损伤，以及腕侧副韧带损伤。

下尺桡关节半脱位：尺骨小头触诊时有琴键样跳动感，且下尺桡关节常有触痛。

腕三角软骨损伤：腕关节掌屈尺偏时疼痛在尺骨小头处明显加剧。

桡骨茎突处压痛：骨突为舟骨结节和多角骨结节，为拇短展肌和拇指对掌肌的起点，压痛提示肌起点的损伤或滑囊炎。

掌指关节掌面头痛：提示指屈肌腱鞘炎。

腱鞘囊肿：多见于腕背及掌关节屈面。

腕背的腱鞘囊肿，多为圆形，一般在2cm左右，少数囊肿较小，可推动，有囊样感，腕可感酸痛无力。

在掌指关节屈面的腱鞘囊肿较小，多在0.5cm以下，质较硬，有压痛，很少能推动，常误诊为骨瘤。

软骨瘤：最常见于近节指骨及掌骨，位于指骨中央部位者，称为内生软骨瘤；生于骨旁者，称外生软骨瘤。多见于年轻人，单发或多发。外生骨瘤为手指不规则的球形或梭形膨大，坚硬，不活动；内生骨瘤多无明显症状，在偶然机会或在X线片中或病理骨折时见到。

3. 听诊

桡骨茎突腱鞘炎时前臂可闻及捻发音。在医生用手握紧前臂远端，掌心贴紧背面，嘱患者伸屈腕关节，即可清楚听到。

手部的弹响主要见于弹响指（扳机指），是狭窄性腱鞘炎的一种症状，多发生于拇长屈肌腱腱鞘炎。

腕部当前臂旋转或按压尺骨小头时，在腕部尺侧或听到或感觉到咯嗒声，提示三角软骨损伤。

4. 活动

腕关节有内收、外展、背伸和掌屈的功能。

5. 特殊检查

握拳试验：患者握拳（拇指在里、四指在外），腕关节尺偏，桡骨茎突处疼痛为阳性，提示桡骨茎突狭窄性腱鞘炎。

屈腕试验：将患者腕关节极度屈曲，即引起手指麻痛，为腕管综合征体征。

五、推拿治疗学基础

辨　证

辨证是中医治病时，综合四诊，归纳认识伤病的一种分类方法。采用这种方法的目的是辨别因病属性，以便施法治疗，所以辨证和施治常常统一使用称为辨证施治。

辨证方法随着对疾病认识的深化，在不断地发展着。目前常用的辨证方法有病因、八纲、脏腑、经络、六经、营卫气血与三焦等。在这些辨证方法中，以八纲辨证为普遍应用的纲领性辨证法。以病因辨证为各科辨证分因用法的准则；脏腑辨证是内科病的主要辨证法，经络辨证是针灸、推拿等科的主要辨证法；六经辨证是伤寒的辨证方法；卫气营血辨证与三焦辨证是温病的辨证方法。

推拿科的主要适应证为骨节与皮脉肌筋的损伤，治疗时主要接触皮脉肌筋骨，所以辨证方法在各科辨证的基础上增入形气辨证。在形气伤中有皮、脉、肌、筋、骨辨证。

随着时代的发展，于疾病的性质、病因病理的认识不断深化，所以又把辨证与辨病结合起来，对于防病治病及提高人民健康水平是有益的。

许多病因在人们的日常生活中都是不可缺少的生存条件。一旦这些条件不能为人体适应时，便会造成伤病。比如六淫风寒暑湿燥火，在正常气候中于人体有益；“燥以干之，暑以蒸之，风以动之，湿以润之，寒以坚之，火以温之。故风寒在下，燥热在上，湿气在中，火游行其间，寒暑六入（指正常六气），故令虚而生化也”（《素问·五运行大论》），这正是人们所需要的。一旦六气过胜“燥胜则地干，暑胜则地热，风胜则地动，湿胜则地泥，寒胜则地裂，火胜则地固（涸）矣”，就会给人们带来疾病等灾难。所以作为病因同时都是生命所需的条件，这些条件一旦太过或不及，尤其人体正气的虚衰，不能适应这些条件者就会患病。

（一）病因辨证在推拿中的应用

破坏人体相对平衡状态，而引起疾病的原因，称为病因。找到疾病原因，以便因因用法，这就是病因辨证。

病、伤的原因复杂，随着时代的前进，致病因素越来越多，诸如 X 线烧伤、放射病、化学毒剂等，古代没有这些致病因素，前人把病因分三类：一为内因、二为外因、三为不内外因。这种抽象的分类方法，当时囊括了病因学。可以理解为，凡人体内在变化属七情（喜、怒、忧、思、悲、恐、惊）为病，称内因；凡自然因素如六淫（风、寒、暑、湿、燥、火）为病，属外因；其他，如饮食、劳逸、房室、虫兽、疫、烫、火外伤等均称不内外因。所谓三因，只是把病因化类，随着病因的发展，要实事求是地对待病因。这对辨证用法大有好处。比如力的因素发生的筋移骨错，要以力学的治理手段的手法才能使之复正，针药对此都不能有效。凡生物学因素的虫兽、疫疠必须杀虫解毒除疫，必须用药。对于七情为病需要精神治疗。这才是对因治法。但在对因治疗时，要多种治法配合才能有更好的疗效。对于近代科学进展中带来的致病因素，应当分清属于哪种损伤，何种证候，相应采取防护治疗措施。

对于任何慢性损伤和疾病，采用引导、推拿手段使气通畅，增进饮食，使排泄顺畅，多数患者会得到康复。只要不破坏其生机，人体会在运动中做到自身建设，使祛病伤愈。对于那些生机已被破坏无法恢复的病症，任何治疗手段也是无济于事的。掌握病因对了解生机破坏有着重要意义。

由于破坏生机的原因不同，所出现的证候不同，选择的治疗手段当然不同。比如烫火烧伤、疫毒、中毒、虫兽啮伤，发病的急性期多数不是推拿的适应证，然而这些患者的恢复期，又多数可用推拿帮助气血运行，加强肢体活动。所以对于治疗手段不能绝对化，不能作为禁忌或唯一手段看待。虽然病在恢复期推拿可帮助气血运行，有助于疾病康复，由于非力的因素和非动静证候，采用推拿手法不是对因治疗。对因与对症治疗法之间并不是一成不变的，随着病情的变化，产生的新证候又常常作为新的病因。比如骨折超关节固定时间长引起的肌肉萎缩和关节强直，与原来的骨折完全不同。这时的病因是由原来骨折的治疗方法造成的。骨折本是骨科患者，关节强直与肌肉萎缩却成了推拿科的适应证。许多内科病的证候成为病因的例子也是常见的。比如本是脾胃热证，生痰引起痛证，就变成以痰为病因了。

1. 外因证

外因证是由外邪（又称大邪）侵犯人体所出现的证候称外因证。外因又称外淫，是风、寒、暑、湿、燥、火六淫之邪的统称。外因证特点："大邪中表"（《金匮要略》），故病邪多从皮毛而入，所以是由自然因素为病。天地间气候变化，与人体表面直接接触，同时也可为人吸入，食入体内，因此外邪所接触的各部位首要的是皮表，其次是吸门等肺胃脏腑门户，外邪所犯，多半由于正气虚，邪乘虚而入。外邪侵犯可为一种病邪，也可为几种病同时犯人，病邪犯人后可传经，可转化。

（1）风邪性质及主证：风为春令主气，"风中于前"（《金匮要略·脏腑经络先后病脉证并治》），风邪为病，四季以春季为多发；在风中、露风的环境中多受风邪。风为阳邪，善行而数变。

风邪为病麻木、走窜、疼痛，痛无定处，风能胜湿，其性燥，故见有脱屑证，风邪伤卫，自汗出，脉浮缓，恶风，顶背风。又有中风口眼㖞斜，半身不遂，夭吊，抽搐，舌强，语謇等证，多为内风所致。临床有外风、内风两种，其内风为肝风内动。

（2）寒邪性质及主证：寒为冬令主气。"寒中于暮"，"诸寒收引"，"极寒伤经"，"寒多则凝"，凝则色见黑青，寒邪主痛，主寒，多发于冬季或寒冷环境中，寒伤营。伤寒可传经，寒邪素表，邪在太阳经，症见背项强恶寒发热，无汗，脉浮紧。邪传阳明经，寒邪化热，可见大热、大烦渴、大汗出、脉洪大；传入阳明腑证，胃家实；邪传入少阳经，往来寒热，胸胁苦满，默默不欲饮食，心烦喜呕；邪传太阴经，腹满而吐，食不下咽；邪传少阴经，但欲寐；邪传厥阴经，消渴，气上冲心，心中疼热，饥而不欲食，食则吐蛔。

（3）暑邪性质及主证：暑为夏令主气。暑病为夏令的季节病，必在夏至后，《素问·热论》说："先夏至日者为病温，后夏至日者为病暑"。暑天若常节令不能为病，如果暑令不正常，或湿或燥，都可为病。所以暑邪或从湿化或从燥化。《素问·六元正纪大论》说："三之气，天政布，炎暑至，少阳临上，雨乃涯，民病热中，聋瞑血溢，脓疮，咳呕，鼽衄，嚏欠，喉痹，目赤，善暴死"，这是暑从燥化的热燥证候。"四之气，凉乃至，炎暑间化，白露降，民气和平，其病满身重”。这是暑从凉化而湿邪内存。

暑病在临床中主要以胃肠证候为多见，呕吐、闷乱、面垢、自汗腹痛、腹泻、甚或昏厥。

暑为热邪，必以泻热为主，推拿时采用刮法或拍打。刮法施于后背，心俞至脾俞段，连同督脉；拍打施于肘窝、胸窝，必现青紫，呕恶闷乱证候可立止，中暑之人必置通风、避日之处，防止烈日下使暑邪愈烈。

（4）湿邪性质及主证：湿为长夏主气，有外湿与内湿之分，外湿缘于六淫湿邪；内湿发于醇酒厚味，多见湿痰热同病。湿性重浊，症见身重，首如裹；“湿流关节”（《金匮要略》），骨节重着疼痛，筋急不舒或弛纵不用，“因于湿首如裹，湿热不攘，大筋软短，小筋弛长，软短为拘，弛长为痿”（《素问·生气通天论》）。湿性黏滞，经络滞阻不畅，气血滞涩，症见重痛，此为着痹。着于肌肤，肌肤强硬，经久不愈。“雾伤于上、湿伤于下”（《金匮要略》），湿性趋下，故下肢多肿、淋浊、带下，多以下焦病为多见。

湿为阴邪，性从水化，湿邪犯于外而为肤肿，邪犯于内，湿痰为病，气喘、咳嗽、痰鸣、腹胀，此为肺气不宣。

“脾恶湿”湿邪盛，脾失运化，胸闷呕恶。内停水湿易为水肿，脾湿热盛，易发黄疸。脾湿泄泻，大便稀薄；伤于醇酒厚味之人，多见体肥湿盛，多有腹胀、四肢沉重，体倦不欲行，此为内湿。

湿毒流注，发为湿疹，流水。

湿与燥同病，内愈湿而外愈燥，症见皮肤白屑，奇痒，搔破出水，为湿燥不调的证候。

（5）燥邪性质及主证：燥为秋令之气。“燥胜则干”，易伤津液。

主证：口鼻干燥，咽干口渴，甚则皮肤皲裂，毛发不荣，皮起白屑。

“肺恶燥”，燥邪从口鼻入，肺燥干咳，顽痰胶固；大肠燥热，可使大便秘结不通；胃燥津伤，少津、少唾、少涕、少尿，皮肤干涩热痛。燥津液不荣四末，可发为四肢枯萎。

推拿治疗：或通便阳明燥热，或补肾水；调胃生津法可治津液耗伤，这是有效的治疗方法。注意要杜绝上伤津液的原因。

（6）火邪性质及主证：火与热同性，火热属阳，“在天为热，在地为火”。火性上炎，热无形而火有象。“气有余便是火”（《丹溪心法》），火有君火、相火。有六淫中的火邪，也有五志之火。有阴虚生内热的虚火，也有阳虚生外热点实火。有“化寒变热”的郁火，也有阳明胃热的壮火。外科疫疡，红肿热痛，皆谓毒火。

“火曰升明”（《素问·五常政大论》），火本为人生不可缺少的热源，也是万物生长不可缺少的热源。无火不能温阳，不能使水蒸腾化气。火可养生也可伤人，凡有热象均从火化，有五行之火，有大气之火。一旦六气之火太过，就成为六淫火邪。七情之火从内生是为心火，也是五志之火。

“诸痛痒疮，皆属于心”（《素问·至真要大论》），是指外科大毒症可发生痒痛疮疖，与心火相关，“痈疽原是火毒生，经络阻隔气血凝”（《医宗金鉴·外科心法要诀》）就是说的毒火与心火的关系，两者同气，致使氧气血凝结而为痛疡。点穴治疗，泻心火于背上督脉颇有效果。

“诸燥狂越皆属于火”（《素问·至真要大论》），火为阳邪，升明炎上，其性动，故狂越走，善动躁扰不宁，火为盛之状。临床中，精神病狂躁型，登高而歌、弃衣而走，诡言忘语，骂詈不避亲疏，呼号不体者为痰火所发，多由气郁化火所致。

“诸热瞀瘛皆属于火”（《素问·至真要大论》），发热皆昏瘛，为火盛。如高热抽搐证就是火邪动风为病。

“诸筋鼓慄，如丧神守皆属于火”。口噤战慄、神智不清，如欲厥之证，亦为火盛。

“诸逆冲上，皆属于火”，食即吐，喷射状吐逆，食不存者为火证。

“诸胀腹大，皆属于热”。

“诸转反戾，水液混浊皆属于热”。

“诸呕吐酸，暴注下迫皆属于热”。

推拿治疗：热证宜寒，火证宜清。两者治疗虽然同类，却大有区别。在推拿治疗时，凡属心火，宜重按心俞或督脉神道等穴以泻之；热在卫分，宜揪，施用拿法发汗解热，热在营分宜刮痧泻热；热在里宜通二便清热。“热则寒之”，“热因寒用”，热证膏摩，或可取酒精擦摩退热。

引导法也可退热。令汗出，可退外感发热表实者。七情心火可以情志相胜治疗。

凡诸外淫证推拿治疗时要辨清病邪浅深。初感外邪，病在肌表，可汗而发之，主用提拿手法或拔火罐。如果邪入营血，或为热邪应当泻血，主用刮法、揪法或放血；邪入于经，应以点穴通经为主；邪滞不通当以推荡疏通手法为要。

凡风、寒、湿邪为病，必先以提拿发散为重点手法，尤其病邪尚浅，切不可乱推乱摩，推摩后易使病邪疏散，违背“按摩勿释”的训诫。对于病邪轻微，仅伤气分，就不在此戒之列了。

疫疠是“皆相染疫”（《素问·遗篇·刺法论》）的传染病。推拿治疗不是对因治法。只能对症治疗。

按语：推拿对于生物因素为病，没有直接杀灭作用。但是推拿选以适当手法，作用在适当的部位上，可以改善机体免疫功能；点穴选取疼痛敏感点，具有抗过敏作用。

2. 七情内伤

七情为病，伤害人体气机，影响气机变化。“怒则气上，喜则气缓，悲则气消，恐则气下，寒则气收，炅则气泄，惊则气乱，劳则气耗，思则气结”。喜、怒、忧、思、悲、恐、惊称为七情，是人的正常感情神志变化。七情内伤，是指七情太过而言。《素问·阴阳应象大论》说：“怒伤肝”、“喜伤心”、“思伤脾”、“忧伤肺”、“惊恐伤肾”。五脏与喜怒悲忧恐五气相通，悲与惊分别与肺肾气机相通。

七情为病之所以称内伤，其一是因为形神相合的缘故。中医的“形脏”与“神脏”是统一起来的。《素问·阴阳应象大论》说：“人有五脏化五气，以生喜怒悲忧恐”。七情伤神所以伤脏，故称内伤。其二，七情不是外部原因，而是自身的精神变化，这种精神伤害先伤气机，不是从皮毛开始，所以是内伤。正所谓“喜怒伤气，寒暑伤形”（《素问·阴阳应象大论》）。

（1）“喜伤心”。“喜伤心”的气机变化是“喜则气和志达”不能治病。如果过喜“神惮散而不藏”（《灵枢·本神》），“心动则五脏六腑皆摇”（《灵枢·口问》）就会发病。

喜伤心的证候是：“心气虚则悲，实则笑不休”（《灵枢·本神》）。进而引起各脏腑功能的失调。

推拿治疗笑不休，点按两神门穴，笑不止再点按神道，痛极笑自止；由心气虚而致的悲哭可以轻手法点穴，对于由此而引起的失眠效果也很好。点穴力量强度以得气为准。

“恐胜喜”，治疗笑不休时，突然使患者受惊吓，使之恐惧，笑可立即停止。

（2）“怒伤肝”的气机变化是“怒则气上”。一般发怒时不会发病，如果过怒，不但伤肝，还可以如《素问·生气通天论》所说“形气绝”，因为“血菀于上，使人薄厥”厥者可以暴死，“气复反则生，气不复反则死”。“怒则气逆，甚则呕血及飧泄”（《素问·举痛论》），所以盛怒、久怒，出现伤肝引起胁痛、吐血乃至死亡。肝气的人会出现脾胃受制，肝胃不和等症状。

肝气所致病证也有虚实之分，“肝气虚则怒，实则怒”（《灵枢·本神》），此外“血有余则怒”（《素问·调经纶》）。

由于七情内伤，可以发生多种病证，除上述常见病外，妇科病、男子前阴病多有因为暴怒所致的。女子不孕，经血不调，崩漏下血，症疫，男子阳痿不用，小腹痛等。这是由于肝经过腹环绕阴器，肝脉走行到下焦，通常把肝肾称为下焦的道理，就在于肝气行于下焦，而肝脏所在位置并非下焦，而是中焦。因此肝的实体病在两胁，出现中焦证候，而肝气病可出现下焦证候。

推拿治疗怒伤肝，主要以开气理气为主，点穴必先取气海、膻中，疏理两胁，并可重手法点按内关，以泻之。降肝阳则主要取两桥弓。

对于肝气郁而引起的妇科、内科生殖系统症候，重点取小腹穴位及三阴交穴以平肝气。

治肝虚证仍需用补肝治疗法。肝虚证不仅表现为“虚则恐”，而且有“筋缓不能自收持，目视眈眈无所见”（《医宗金鉴·内科心法要诀》）。推拿治疗，可点穴补肾、补肝、补心，并用关节活动法。

以七情治肝气盛“悲盛怒”，如属肝气虚则要以“思盛恐”（《素问·阴阳应象大论》）。

（3）悲忧伤肺。因为“肺在志为忧”（《素问·阴阳应象大论》）“悲则心系急、肺布叶举，而上焦不通，营卫不散，热气在中，故气消矣”（《素问·举痛论》），悲忧过度，症见意志消沉、肺气闷郁、气短、少气、无力、面色白、寸脉弱。此为肺气耗伤的缘故。“心气虚则悲”（《灵枢·本神》），说明悲证不仅为肺的证候也为心病的证候。治疗肺气不宣，肃降太过，肝木的升发受克，必须拿风池穴使“气消”转为升发，取鼓动清阳之穴（《医宗金鉴·补中益气汤加减》：“春加风药鼓清阳”），以寸脉转盛为有效标志。五气为病，直接伤及五脏，“喜怒伤气，先痛而后肿者，气伤形也”（《素问·阴阳应象大论》），形、气之间，初为气病，不能及时治愈，可致形伤，只要伤形，必定伤气，这是七情内伤共同的特点。推拿治疗悲忧伤肺，以拿肩井，推肋间，取膻中，中府理气提气以治气消。

（4）“思伤脾”。思虑过度，“思则气结”，脾气散精，因气结而失职。《灵枢·口问》说：“忧思则心系急，心系急则气道约，约则不利，故太息以伸出之”。七情所伤，与心郁有直接关系，该篇又说：“心者五脏六腑之主也”，“故悲哀忧愁则心动，心动则五脏六腑皆摇”，所以忧思伤心脾，其证不仅为太息，还具有心悸、心烦、发热、盗汗、惊惧、健忘、怔忡、恍惚；脾气化失职，则为食少、脘胀、腹满、便溏等证，在妇科“二阳之病发心脾”可为月经不潮，消瘦、呼吸困难等证。

推拿治疗，要根据证候而定。脾的运化失职重在摩腹，加强胃肠传导，增强脾的运化功能；月经不潮手法先从心区（胸上）始，向下推摩，重点在脾胃，直至足下，效果甚好。

治疗心神证候，在四肢点穴，取神门、内关。在背部按心俞、脾俞。在胸腹部按气海、中脘。

（5）惊恐伤肾。“惊则气乱”由于突然受惊吓，使心无所依，神无所归，虑无所定。“怒则气下”，神气失守。气失于下，肾气不固，“肾司二阴”故二便失禁，精失自下，甚至骨弱两腿不支。

惊恐所现证候为心神不定，心慌心悸，气短，面色苍白，腿萎软遗精，二便自失，严重者手足无用，烦麻不仁，甚至神失气厥。

治疗：《素问·血气形志》说：“形数惊恐，经络不通，痛生于不仁，治之以按摩醪酒”。

推拿选取部位，应以头部为主。百会、风府既可升阳提气，又可安神。次在背以心俞、神道为主穴进行点穴治疗。对于麻木不仁或肢体不用者又必屈伸其骨节，以恢复其神气，“诸节者神气之所游行出入也，非皮肉筋骨也”（《灵枢·方针十二原》）。可对麻木区进行拍打。最后补肾俞按神道以壮肾气，以定心神，脉象平稳为治疗有效标志。

3. 饮食劳逸

饮食劳逸作为病因，所患的痿厥、寒热症已在两千年前就成为推拿科的适应证了。《素问·异法方宜论》说：“中央者，其地平以湿天地所以生万物也众。其民食杂而不劳，故其病多痿厥寒热，其治宜导引按蹻。故导引按蹻者，亦从中央出也”。因为导引法是适于运动量不足而作屈伸运动肢体的方法。应用运动法，还可以健运脾胃，帮助消化；推拿法，对于所致的损伤有消除疲劳的作用，又有修复伤损的功效。因为推拿手法可以活血化瘀，祛瘀生新，并且可以调理气机。“劳则气耗”，推拿以力助气，故能治劳伤。导引推拿唯有对过饥，久饥之人无法补益。对于因饥成病，只要食物满足，应用推拿使胃气恢复是有肯定疗效的，因为六腑主传化物而不藏，推拿帮助其传化，用力学为基础的手法治疗是很好的传化运物法。

（1）劳伤：包括三个内容，即体劳过度，思劳过度，房劳过度。不论何种劳伤，其结果必定是“劳则气耗”（《素问·举痛论》）。

1）体劳过度：由于体力劳动的劳动性质、劳动量及人的劳动能力不同，其所伤结果也不同。《素问·宣明五气》说：“五老所伤，久视伤血，久卧伤气，久坐伤肉，久立伤骨，久形伤筋”。

作为体劳，对于人体具有两方面改变。适量劳动有暂时与久远之分，劳动的当时是消耗力气的过程，但从长远看，却是增长力气的过程。所以持久练功能增长气力，能强健身体。这就是“人体欲得劳动，但不当使极尔。动摇则谷气得消，血脉流通，病不得生”。

前述五劳指的是过劳，每一动作以至每一姿势都不能过久，负重不能过量，过久过量易发劳伤，尤其静止姿势，劳动更为严重。其时间久暂、劳量大小要因人而异，因训练、锻炼不同而异，因当时身体条件和环境、精神状态等不同都有差别。一般说劳动、动静都有常规量，有目的标准。也就是运动要有一定限度才不至于过劳，这才符合阴阳学的基本规律。

体劳过度可致劳伤吐血，气短乏力，精神委靡，治疗用导引和全身推拿，要循序渐进，逐渐加力，可使劳伤康复。对于久视、经血不能濡目，可作眼保健推拿。

2）思劳过度：《素问·阴阳应象大论》说：“脾在志为思”，正常的思虑属于情志的正常变化，不能为病。过度思虑就会劳伤心脾，就会出现七情所伤的心脾证候。“心主血脉”、“思虑伤脾损心血”（《医宗金鉴·内科心法要诀》）。心藏神，心神失养则出现心神不宁等证候。

推拿治疗思虑伤脾同前。

3）房劳过度：房事是指生活而言，正常的性生活不但不能致病，还可以增进人的健康。性的知识、性生活方式，在祖国医学健身法中占有重要位置。因为它是调节阴阳的重要方法之一。“能知七损八益，则二者可调，不知用此，则早衰之节也”（《素问·阴阳应象大论》）“七孙（损）一曰闭二曰泄三曰渴四曰勿五曰烦六曰绝七曰费”，“八益一曰治气二曰致沫三曰智时四曰畜气五曰和沫六曰窃气七曰时羸八曰定顷”（《长沙马王堆医书研究专刊》长沙马王堆三号墓竹简《养生方》第一卷释文）。其中的“七损”是指性生活的七种损伤和不良反应；“八益”是八种有益健身的导引行气方法和性生活的注意事项。“善用八益去七孙（损），耳目聪明，身体轻利，阴气益强，延年益寿，居处长乐”（《养生方》）。如果性生活不适当，尤以太过便成房劳。“淫佚于女自用不节，数交失度，竭其精气，强用力泻，精尽不出，百病并生”，“四损……气泄者，劳倦，汗出未干交接，令人股热唇焦”。“一损曰气绝，气绝者，心意不欲而强用之。则汗泄气少，令人心热，目瞑久（冥）”。《素问·上古天真论》说：“以酒为浆，以妄为常，醉以入房，以欲竭其精，以耗散其真，不知持满，不识御神，务快其心，逆于生乐，故年半百而衰也”。

房劳伤肾的症候是：腰膝酸软，头眩耳鸣，精神委靡，形体消瘦，午后发热，气短喘嗽，盗汗失精，阳痿早泄等症状。房劳之人面色晦暗，欠光泽，脉多细数，尺中无力。

推拿治疗房劳伤肾，首先要求患者节制房事，可作全身推拿，以平推腰部为重点。患者坚持练功，“旦起起生，直脊开尻翕州印（抑）下之曰治气”，“饮食垂尻，直脊翕周身通气焉曰致沫”（《养生方》），用导引法治疗，较为妥切。

（2）过度安逸：安逸过度，不运动，不劳动，尤其不作体力劳动，必然肢体软弱肌肉不坚，筋骨不强，“久卧伤气”，正是不劳不动的必然结果。过度安逸的人，身体多呈虚胖，体肥如绵，动则气喘乏力。如果多食膏粱厚味，湿痰过盛易患“痿厥寒热”。由于气血少动，肢体不用，血脉滞涩郁热至极而生风。中风病多于少动之人。

“逸则行之”，推拿一法正是行气活动的好方法，推拿被动活动，加上练功的主动运动，对于安逸过度的患者是适宜的。对于那些由于安逸而成肢体萎废的患者，逐渐加大运动量，自可改善其运动功能。

过度安逸不只对缺乏体力劳动而言，对于经久不动脑，只是安闲无事的人，思维不敏，智力渐衰，久之必然废用，脑力劳动与体力劳动在健身运动中同等重要，是维护健康的两个重要方面，只是不能过用。

（3）饮食所伤：“饮”包括饮水、饮酒等液体饮料，“食”包括主食副食等各种食物。饮食是人们生活必需品，一旦饮食过量，饥饱无度，饮食不洁，过食甘肥，过饮醇酒，生冷无忌，饮食不适，偏食误食等都可以致病。

1）饮食不节，包括大饥大渴，暴饮暴食，饮食无定时，无定量，生冷无忌等都称饮食不节。《素问·腹中论》说：“有病心腹满，旦食则暮不能食……病名为鼓胀……治之以鸡食醴一剂知二剂已。……其时有复发者何也？……此饮食不节，故时有病也”。“以酒为浆”的人“半百而衰”以至早亡是生活中常见的事。“因而饱食，筋脉横解，肠澼为痔”，“高粱之变足生大疔”（《素问·生气通天论》）。类中风的食中就是因为“食中过饱”（《医宗金鉴》）。“寒厥入胃，则内生心痛，阴中乃疡”（《素问·至真要大论》）。

饥饱勿度，饥则气血化源不足，过饱则食滞，胃肠失于运化。因而“伤食恶食多胀闷”（《医宗金鉴》）。越是饥饿者，突然得食易致过饱，本病小儿为多见，饥饱不能自控，疳积食滞，多缘于此。膏粱厚味，易致内热生痰，所以外发痈疽疮毒；痰火内发而致中风。

饮食生冷，食寒胃寒，寒凝胃痛。

综观饮食不节不但可得肠胃病，还可致血枯、类中风、痈疽等多种疾病，甚至可危及生命。

治疗饮食不节首先必须节制饮食，推拿治疗食积所伤是有效方法，小儿推拿对此证效果尤佳。

2）饮食不洁，“秽饭、馁肉、臭鱼、食之皆伤人”，“六畜自死，皆疫死则有毒，不可食之”（《金匮要略》）。由于饮食不洁“病从口入”（寄生虫病，食物中毒，呕吐，痢疾……），许多胃肠病都与饮食不洁有关。贪吃污秽生冷食物，是饮食不洁重要原因之一。

推拿治疗食物中毒，用“探吐法”。误食或已食入有毒食物，可用《金匮要略》载方“炒盐二钱，多饮温水。用探吐法，吐尽食物，然后再调理胃肠”。

3）饮食偏嗜，“五味入口，藏于肠胃，味有所藏，以养五脏”，“夫五味入胃各归所喜，故酸先入肝，苦先入心，甘先入脾，辛先入肺，咸先入肾”（《素问·至真要大论》），如果偏嗜一味，必造成缺乏营养以致身体衰弱。《素问·生气通天论》说：“味过于酸，肝气以津，脾气乃绝；味过于咸，大骨气劳，短肌，心气抑；味过于甘，心气喘满，色黑，肾气不衡；味过于苦，脾气不濡，胃气乃厚；味过于辛，筋脉沮弛，精神乃央”，“多食咸则脉凝泣而色变；多食苦则皮槁而毛拔；多食辛则筋急而爪枯；多食酸则肉胝而唇揭；多食甘，则骨痛而发落”（《素问·五藏生成》）。对于偏嗜饮食的人，应该用适当饥饿的方法逐渐养成杂食的习惯。

（二）外伤形气辨证

凡属外伤都是由于力的因素造成的，或由撞击，或因扭闪，或为利刃，或为轧压挤跌，或为弹伤等都是机械性损伤。由于伤因不同，伤时力的强度不同、方向不同，伤的部位不同，伤后时间不同，症候和预后不相同，伤时应采取的治疗措施也不同，这就需要辨证施治。

伤科辨证，在祖国医学中早有记载，但是多为骨伤，由于现代医学的广泛应用，中医伤科辨证应用较少。在推拿学中，伤科辨证内容更是缺乏，由于中医解剖名称不如现代解剖详尽、准确、清楚，所以解剖名称已经全部采用现代名称。

伤科辨证基本要点：外伤首先要辨清伤性和伤气。“气伤痛”“形伤肿”。

“气伤”：气无形，凡属感觉，如痛、痿、麻、木、胀、凉、热、痒、走窜，及运动如有力、无力、拘急、弛张均属气的证候。

“形伤”：凡有形态改变，如肿胀、凹陷、凸起、萎缩、破裂、流血、青紫、蜕皮、筋移、骨折等，都属形伤。

气伤的主导症状是疼，形伤的主导症状是肿，既然有疼，就有不仁不用证候，既有肿就有陷，这是外伤分类的纲领。

就部位分类，可分为内里伤，又简称内伤，即是由于力的因素致使脏腑创伤；外表伤，即是皮脉肌筋骨气血由外力而致创伤。

就伤情分类，有破伤即开放性损伤和肿伤即闭合性损伤；有断裂伤，有气滞血瘀伤。

受伤原因不同，大致可分为里筋即枪弹伤和红伤即刀伤、跌伤、扭伤、棒伤、挫伤等。

外部伤又可分为硬伤即骨伤，软伤即皮、脉、肌、筋、骨节伤。

推拿治疗，凡内脏伤、骨伤、枪弹、利刃伤都不是推拿科适应证。推拿主要治疗皮、脉、肌、筋、骨节伤。气伤形，以在形伤中不完全断裂性损伤为主。

气伤与形伤是在转化的。“先痛而后肿者气伤形也”，“先肿尔后通者行伤气也”（《素问·阴阳应象大论》），比如初扭伤只痛不肿，次日不仅疼痛加剧而且出现肿胀，这就是气伤形的表现（临床中这类软组织损伤，都是于炎症发展造成的），伤的实质不重；如果骨折当时肿胀，不能动，然而不甚疼，过两个小时后疼痛加剧，肿也加剧，这就属于“形伤气”（也就是器质性损伤而至功能损伤）。凡是气伤，不一定都伤形，凡是形伤，都一定伤气（也就是器质性损伤必然有功能损伤，只是功能伤如疼痛、痉挛不一定都是器质性改变）。

伤气、伤形，不只是外伤独有。七情、六淫都有伤形伤气的不同，所以有“寒伤形，热伤气”、“喜怒伤气，寒暑伤形”（《素问·阴阳应象大论》）之说。只是外伤用伤气伤形辨证，更为便于应用。

形与气二者不能分开。皮脉肌筋骨实际上是一个统一体，为了辨证清楚，才分别予以描述。

伤气在皮为卫气伤，在脉为营气伤，在肌为腠理元真之气伤，在筋为经筋之气伤，在骨节为神气伤。

伤形分皮伤、脉伤、肌伤、筋伤、骨节伤五部（伤形伤气辨证参看皮脉肌筋骨辨证）。

外伤是推拿治疗的主要适应证，因为力的因素损伤，适于用力的手法治疗。总的治则是修复或破坏。手法用动与静，部位取气变与形变部位。

所谓修复，就是使气血至，使气血平调，使祛瘀生新；所谓破坏是：不肿不消，不开不合、不除旧、不生新。

修复法包括推、揉、拍打使气血至伤处，损伤修复；点穴调脉使气血调和，气伤痛自可止；固定法稳定复位的筋骨皮肉，使伤处愈合，骨正筋揉。破坏法包括压散开然后肿消（吸收）痛止。刺破消除肿结，使瘀结消散，活动破坏，撕开禁锢（如粘连撕裂，陈旧脱位复位先行撕开）。使骨节活利。这种治疗软伤的指导思想贯穿在推拿医疗实践中，是有效的治疗总则。

（三）皮脉肌筋骨辨证

皮脉肌筋骨五部，与经络、气血、脏腑构成人的统一整体密切关联不可分割。这种整体观念贯穿中医诊断、辨证、治疗、养生等各方面。然而在人体结构上各部分有其特有的形态和功能，由不同原因引起的疾病，各部位有其不同的证候变化。因此在统一整体观念的指导下，各部位有其独特的辨证方法。中医的八纲脏腑辨证，不能代替所有的辨证方法，所以又有六经辨证，卫气、营气与三焦辨证，经络辨证。其都是随其病证不同所采取的特有辨证方法，八纲辨证、脏腑辨证、六经辨证及卫气营血辨证均有在中医学基础有关章节中讲述，这里不再阐述。

由于中医内科在祖国医学发展史上一直占主导地位，于是在辨证中，对于皮脉肌筋骨的损伤、病证便很少研究。近年来，推拿科迅速发展，对皮脉肌筋骨损伤与病证研究的人越来越多，根据祖国医学经典著作的记载。在中医基本理论的指导下，结合临床实践，总结了一套皮脉肌筋骨辨证方法。这套辨证方法，多适于中医骨伤推拿、外科、针灸等临床辨证应用。

1. 皮脉肌筋骨的生理功能

（1）皮的生理功能：皮居人身之表，是人体最外层的防线，所以称作“皮肤坚”。这种防卫功能一是靠皮肤本身的结构、功能来实现。二是靠卫气的作用。皮肤上有“玄府”。卫气“充皮肤”、“司开阖”，玄府开闭与天地之气相通。

皮肤与经络的关系：皮肤构成经络的联属部分，即是属于十二经络的皮部，《内经》云：“夫十二经络脉者皮之部也”。皮部传递脏腑之气于外、于表。传递外部变化于内、于脏腑，经络的途径。

皮与脏腑的关系：“肺主皮毛”。肺如五脏的伞盖，与天气相通，是大气与人体直接相关的一脏。在体表，皮又是直接与天气相通的部分，肺脏与皮表通过卫气主司开阖，“肺主皮毛”的表里关系有着共同呼吸的功能。毛发生于皮上。既有防护作用，又是人体气和营血变化的标志之一。

由于皮在人体的表层，卫气充实，气机变化快，感觉敏锐，痛痒清楚，色泽变化明显，皮肤的坚固使血外溢，津不轻易外游，液不外流，卫气不外散，皮热寒可以由卫气调节，祛邪助正，常自革蜕，故皮名曰“革”，这与皮的生理功能有直接关系。

（2）脉的生理功能：脉为“血脉”，又称“血之府也”，血行脉中，气行脉外，脉是人体气机变化和营血盛衰的主要标志。脉部自行，随气而至，所以气血并称。“脉为营”，脉是血所居的营盘，又是营养人体的运输线。脉为“雍遏营气令无所避”有动静之分。“营变濡动”脉有色泽不同，动有去知不同。

“十二经中皆有动脉”，脉与经相并行，所以《灵枢》有“经脉篇”。经络与血脉相通又不同。因为经络行气，而血行血，由于气血不可分，所以两者既不同又一致。

“心主动脉”。动脉的动静，往复营运，都是由心所主宰。“心之合脉也”，“其荣色也”，心气主宰血脉运行，人的色泽就荣润红活。

脉在周身运行，有宗脉、有支脉、有孙脉、有络脉。宗脉、支脉为干线。孙脉、络脉为支呈网状。在人体，内至五脏六腑，外络四肢百骸，人体通过经络、血脉把各部联贯起来，使之成为一个整体。

脉为皮表分布，随着部位不同，脉数多少、脉径粗细不同。“天寒则裂地凌水”，其面不衣何也？“因为十二经脉，三百六十五络”，“其血气皆上于面而走空窍”。相对之下，“其卒寒手足懈惰”说明手足血脉不及面部多。

“脉有经纪”，“人一呼脉行三寸，一吸脉行三寸，呼吸定息脉行六寸”。“人一日一夜凡一万三千五百息，脉行八百一十丈，五十度周于身”。脉在体内有直行有横行，有网络。行有定数，血不能溢出脉外。

“人之动静勇怯，脉亦为之变”，所以脉有变态；脉有主客之分，随着四季变化有常态。

脉道走行也有常有变。比如手太阴肺脉，其长走腕后“上骨下廉”，其变可为斜飞脉走高骨上斜入手背；反关脉在高骨背侧。

脉有阴阳分属。手各有三阴三阳为十二经脉。

平人脉象：“人一呼脉再动，一吸脉再动，呼吸定息脉五动”（《难经》），不大不小，不疾不徐，不浮不沉，冲和而缓有胃气，有神气为平脉。另一种切脉方法是用脉口与人迎对比，两者上下相应，与四时季节相应，即春弦、夏洪、秋浮、冬沉；六经脉无结代，无盛无躁，跳动和缓，四肢与躯体寒温守恒一致，这是无病之人的脉证表现。

孕妇正常脉象：“手少阴脉动甚至妊子也，阴搏阳别谓之有子”，脉“滑疾而散，胎必三月，但疾不散，五月可别”，“欲产离经，新产小缓”（《医宗金鉴·妇科心法要诀》）。

小儿正常脉，需周岁后才能切脉。因为脉的长度短，要用一个手按定三关。一息六至，不大不小，不浮不沉；小儿正常指纹，在食指桡侧缘。隐隐不显，与皮色一致。

运动员正常脉象较一般人为慢。一息三到四至，不大不小，不浮不沉。从容和缓，无不良证候。虽然一息三至不为病脉。

脉中之血有清有浊；脉外之气有滑有涩，脉行有逆有顺（《灵枢·逆顺肥瘦》）。“是故血和则经脉流行，营复阴阳，筋骨轻强。关节清利矣”（《灵枢·本藏》），经与脉并行，既有诊断又有治疗作用。《灵枢·经脉》说：“经脉者，所以能决死生，处百病，调虚实，不可不通”。

老少不同，营为所行，气血盛衰不相同。《灵枢·营卫生会》说：“状者气血，其肌肉滑，气道通，荣卫之行不失其常，故昼精而夜瞑。老者之血衰，其肌肉枯，气道泣，五脏之气相搏，其营气衰少而卫气内伐，故昼不精夜不瞑”。

血脉呈直行，线行流动，而血络、孙络呈网，使血运行有往有复，如环无端。

（3）肌的生理功能：肌与肉通称。“肉为墙”，有墙垣之意，是保护人体的屏障。肌肉是人体力量的源泉，“刺壮士真首，坚肉缓节监监然……劲则气滑血清”（《灵枢·逆顺肥瘦》）。肌肉与筋在发力上是不可分的，因此有“筋骨劲强”之说，因为“筋为纲维”的法故，纲系肉于骨上。肌为脾为主，为气血所温，是身体健壮的形态标志。“肉不坚，腠理疏，则善病风”。“皮肤薄而不泽。肉不坚而淖泽，如皮则肠胃恶，恶则邪留止”。“小骨弱肉者，善病寒热”（《灵枢·五变》）。这是说明正常肌肉形态与其好发病之间的关系。

“肉有桂”，“肉之桂在臀胫阳分肉间，与足少阴分间”（《灵枢·卫气失常》）。

人的年龄大小，体型不同，肌肉也不同，“婴儿者，其肉脆血少气弱”，“年质壮大，气血充盈，肤革坚固……此肥人也”。“肉薄厚皮而黑色，唇临临然，其血黑以浊，其气泣以迟，其为人也，贪于取与”（《灵枢·逆顺肥瘦》）。“夫柔弱者必有刚强，刚强多怒，柔者易伤也”（《灵枢·五变》）。“䐃肉坚，皮肉者肥䐃肉不坚皮缓者膏。皮肉不相离者肉”。“肉者多血则充形，充行则平”。“肉人者上下容大”（《灵枢·卫气失常》）。

血脉在肌中运行，交织成网，运行方向呈环往复交叉，在肌肉中走形的脉多属血络。所以邪在络之时病于肌肤。肌腠是三焦通会元真之处，为血气所注之处。所以作曲线，呈面状环形活动的揉摩手法，与肌肉中血络走形相应。

肉的生理标志：“脾应肉，肉䐃坚大者胃厚。肉䐃么者胃薄。肉小而么者胃不坚，肉䐃不称身者胃下，胃下者下管约利。肉不坚者胃缓，肉䐃无小理者胃急。肉䐃多循里累者胃结，胃结者上管约不利也”。“皮肉不相离者大肠结”（《灵枢·本藏》）。

“风者百病之始也，清静则内腠闭拒。虽有大风苛毒，弗之能害。此因时之序也”（《素问·生气通天论》），这是说明肉䐃坚实。阳气固密，即使风邪苛毒也不能侵入人体，这为防病指出一条方法，即是要身体肌肉强健，因此健壮体质，是以肌肉坚劲有力为标志的。

总之，肌肉是保护人体的组成部分，在防病、防创伤等方面起着重要作用；肌肉又是人体健康状况的标志，也是发力的部位，通过肌肉还可以判断胃肠等脏腑的健康状况。

（4）筋的生理功能：“筋为纲”，在人体中起着纲维的作用。筋连缀着关节，所以“诸筋者皆属于节”。骨节的拘急纵缓都与筋直接相关。

筋在经络中，属于联属部分，称谓经筋。经筋的走行与十二经脉相应而顺逆不同。经筋也有手足三阴三阳之分，《灵枢·经筋》用起、结、支、散、入、交、循、抵、络、属、乘等方式布于全身，起维系、联结纲络的作用。内连骨，外囊肌，约束骨节（详见经络部分）。

筋的层次，虽然有外有内，但仍以“属骨连筋”的深部为主，筋下便是骨。

前阴为宗筋之所聚，筋为肝所主，为营所濡。

筋与血脉（静脉）常被混淆，误把静脉为“青筋”，这是常人错解。《灵枢·营卫生会》对此说的很清楚：“血脉者，坚横以赤……小者如针，大者筋”，所以筋与静脉完全不同。

筋与肌肉并不一样。筋为纲维，质坚而硬，可以弛纵也可拘急。临床中，筋弛使骨节不约而脱骱者常见，婴儿瘫（小儿麻痹）便是例证。筋急使骨节屈伸不利，眴紧短缩踵筋急者（跟腱短缩），也是常见证候。不能把软伤统称为伤筋。古代经典曾把“肌急”与“筋急”相混。因为肌与筋相连，肌急必然引起筋急。“筋有结络”，筋在走行中结于骨节，联络周身。现在对筋病与肌病有分辨。

“木曰曲直”，筋属木，曲直动作与筋伤直接相关。

总观，筋为肝所主，联缀关节，起纲维作用，可拘急可纵缓；其动作为曲直，为十二所属的“经筋”。前阴为宗筋所聚。

（5）骨的生理功能：“骨为干”，是人体的支架，并成为脏腑的宫廓。胸骨、肋骨与骨组成的胸廓为心肺所居；头为精明之为脑所居。“骨有属”，“骨之属者，骨空之所以受益而益脑髓也”（《灵枢·卫气失常》）。“骨者髓之府”，脊骨为脊髓所居。凡骨内皆有髓。

骨与筋连，成为节。骨节为枢要。骨节又为神气游行出入之所，“所言节者，神气之所游行出入也，非皮肉筋骨也”（《灵枢·九针十二原》）。

骨为经络气血所营：“经脉者，所以行气血而营阴阳濡筋骨利关节者也”（《灵枢·本藏》）。

骨有度量，人身骨度有一定常数（见俞穴骨度），是区分部位尺寸的量度标准，是取穴的依据。

“人之骨强筋弱肉缓皮肤厚者耐痛，其于针石之痛，火焫亦然”，“加之黑色而美骨者火”（《灵枢·论痛》），这里说明骨强骨弱对疼痛的反应。

“明堂骨高以起，平以直，五脏次于中央，六腑挟其两侧，首面在于阙庭，王宫在于下极”（《灵枢·五色》）。“明堂广大，蕃蔽见外，方壁高基，引垂居外，五色乃治，平搏广大，寿中百岁”（《灵枢·五阅五使》）。对长寿的相貌，以明堂骨为观察部位。

人有髓海，有气海，有水欲之海，四海的位置及其腧，与骨均有直接或间接的关系。胃者水谷之海，其腧上在气街，下在三里；冲脉为十二经之海，其腧上在与大杼，下出于巨墟之上下廉；膻中为气海，其腧上在于柱骨之上下，前在于人迎；脑为髓之海，其上在于其盖，下于风府。

骨在皮、脉、肌、筋的最深层，“肾主骨”，肾属水，水曰润下，其气向下向内。

总之，骨的生理功能：①骨为人体成形的骨架，骨形成脏腑的宫廓。②骨为髓海。③骨为肾所主。④明堂骨高、直是长寿的标志。⑤骨强之人耐痛，骨弱之人易伤，运用推拿手法需向深部用力按，气力才能达骨。

2. 皮脉肌筋骨话病证候及治疗

（1）皮的疾病证候及治疗：皮破血流，卫气伤，易为毒邪所染，毒邪染于伤处，由伤变疮，红肿疼热，破溃面脓。

皮伤血瘀与内，色现青紫，为有流血。

“大邪中表”。六淫为病，皮毛先受邪。皮表受邪有表虚，表实之分。其伤寒表证总的证候为“脉浮、头项强痛而恶寒”。寒伤表实脉浮紧，无汗，必恶寒，体痛呕逆；中风表虚脉浮缓，有汗恶风。表证与痹证区别在于伤寒表证肺气不宣。痹证，为风寒湿邪杂至闭塞气血。

风寒湿痹。风伤为行痹，皮肤麻痛，走窜无定处；寒伤为痛痹，疼痛不移，湿伤为着痹，湿盛为肿为重，胀痛，或为湿疹痒痛，风寒湿伤及皮部统称皮痹。

暑、火、燥均为阳邪、热邪。暑邪伤人可与湿化，也可与燥化，与湿化则为皮肤汗出面垢；暑与燥化则为齿干口燥而烦。暑伤症候欲呕、闷乱、吐泻等证；火邪为病，皮热、唇焦，皮肤多发肿疡。皮肤痛或发泡。燥邪为病，皮肤脱屑，干燥龟裂。皮肤枯焦，少津不润泽，皮硬。龟裂则为血不荣皮，皮破干裂。

皮病溃疡久则成阴疮不易收敛，不易愈合，皮为正气虚，卫气不振所致。

皮肤在临床诊断中，对于局部与全身疾病都有重要意义。

“眉起五色，其病在皮”，“风水肤胀、目窠手足上陷而不起”，“十二轻，三百六十五络脉皆上注于面”所以根据面部皮肤色泽变化和色泽出现部位不同，可察知全身各部病候，“左颊部肝，右颊部肺，额心颏肾，鼻痹部位，部见本色，深线病累，若见它色按法类推”（《医宗金鉴·四诊心法要诀》）。

正常颜色与病色的鉴别在于色是否相容，也就是皮肤是否有光泽。所谓“色见皮外，含皮中，内光外泽，气色相容，有色无气，不病命倾，有气无色，虽困不凶”。气色在皮表的具体表现是赤色如同帛包裹朱砂，映出深红正赤色，是心之气并致的容状；如果呈现死红色，无光泽，如同死血、赭石的颜色，是心气衰败之色。正白色如同鹅的羽毛，洁白而有光泽；不正常的白色如同食盐色，死白而暗，以候肺气的盛衰。正常黄色如同白罗，包裹雄黄，白里透黄；不正常的黄色如同黄土，色暗无光，以候脾气的盛衰。正常青色如青色的玉石，光泽发亮；不正常的青色如同兰靛色，无光泽，以候肝气的盛衰。正常的黑色如同黑漆，光泽明快；不正常的黑色如同黑土，色暗无光，以候肾气盛衰。

前臂及手部皮肤寒热、滑涩在临床诊断中的意义是：风病尺肤滑；温病尺肤热甚，脉盛而躁；泄泻少气，尺肤寒，其脉小；症见寒热时，肤如火烤先热，后寒；尺肤先寒，久之而大热，必是寒热症；掌中热，腹中热，在小儿诊断为食积内热；掌中寒，症见腹中寒，鱼际上有青色，血脉暴露明显的人，胃中有寒；皮晄白，应为夺血的症候。

综观皮病、皮伤，凡属伤气以麻、疼、痒为主证；伤形以皮肿，疮疖，皮破，出血。血瘀为主证。尺肤寒热为辨寒热证，手心手背寒热辨外感内伤证。

对于皮肤辨证，应当分清皮肤本身病与脏腑病。比如皮伤、皮痹均为皮肤局部病；而外感、内伤现于皮部即为全身病。皮肤疮疖，可为局部，也可由内而发。总之，即或是局部恙，久治不愈年可波及全身；波及皮肤的内脏病治愈，也可仅遗皮肤证候，其规律是：凡属外因证，初期多为皮表病；病程日久，必及与内里，凡内因病，见于表必属全身病的皮表的反应。

就皮的证候而言，可分皮痛、皮肿、皮损、皮焦、皮硬、皮硬、皮结、皮疹等，对于痛、痒、麻、凉热，可为皮寒，也可为皮伤，均属伤气证候，“皮痹不已，复感于邪”还可传为肺痹。气伤也可以波及形伤。皮病肿、焦、硬、结、疹等，均属形伤，可为外淫，可为外伤。也可为内因病。关于外伤，绝不限于力的损伤，如皮结（瘢痕），可为电伤，烫火伤等。

对于皮伤皮病的治疗，要对因、对证、对病施法，比如褥疮皮破其因是压迫缺血所致。推拿治疗就要在疮面连同周围敷上大块无菌纱布（五层以上）。然后再在周围及创口上用推法。多推周缘，使创口周充血，可加速愈合。其病因是血不至为病，推法以通血脉，这就是动法静证，在五行以火制金使金生化。

皮肤痒麻，如属外淫，必须捏拿，以散外邪，如属内伤，可用拍打法“健肌皮”。

皮疹、痈疖，如属局部小疖，可按而散之，一次按压消去。成脓而放出。如属内发，必须泻心火治其痈肿。

（2）脉病证候及治疗：脉病的证候，一是颜色改变，二是血流波动的改变。内脏有病也可反映在血脉上。“血脉者在腧横居，视之独澄，切之独坚”（《灵枢·九针十二原》），这是疾病在穴上通过血脉出现的反应物。望诊局部明显凸起，按之坚硬。“诸脉之浮也，常见者皆络脉也”，在皮表能见到的血脉都是脉络，呈现青紫色为毒热实证，鲜红为寒。血不足，脉下陷；色现枯白，为血脱；小儿诊虎口三关，是阳明脉，有病时可显于外，赤属热，红属寒，青主惊风，白主疳。

“营变蠕动，血脉可知”。脉病，动脉波动有改变，如无脉证就是血脉证候。所谓营变，会有色泽改变。脉是候人气血变化的诊断依据。“长则气治，短则气病，数则烦心，大则病进，上盛则气高，下盛则气胀，代则气衰”（详见切诊）。浮主表，沉主里，数主热，迟主寒，虚脉主虚证，实脉主实证，大脉主病进，缓脉主使主营衰卫有余。所以脉象变化不但是人体气血变化的标志，也是心与血脉本身变化的标志。

总之，脉是候人气血衰、表里、寒热，辨别阴阳证候的重要依据；也是观察疾病治疗过程中气血、阴阳变化的客观标志。

脉本身病变，脉伤出血，流出体外破伤，流血，大血管出血不止可致死。脉有逆顺动静，按压可以止住出血，血流脉外，存于体内为瘀血，瘀血聚在一起为血肿，待止血后，血肿应从速消除，所谓“比无流血，急取朱之”。推拿可以散瘀消肿，但是对新伤，血未止时，不可推拿，以防加甚出血。此时可用按法，静以止血。

脉痹未受风寒湿邪所致。脉痹复感于邪可传为心痹。脉痹主证为色泽变青紫。

治疗脉病如无脉证或动脉过速、过缓、过长、过短、虚、实证候都可以用调脉法点穴治疗。这不仅可以治疗血脉本身病，也可以治疗全身病证。凡通过调气血可以治疗的病候，都可以用点穴调脉法（见点穴调脉法）。

治疗脉病的主要法是推法，因为脉病血不至必然出现厥冷证候，推法是回阳取热的重要方法。

（3）肌病证候及治疗：肌病的证候，主要表现为肌力的减弱，肌肉萎削、肌急、软硬等。

肌力强弱为判断体力强弱的标志，所以肌肉作为人体体壁如同防卫院落的墙垣一样。

肌的病因，也是由内因、外因和不内外因促成。多见证候也是肌萎、肌痹和肌肉伤三大主症。对于肌肉伤，主要是劳伤和外伤等力的因素；当然也包括现代的物理、化学、生物学等多种因素，在这种多因素中，以饮食所伤为全身病所致的肌病最多见，除上述后天因素外又有先天因素。

肌痹的发生，与时间有关。《素问・痹论》说："风寒湿三气杂至合而为痹也……以至阴遇此者为肌痹"。肌痹还可以传于内脏。所以"肌痹不已复感于邪内舍于脾"。肌痹以疼痛或麻木为主证。《素问・痹论》说："在于肉则不仁"，《素问・长刺节论》说："病在肌肤，肌肤痛，名曰肌痹"。除疼木外，尚有肌肉板硬，肌肉弹性减退，沉重疲劳等。肌痿也是肌肉的多发病，《素问・痿论》说："脾气热，则胃干而渴，肌肉不仁发为肌痿"。《内经》曰："肉痿者得之湿地也"。肉痿的证候是肌痿削，无力，或由于阳明热灼伤阴液不能濡养肌肉，或由肺热伤阳，肌失濡养。多与湿热相关。

外伤可使肌肉血肿，肿急，甚或肌肉断裂。久劳可至肌肉疲乏酸痛。"久坐"可以伤肉。

推拿治疗肌病或外伤主要用揉摩，拍打等手法。对于增长肌力、消除肌肉挛急、止痛、增长肌肉都很有效。拍打可以消除肌肉疲劳，在外伤中，肌肉完全断裂，要缝合肌肉。

有些先天性肌肉病，如进行性肌营养不良，目前还是医疗中的难题。对症推摩揉捏拍打，治疗肩胛肱型患者效果较好，对于假性肥大型目前推拿效果不理想。

增长肌肉，增进身体健康，首先要使肌肉发达。增长肌肉和肌力的好方法唯有练功效果最好，所以导引、推拿是保健强身的好办法。

（4）筋病证候及治疗：筋的证候变化，主要是拘急和弛纵，"因于湿，首如裹，湿热不攘，大筋緛短，小筋弛长，緛短为拘，弛长为痿"（《素问・生气通天论》），"以春遇此者（风寒湿）为筋痹"，"筋痹不已，复感于邪，内舍于肝"。"夫痹之为病……在于筋则屈不伸"（《素问・痹论》），在筋病中，痹证是主要症候之一。筋痹以疼痛和关节屈曲不能伸直为主症。

筋的所结部位，主要在关节。"膝者筋之府也，屈伸不能，行则偻俯。筋将惫矣"（《素问・脉要精微论》），这是筋衰表的证候。

"肝主身之筋膜……肝气热则胆泄口苦。筋膜干，筋膜干则筋急而挛，发为筋痿"。"思想无穷、所原不得、意淫于外、入房太甚，宗筋弛纵，发为筋痿，及为白淫，故下经曰，筋痿者，生于肝始内也"。筋痿也是筋病的主证之一，以弛纵、痿费为主要证候。

前阴为宗筋之所聚，对于阳痿的证辨证"大而不坚者，筋不至也"（《长沙马王堆医书研究专刊养生方》）。

"阳气者精则养神，柔则养筋，开合不得寒气从之乃生大偻"。

"因而饱食，筋脉横解，肠澼为痔"，"有伤于筋，纵其若不容"（《素问・生气通天论》），上诉三段的筋伤与筋病，即饱食、过度性欲均可以发生筋脉弛纵不收的证候。

"初之气，地气迁，寒乃去……风湿相搏，雨乃后，民病血溢。筋络拘强，关节不利，身重筋痿"，以上都是经典中有关筋病的论述。

筋伤断裂使内与骨不相连，即为骨与关节不能动、筋移、筋肿、筋痛使关节活动不通利。

总之筋病证候是以筋缓，筋急不舒，也就是弛张和拘急为主证，筋伤可为筋肿、筋移、筋断。

治疗筋病主要用关节活动法，也可以用弹筋、治肝等法治疗病，选取部位以经筋走行为理论依据，根据所纪、所结、所络属等循行线路进行治疗。

治疗筋伤，重在理筋，整复，可用手法推臣理顺，可用关节活动法，或以屈伸，或以旋转，使筋复位。

治疗筋伤断裂，或移位理顺后，都要加用固定法。如果完全断裂要缝合，部分断裂可用氧化锌橡胶膏粘合。先摄合断裂的筋膜然后再粘好不动，待两周后疼痛消失，开始活动，初活动时仍要防止活动范围过大，以免再次断裂。

（5）骨病的证候及治疗：骨病在临床以骨痹、骨痿为多见，其次为流痰、骨肿、骨癌、骨折等。

除压缩性骨折外，其他骨折均不属推拿科治疗范围，骨病也多不属推拿科病种。

临床中鉴别骨折是推拿科的重要诊断内容。骨折的特点，肢体发生变形，出现异常活动，有骨擦音。骨折初期必然肿胀、压痛、叩打痛、传导痛、不能持重，X线片可直观鉴别。

对于骨病。推拿临床以骨痹为多见，证见骨痛，骨节变形。甚至关节强直。治疗骨痹以点穴为主，选穴以骨突（如棘突）压痛处为重点，可作全身推拿。

骨增生，也是推拿科常见病，多为外伤或力线发生异常改变，为老年人的多发病。“X”形腿或“O”形腿，成年后即可发病。若年轻时未作矫形术，发现膝关节疼痛后只能减少活动，并用手法沿关节周围按压，可以止痛缓解症状。

外伤骨肿，如指间骨节挫伤，可用按法缓缓压迫，因为这类挫伤多发生骨膜野血肿，特别忌用重手法。

骨癌、结核、骨髓炎等均不属于推拿治疗范围。

骨伤、骨病属骨科范围，推拿科仅治疗部分伤和骨病。

“骨重不能举”是骨病的总证候，“伸而不屈其病在骨”只限于骨关节特有部位的症状，如关节强直。自然不能活动，它与筋病相鉴别常常以伸直不能屈属骨病，屈曲不能伸为筋病。

骨痹不已复感于邪可传为肾痹。

骨病多用手术或药物治疗。

小结：皮、脉、肌、筋、骨五部是个统一体，由气机变化贯通内外。各部病变互相联系，也互有区别。《灵枢·卫气失常》载：“何以知皮、血、血气、筋、骨之病也？”“色起两眉薄泽者，病在皮；营气濡然者病在血气；目色青紫赤白黑者病在筋；耳焦枯受尘垢病在骨”。“然此有部，肉有柱，血气有输；骨有属……皮之部属于四末，肉之柱在臂胫诸阳分肉之间与足小阴分间；血气之输，输于诸络。气血留，则盛而起，筋部无阴无阳 ，无左无右，候病所在。骨之属者，骨空之所受益而脑髓者也”。皮脉肌筋骨辨证其部位色泽概如上述。

治　则

治则，就是治疗疾病的原则，也就是《素问·移精变气论》所说的“治之大则”。治则是在整体观和辨证论治的原则指导下，以四诊收集的材料为依据。针对不同的临床病证所制订的有普遍指导意义的治疗原则。它的内容包括审证求因，治病求本，调整阴阳，扶正祛邪，调整形气；因时、因人、因地制宜等。

疾病的证候表现是多种多样的，病理变化又很复杂，整个病情变化有轻重缓急之分。不同时间、不同地点及个体的差异对疾病的轻重也会产生不同影响。因此必须善于从复杂多变的疾病现象中，抓住病变的本质，审证求因，治病求本。根据阴阳失调的病理变化，调整阴阳，按邪正斗争产生的虚实变化，扶正祛邪。按脏腑、筋骨皮肉、经络、气血失调的病机，调整形气。按发病的不同时间、地点和不同患者，因时、因地、因人制宜。

治则与治法不同，治法是在治则的指导下根据不同的具体病情所采取的合理治疗方法，所以它是由治疗法则所规定并从属于一定的治疗法则的治疗措施。如“实则泻之”治则中的解表法、涌吐法、消导法、攻下法；“虚则补之”治则中的益气法、滋阴法、温和法、补血法等。

（一）审证求因，治病求本

治病的根本原则，就要找出疾病的本质，针对根本原因进行对因治疗，这也是辨证施治的重要内容，故《素问·阴阳应象大论》说：“治病必求于本”。本有两重含义，本的具体含义是指疾病的本质、疾病的主要矛盾，本的抽象概念，就是指阴阳而言，祖国医学把调理阴阳作为治病之本，是因为阴阳是自然界的变化规律，故称“天地之道也”。

“本”的具体所指是和“标”相对而言的。标和本是一个相对概念，有多种含义，可用以说明病变过程中各种矛盾双方的主次关系，如从病因与症状来说，正气为本，邪气为标；从病变部位来说，内脏是本，体表是标；从疾病前后来说，先病为本，后病为标，所以《类经·标本类》说：“谓天地之运气，人身之疾病，变化无穷，无不有标本也”。

疾病的发生、发展总是通过若干症状而表现出来的，但这些症状只是疾病的现象，并不是疾病的本质，通过望、闻、问、切四诊充分了解疾病的全部情况，在中医学基础理论指导下，进行综合分析，才能通过现象看出疾病的阴阳属性这个“本”，然后找出其根本原因，从而确定恰当的治疗方法。正如《素问·标本病传论》所说：“知标本者，万举万当，不知标本，是谓妄行”。比如漏肩风，可因肝肾精亏，气血不足或外感风寒湿邪，或外伤筋骨等多种原因所引起，故在治疗时应根据病因或采用补益气血（热敷、点穴）或活血化瘀（用推拿、活动关节法）或祛风散寒除湿（用拿法或拔罐）等方法进行治疗，这就是“治病必求与本”的临床应用。

临床运用治病求本这一治疗法则时，必须正确掌握“正治与反治”、“治标与治本”两种情况。

1. 正治与反治

《素问·至真要大论》提出“逆者正治，从者反治，从少从多，观其事也”这样两种治疗原则。这两种原则都是治病求本的具体运用。

（1）正治：是逆其证候性质而治的一种常用治疗法则或称逆治法，“逆”是指采用的手法或方药的性质与疾病的性质相反，即通过分析疾病的临床证候，辨明疾病性质，然后分别采用“寒者热之，热者寒之”、“虚则补之，实则泻之”。棘突向左偏歪，要向右复正等不同方法去治疗。正治法适用于疾病的征象与本质相一致的病证。由于临床上大多数疾病的征象与疾病的性质是相符的，如寒证即见寒象，热证即见热象，虚证即见虚象，实证即见实象等，所以正治法是临床中常用的一种方法。

（2）反治：是顺从疾病假象而治的一种治疗方法，又称从治。从是指采用的手法或方药的性质在特殊情况下服从疾病的假象，与疾病的假象一致而言。但究其实质，还是在治病求本的法则指导下，抓住疾病的本质而进行治疗的方法。如脾虚患者，常常出现腹痛胀满，时胀时减，不拒按，舌质淡，脉虚无力，但并无水湿、食积留滞等征象。对此证采用健脾益气的治疗方法，脾壮塞自通，《素问·至真要大论》称之为“塞因塞用”。因食积所致的腹胀泄泻，泄则痛减，嗳腐吞酸，舌苔厚腻，脉滑数等证，则要用消导泻下法以排其积滞，《素问·至真要大论》称之为“通因通用”。又如下颌关节脱位，虽然下颌骨向前下方脱位，复位时仍要向下方牵拉，因为下颌骨髁状突卡在关节结节前方，必须先离后合，不能直接向回推送。以上所举三例都是顺从疾病症状而治的不同一般的治疗方法，故称之为“从者反治”。但其所从的症状不是疾病的本质，因此，所谓“反治”实质上还是在治病求本法则指导下，抓住疾病内在本质而治的方法。

2. 治标与治本

临床中对疾病的复杂变化，一般都按照“急则治其标，缓则治其本”和“间者并行、甚者独行”的治疗大法。

（1）急则治其标：《正体类要・正体主治六法》“若骨骱接而复脱，肝肾虚也”，在治疗时则应本着“急则治标”的原则，首先进行手法整复，同时还要进行固定，待其整复完毕后再补肝肾以治其本。又如出血患者，无论患者体质如何、何种原因均应采取急救措施，按压或缝合结扎治疗，待血止后，再治其本病。

（2）缓则治其本：《素问・至真要大论》“必伏其多主而先其所因”。一般情况下，病在内者治其内，病在外者治其外，正气虚者扶其正。邪气盛者祛其邪，治其病因，症状自解。治其先病，后病可除。这就是“治病必求其本”的大法。这个大法的前提是病情缓和，比如腰椎间盘突出症，用旋转复位法使髓核还纳，但必须疼痛不重。肌张力不高时才能对因旋转。

（3）标本兼治：“间者并行”就是说在标本证候俱轻的情况下，可以标本同治，如《灵枢・厥病》：“心肠痛，憹作痛，肿聚，往来上下行，痛有休止，腹热喜渴延出者，是蛟蛕也。以手聚按而坚持之，无令得移，以大针刺之。久持之，蛕不动，乃出针也”，蛔虫内居肠胃，扰乱肠胃气机，故肠痛，侬作痛，此属蛟蛕的内居于肠胃为本，气机逆乱为标，当标本兼顾。在腹部用固定蛔体的拿聚法安蛔以治标，再以大针刺之杀蛔以治其本。

临床中治疗疾病，既有原则性，又有灵活性。有先治本的，有先治标的，或标本兼顾。但归根结底是为抓住疾病的主要矛盾，达到治病求本的目的。

（二）调整阴阳

《素问・阴阳应象大论》说：“阴阳者，天地之道也，万物之纲纪，变化之父母，生杀之本始，神明之府也，治病必求于本”。说明阴阳是自然界总的变化规律。祖国医学认为，任何疾病的发生、发展，从根本上讲都是由于阴阳的相对平衡受到破坏，即出现了阴阳的偏盛偏衰，阴阳的辨证施治为纲，疾病的病机变化都可以用阴阳加以概括。《素问・生气通天论》说：“阴平阳秘，精神乃治”。因此，调整阴阳，补偏救弊，恢复阴阳的相对平衡，是临床的根本治则之一。

（1）损其偏盛：主要是说对于阴阳偏盛，即阴或阳邪的过盛有余的病证，临床即可采用“损其有余”的方法治之。但是正如《素问・阴阳应象大论》所说“阴胜则阳病，阳胜则阴病”，在阴阳偏盛的病变中，若一方的偏盛可导致另一方的不足。故在调整阴或阳的盛时，应同时注意有没有相应的阳或阴的偏衰的情况存在，若已出现偏衰的情况，则应当兼顾其不足，配合扶阳或益阴之法。

（2）补其偏衰：这是针对阴阳偏衰，即阴或阳的一方虚损不足，如阴虚、阳虚或阴阳两虚等病证所采用的“补其不足”的治疗方法。如阴虚不能制阳而表现为阴虚阳亢的虚热证，故应滋阴以制阳亢，因阳虚不能制阴而至阴寒偏盛者，应补阳以制阴。《素问・阴阳应象大论》“审其阴阳，以别柔刚，阳病有阴，阴病治阳，定其血气，各守其乡；血实决之，气虚宜掣引之”，《素问・至真要大论》“诸寒之而热者取之阴，热之而寒者取之阳，所谓求其二也”，就是“补其不足”之法的例证。临床中也可出现阴阳两虚的病证，则应阴阳双补。祖国医学认为阴阳是相互依存的，故在治疗阴阳偏衰时应注意“阴中求阳，阳中求阴”，就是在补阴的同时，适当地助阳；补阳的同时，适当益阴，从而使“阳得阴助而生化无穷，阴得阳升而泉源不竭”。

（三）扶正祛邪

疾病的变化过程，或其外淫证的变化，可以说是正气与邪气矛盾双方向斗争的过程。邪胜于正则病进，正胜于邪则病退。因而治疗外淫证就是要扶正助气，祛除邪气，改变邪正双方的力量对比。使之有利于疾病向痊愈方面转化，所以扶正祛邪也是指导临床治疗的一条重要法则。

所谓扶正，即是扶助正气，使正气加强，有助于抗御病邪，所谓祛邪。即是祛除病邪，使邪去正安。扶正与祛邪，其方法虽然不同，但两者相互为用，相辅相成。扶正使正气加强有助于机体抗病，祛除病邪；祛邪能够排除病邪的侵害和干扰，有利于正气的保存和恢复。

临床运用扶正祛邪法则，要认真细致地观察和分析正邪双方相互消长盛衰的情况，根据正邪在消长斗争中所处的地位，决定扶正与祛邪的主次、先后。或以扶正为主，或以祛邪为主，或扶正与祛邪同时并举，或是先扶正后祛邪，或是先祛邪后扶正。

1. 扶正

扶正适用于正虚邪不盛，以正虚为主的病证。如气虚的患者，应以补气的方法治疗。《太素·卷第二十四·虚实所生》说："寒湿之中人也，皮肤不收，肌肉坚、营血泣，卫气去，故曰虚也。按之则气足以温之，故快然而不痛。"

2. 祛邪

祛邪适用于邪实而正气未衰，以邪实为矛盾主要方面的病证。《素问·阴阳应象大论》说："其高者，因而越之；其下者，引而竭之；中满者，泻之于内。其有邪者，渍形以为汗；其在皮者，汗而发之；其剽悍者，按而收之……"，即指出病邪在上焦，如饮食积滞，或食物中毒等宜用吐法，使病邪从上越出之；病邪在下焦，可用疏导泻下方法以祛除之；病在中焦而见胀满的，可用消法，消其坚满，邪之表的，可用浸取汗法，以祛其邪；病邪在皮肤的，可用发散法使其向外发泄；越高急暴的，可用按摩手法使病势收敛。比如《素问·举痛论》："寒气客于肠胃之间，膜原之下，血不得散，小络急引故痛，按之则血气散，故按之痛止……"，就是祛邪的应用。

3. 扶正与祛邪并举

扶正与祛邪并举适用于正虚邪实病证，但是在具体运用时则应本着扶正不留邪、祛邪不伤正的原则。若以正虚为重，则应以扶正为主，若以邪实为重，则应以祛邪为主。同时要兼顾到祛邪与扶正。

先扶正后祛邪，适用于正虚邪实以正虚为主不耐攻伐的病证，若兼以祛邪必然更伤其正，故先扶正而后祛邪。

先祛邪后扶正，适用于邪盛正虚，但正气尚能耐攻伐，或同时兼顾扶正反会助邪的病证，则应先祛邪而后扶正。

（四）调整形气

人体是由脏腑、经络、气血、筋骨、皮肉等有形之体及无形的气机共同组成的一个整体，人体生命活动主要是这些有形之体功能（气机）的反映，而脏腑功能活动是主导。形气之间保持着相对平衡，形气之间互相联系，互相依存，互相制约，不论其生理活动和病理变化，都有着不可分割的关系。因此，疾病的发生和发展与气血、筋骨、脏腑、经络等都有着密切关系，正如《正体类要·序》所说："肢体损于外，则气血伤于内，荣卫有所不贯，脏腑由于不和"所以在治疗过程中，应从整体出发，弄清脏腑、经络、气血、筋骨等形气之间的病理、生理关系，才能认识疾病的本质与病理现象之间的因果关系，然后采取相应的治疗方法。不论治疗内科病或外科病，也不论内伤或外伤，调整形气是治则中的重要内容，形气不同于"阴阳"、"正邪"等抽象概念；形气是有据可查，有形态表现的实体。正如《素问·阴阳应象大论》说："气伤痛，形伤肿，故先痛而后肿者气伤形也，先肿而后痛者形伤气也"。这段经文指出气伤以感觉变化为主证。形伤以形态变化为主证。针对这一病理机制，则可采用"结者散之"或"血实宜决之"，"必无留血急取诛之"，"视其虚实而调之"等法，以达"定其血气，各守其乡"的目的。

1. 局部治疗

局部治疗是针对局部症状的治疗，人体受损伤，有外伤与内伤之分，外伤主要是局部皮肉筋骨等损伤，虽每能导致各脏腑、经络及全身气血失调，但还是要以局部外伤为主导，故以局部治疗为主。比如关节扭错、脱骱，主要治法是使用手法局部整复。

2. 整体治疗

整体治疗人体是一个有机的整体，故在治疗时应从整体考虑，才可避免头痛医头，脚痛医脚的片面性。《杂病源流犀烛·跌扑闪挫源流》中说："损伤之患，必由外伤侵，而经络脏腑并与俱者，亦必于脏腑经络间求之"。这里指出在医治伤科疾患时，也应根据形气学说来灵活运用。比如推拿治腰扭伤时，取手背腰痛点较局部治疗效果显著，同时作腰部活动，如有肾虚症状，还必须加以补肾整体治疗。

（五）因时、因地、因人制宜

在治疗疾病时不仅要根据病因、证候等不同，还应根据季节、地区及人体的体质、年龄等不同而选定适宜的治疗方法。疾病的发生、发展是受多方面因素影响的，如时令、气候、地理环境等，尤其是患者个体的体质因素对疾病的影响更大。因此在治疗疾病时必须具体情况具体分析。

1. 因时制宜

四时气候的变化对人体的生理功能、病理变化产生一定的影响。正如《素问·四气调神大论》所说："夫四时阴阳者，万物之根本也"。根据不同季节气候的特点，考虑治疗用法及取穴原则，就是"因时制宜"。如春夏季节，气候由温渐热，阳气升发人体腠理开泄，致使风寒湿三气杂至而为痹，只用轻拿法，以免开泄太过，耗伤气阴。

2. 因地制宜

根据不同地区的地理环境特点，来考虑治疗用法及取穴原则，即"因地制宜"。不同地区由于气候、工作条件及生活习惯不同，人的生理功能和病变特点也不尽相同，所以治疗用法及取穴亦应有所差异。如《素问·异法方宜论》说："北方者，天地所闭藏之域也，其地高陵居，风寒冰冽，其民乐野外而乳食，脏寒生满病，其治宜灸焫，故灸焫者，亦从北方来"；"中央者，其地平以湿，天地所以生万物也众。其民食杂而不劳，故其病多痿厥寒热 ，其治宜导引按蹻。故导引按蹻者，亦从中央出也"。以上说明地区不同，患病亦异，治法也当有别。

3. 因人制宜

根据患者年龄、性别、体质等不同特点，来考虑治疗时所使用的不同手法及不同药物等原则，称作“因人制宜”。

（1）年龄：年龄不同则生理状况和气血盈亏不同，治疗用法也应有区别。如老年人生机减退，气血已虚，疾病多虚证，或虚实夹杂，治多宜补法；老年外伤需手法整复者，使用手法时应比青壮年用力轻。

（2）性别：男女性别不同，各有其生理特点。妇女有经、带、胎、产，治疗用法是应注意妇科病特点，如在妊娠期，推拿手法则宜轻，以免伤胎。

（3）体质：体质有强弱与寒热之偏。《灵枢·通天》说：“盖有太阴之人、少阴之人、太阳之人、少阳之人、阴阳和平之人，凡五人者，其态不同，其筋骨气血各不等”。古人根据长期的生活观察和医疗实践，发现人们的个体形态、生理功能、心理和病理状态都各有差异和特殊性。故在治疗时应根据体质禀赋等不同，施以不同的治疗方法。如《灵枢·通天》说：“古之善用针艾者，视人五态乃治之，盛者泻之，虚则补之”。此外，有的患者素有某些慢性病或职业病，在诊治时，也应注意。

综上所述，祖国医学在治则方面充分体现整体观和辨证施治的特点，《内经》治疗大法，各科都要遵循。如《素问·至真要大论》所说“寒者热之，热者寒之，微者逆之，甚者从之，坚者削之，客者除之，劳者温之，结者散之，留者攻之，燥者濡之，急者缓之，散者收之，损者益之，逸者行之，惊者平之，上之下之，摩之浴之，薄之劫之，开之发之，适事为故”等。这些大法也是推拿临床中所遵循的治疗原则。

医论辑要

一、医学之道理论

（一）道的概念

道者，行之首也，故道字从辵从首。物质（或物体）运动，必然有其运行线路轨迹，这个线路轨迹便是道。

所以，道是路径，是物质运动或物体运行变化的途径规律。理是玉石的纹理。道理二字均系条纹，道为一条，理为多条。道理一词是由道和理两个字组成，其延义为人所做事、行为的准则，行为符合自然或众人认可的运行规律便是道理。

医学是自然科学，医学之道有两项，一为天地之道——阴阳、五行；一为人生之道——七损、八益，这是中医道医学之总纲。

随其物质（或物体）不同，所处环境、条件与物质间的关系等因素不同，道的引申含义各不相同。

从简单的人行道观察，道可以解为路径。若从地球在太空中运行观察，则无印迹可观察，此道又确实存在。有形之道与无形之道，其共性都是物质运动的行程与时间变化，找到这一变化的共性，这便是道的共同含义——时空关系。

总之，道原本是人走的路径，由于人对自然有深刻的认识后，道便成自然事物运动变化的轨迹。中医理论所本的天地之道是阴阳五行，是时空关系，是地球对自转与公转之道。

（二）阴阳五行的出处

《素问》载："阴阳者，天地之道也"，"五运阴阳者，天地之道也"。

（三）阴阳五行称为天地之道的原因

地球有自转与公转两种运行方式。这两种方式体现在公转运行的一条航道上。所以"道在于一"、天地之道公转中只有一条。只是在公转运行一周中，有三百六十五个自转。因此形成自转与公转两种运行方式。不论自转或公转，均是绕太阳运行，于是自转便产生昼夜和明暗变化，故"日为阳，夜为阴"。阴阳变化及其各词的来历始于此，这便是天地之道的阴阳；在地球未形成之前，并没有天地之道，但是自然物质、物质的运动、物质运动之道是自然存在的。所以没有天地之前已经有道的存在。这个物质运动之道也是由阴阳两种物质——阳离子与阴离子的同性相斥、异性相吸，阴阳两种离子互引互斥，相得相失，使物质发生着变化。其变化之原即是物质运行之道，阴阳两性的运动直至形成有形的地球及地球周围的物质空间，地球上的万物及人类发生发展皆始于天地之道的运行——阴阳五行。

五行作为天地阴阳之道是以地球自转或公转，转两个半圈等于一圈，体现其每半圈等于0.5 的数据规律。以五为本的五行平衡关系即由此产生；分一个五行是以地球公转一周为三百六十五日有奇，这三百六十五日为一年。其气候变化要分春夏秋冬四季，又要分二四节气。农历以三百六十天为一年，余而应闰，所以要分段计气候变化。三百六十、三百六十五，尾数是零、是五，都须用五除，才可除尽。所以，以五天为一节段计算地球的公转运行称五运，又称五行。“五天为一候，三候为一气”，这就是农历气候一词的来历。“六气为一时”，“四时为一岁”，以计算一年中生物的生长收藏规律。

“大道无形”，地球在太空中运行，没有印迹，其运行确是客观的，其运行是时空变化，是物质由量变到质变的时空过程，这个过程规律，便是阴阳五行规律。这便是“道为 1，阴阳为 2，五行为 0.5。其数学等式便为 1=2×0.5。所以五运阴阳者天地之道也”，可证的，是自然物质变化的总规律。故称“阴阳者，天地之道也，万物之纲纪，变化之父母，生杀之本始，神明之府也”。

五行作为天地之道，因其无形，属规律，科学可证。在老子《道德经》称其为“恒道”。恒道不容易被人们理解。故称“道可道也，非恒道也”。“只有有形的”，“非恒道”容易认识，易说清楚，所以把五行以自然地实际可见物分别以木火土金水五种物质代替五行、五运，阐述其五行生克制犯、相乘反恶等自然物质变化关系。

（四）用自然界五种物质的互相变化关系说明五运五行规律的原因

自然界的物质，分微观与宏观两部分。宏观可见的物体由微观不可见的物质组成。自然界分物质与空间即有形与无形两部分组成。自然界的空间是无极限的，故称无极，星球是有极限的，极限比较大，故称太极。太极的太字，从上向下看是大字加一点，即大一点，反过来看却是一点大，说明太极的太字有辩证法，大一点的星球（包括地球）都是由一点大的物质所组成。

在地球周围空间中，是物质空间，此空间存在着肉眼看不见的，无固定形态的“气”。此气原本写作“炁”，四点代表火，即“能”包括热能，动能等。所以炁不仅包括空气，也包括光热电磁场等无形但有作用力的物质，即可被人感受到的“象”。

就空气而言，中医两千年前，即知道把空气分成两大类：一为真气相当于分子空气；一为灵气，相当于现在我们已知的电离层的离子气。至于现在把空气分成对流层、平流层、中间层等，如果细分，实在难分清。依据道在分类，只能分两类，然后依各据半数的阴阳区别法分，便是一体的道体。由空气散移层的客观存在，说明物质空间是不断膨胀、扩大的，但是由于无限的空间与有限的星球之间推论，物质空间是有限的。所以才有物质的散移与扩散，才有“太虚”层的中医名称。此太虚便是物质空间。这说明自然界，没有物质的空间是客观存在的。所以唯物的唯字，在地球周围的空间是可行的、适用的。放眼观察，唯物不若称地球周围的空间为物体空间。此空间是物质变化的空间，存在着生命物质的变化动力。这一点从高空育种可以证实。

木火土金水五行是天象图。其物质元素自在于 H、O、N、C 和金属矿物质，其两分法即金属矿物质为有形部分，H、O、N、C 为无形之气（在自然常温常压下）。有形与无形物质互相化合、分解、置换，这样一生二，二生三，三生万物，随着时间空间的变化，才有万物与人类的产生，此过程便是地球转动过程。即是由天地之道——阴阳五行归路而生。

金木水火土，其元素，木是有生命的，其特殊之素是蛋白质、DNA、RNA 的特殊元素，所以 N 是其代表，水的代表为 O，火的代表是 H，土的代表是有机 C。有形之金属矿物质与无形之气，中间形便是元素形，都是有形可见的水。这就是五种主要元素形成五种天象物体，变化为万物终成五行，五种自然天象的物证。星为金石，火为太阳，木有生命，火生在地上，水润地下，土生万物，此天象图为五行五物可见可证，互相关系可理解。至于细分物质何止五种，每种绝非单一物质，这就是金木水火土的自然界，以其功用质地，演绎其五行关系。

自然界的物变物化，经百亿年形成的人体，何止五种物质。统观人体中有离子的钾、钠、氯等，也有分子的水、更有大分子的有生命的细胞、组织、器官。在一个人体中，有液态物，有气态物也有固态物。同一处于一个活体之中，有离子、有分子，有真空也有物质空间，在一个生命体中体现了这个天地间的物质运动状态，所以把活体的人誉为“一小天地”恰如其分。

（五）神明之府的来历

人与其他动物的不同点在于人有发明工具，有改变周围自然环境主动掌握自然规律为人所用的能力，这个能力的主要器官是脑，即中医所称“精明之府”，其功用为神明，此府所行之气为灵气，故称聪明为精灵。

我们已知天空的空气，六百千米以上，便是电离层，这是一层带电的离子空气层，有这一层才有地球人的无线电通讯。在人体中也如此。神经系统相当于自然界的电系统，脑的活动功用即是以电活动为主的通讯、挥感、感觉系统。这个系统是不能孤立的，没有循环系统的营养代谢作保障是不能完成其神明作用的，所以称心主神明，脑的主载是心。脑仅是府，其源头应是周围感受器与效应器，脑仅是人体统一体之一府而已，能预测，有思维、记忆、感受、情绪等，这就是天地之道——阴阳统辖下人的神明之府脑的功能——司天地灵气。

真灵二气的名称来源，见于《素问》引用《太始天元策文》的论述“太虚廖廓，肇基化元，万物资始，五运终天，怖气真灵，总统坤元……”。

人就是在天地之道——阴阳五行的规律中产生的，所以“治病必求其本”即是本于天地之道——阴阳、五行。

（六）阴阳五行在医学中的体现

以按摩手法为例，按摩是以力学为基础的治疗手段，力可以分动静两类。因此按摩与推拿，都可分动静，分阴阳。

手法的方向其作用形式可分五类，向上用力为拿，向下用力为按，直行为推（擦），环形动作为摩（揉）。以上四法可看作平动，关节活动为屈伸扭转活动为转动；拍打叩颤为震动。以上几项体现了手法的活动方位，也体现了自然物质的三种运动形式——平动、转动与振动。体现了手法组成的科学性，体现了道和理的关系，体现了手法和全部动作纲要，体现了阴阳五行学说的应用。

上述手法在五行分配中，拿法作用在皮，五行属金，其象肃杀，金曰从革；推法属火，针对血脉之法，推令发热“火曰炎上”；按法属水，必按主骨，其象下沉，“水曰润下”。

（七）道在于一

道在于一，为有形的整体，其运行线路只一条，即物体运动，以线路观察只有一条，人生路亦如此，飞机航线如此，船舶航行如此，地球公转也如此，地球虽然有自转并不能转出航道，因为它没有发生位移，因此不呈现航道，而是原地“打转”，所以道在于一。

把人体作为统一整体，把疾病作为统一道体对待，疾病必须察因，这是以道的观点“一其因”作为治疗疾病的基本指导思想。

因只有一个。疾与病因不同，疾因为疾即伤；病因为病即火毒。火毒为发热、化脓、肿疡，故火毒病因侵入人体不断发展；伤因则不再扩增。依此分别疾与病。证候不发展，属局部、属伤毒、属疾；病的证候不断发展变化属火毒、属病。依此作为辨证分疾、分病的准则。

疾病的原因分人道因素为七情，因为人的道数为七，七情喜怒忧思悲恐惊，与人五脏相应而为喜怒悲忧恐，喜伤心、怒伤肝、悲忧伤肺、惊恐伤肾、思伤脾。五志与五脏行气相合，五志统由心所主，由神明之腑脑所辖，由灵气所化。五气与五脏五味相合，五气来自天气，五味出自地气，在天气真气气化；在地五味主能动，天地合气为人气。人气即真气，主动能，灵气主通讯，主指挥。真灵二气神明所用。所发皆出于肺胃，运于经脉，由心统营，故心为君主，神明出焉，热能通过血脉；经脉者决死生处百病不可不通。脉为心所主，统由脑所发。

（八）一生二，二生三，三生万物

一生二：天地之道是一条。地球公转一周有365个自转。自转一周为一个阴阳变化，一生二即是阴阳生五行。因为地球公转的运行数据是用阴阳计算的，至于哪种运动形式，谁规定着谁，这是人们的想象，自然界根本没有排名次之分，都是出于自然科学，人们为了总结数据才产生一、二、三的观念。为此基础数就以阴阳为天地之道的基础，其公转运行为阴阳运数，365日为一周，故必须以5为段，若按人为的圆周率计以2、以4为段均可，所以还是法自然必以自然365实际日数略多而有闰，为更接近自然，故以5为段，5的两重性还可以看作圆周运行之半为0.5，作为自转公转运行的普遍公式1（道），阴阳反映了自然事物运动符合天地之道的规律。

三生万物：地球的运动形式不仅有平动、转动两种，还应该有振动，振动却不能纳入道中，也没能体现年、日之变化，它只是在自身平衡位的往复运动，这是自然事物升降曲折前进自然规律的运动路线基础。体现在生命活动中，一个人的受精卵细胞分裂首次为二，第二次分裂为四，第三次分裂决定男女基因性别之不同，应该与振动相关，因为物质运动的差别，区别不同的物种，多来源于振动，振动可以使电子跑掉，此处电子跑掉，彼处便接收过去，而引起物化，跑掉至极点，即是物的质变。它是自然事物内部变化的根据。在道的自然运动观中只注重两种运动形式即可。当涉及理的时候，时刻注意第三种运动形式即振动。

一生二，二生三，三生万物。其运动形式不止一项，天地之道便是自转、公转，还应该有振动，因此有转动平动和振动（其传导为波动），物体为统一整体，点动成线，线动成面，面动成体，点运动成线，有起与末，线有两端，一面一点一线合成一体是面，唯有圆连续不断，地球为圆形，其动，可作点，可呈线，其转可成面、成一体，点动成线，线动成面，面动是体，其动有三，平、振、转，无振之波动即无曲折之平动不成路线，无转动不成两面，无两面转动即不成体不成阴阳，有形之体皆由点、线、面筑成。

大道无形，太空、地球由点、线、面。一生二，二生三，组成体即球，地球与空形成对待关系，即宇宙一体，无空不能运动，运动才有点、线、面。规律是无形的。没有空间不能为用，规律与用是无形活动的，形态是固定的无形才永久，有形常变动。

（九）道为运动线路

天地之道为1=2×0.5，其进位为2×5=10，5为中间平衡数，是为球动之道的必然规律，人受精卵可视为一点，其成形由点而成线成面成体，头为圆，掌、足为方，胎儿呈球，展开成正方，两臂伸展等于身长。

其中心应有两点，上在胸椎5，下位在尾上7，所有贵要器官均有骨腔保护，肾、肝、脾、胰，即被骨腔保护。

与天气通为肺系入出为口鼻，以鼻为主出入经喉、气管及肺，与地气通为脾胃入出为口，主出入于咽，心为天地之气总运动泵，有佐佑神明之宗力，神明最为贵，故位高以尊，护严而卫护坚强。人之营养取于自然。故入必有出，故有尿、便，有为解毒之肝，有助消化之脾，人之传宗为生继、生殖是也，以传宗接代，以天癸为代表，上自头颈中至胸腹，下至睾、巢，无不参于生殖之中，精卵活动，有制有生，每个脏位腑位均有防卫有营养，合于天地气数有呼吸与心跳。

天地道数之二五即阴阳五行，以此道数形成人体有上、下两肢各有五趾（指），脏腑道数为二、五。人数七八由生命个体体现。

运动就应该有其自身之道，必有运动表现出来，地球自转便产生阴阳天地之道，地球公转产生五运又称五行，天地之道，振动应是万物发生之道，即是在阴阳五行天地之道的规定规范下其自然事物作为独立道体的独立道数，此数在人即是男八女七。

（十）大道无形

天地之道是规律，因为它是在太空中运行，故不留痕，“雀过有影”，这说明即是有道，必有征象，其运行变化地球对日自转即为阴阳，公转即为五行，振动即为物变物化的原动力，其量变由时日而计，质变即是电子跑掉或得到多少的结果，实质三种运动形式是根据自然物质结构不同，三种运动形式的同时存在，互相关联，这才是自然。

（十一）要知道物变物化，因此首先要讲道

从人的受精卵细胞分裂看，一分为二这是首次分裂，二数是同时产生的，当二分为四即有三的过程，因为两同时分裂相比较总会有先出生与后出生的天然差别，当四分为五的时候，首分便是五，终末为八，在自然物质变化中可以找到五、八的平衡稳定关系，物质外层电子数是八个的时候是最稳定的，所以八称老阴之数，氮气就是半稳定气体，外周电子即是五个。五数作为 10 进位的中间数是自然数据的必然，因此自然物质形成及分类必以两分法，五分类为道，数 $1=2\times0.5$ 的最佳选择，至于七分类、九分类，无不可，比如音符，在五音的基础上加两个半音；色调本为三元色，也可分五色，其光谱又可分七色。从道的角度观察自然事物还是二五为宜，这就是阴阳五行道数的必然性，世界上是没有绝对的事，有变化才是自然，用恒道与非恒道看实体与规律，有与无，变与不变等相对待自然规律，这就是道的基本特征。

物质运动的圆运动：地球是圆形球体。太阳也是圆的，真的完全呈现圆形也未必，大体可以球形计。只有圆形才自然，各种运动才更适于运动、发展、变化。

物质构成必然有核心，核心是由物质质量决定的。

自然事物都会围绕质量大的核心运动，因为有质量都有引力，质量与引力成正比。人体的生命核心是心脏所以比作君主之官，而肺就是相傅之官，因呼吸而通于天地气，一分钟也离不开，其功用甚为重要，脾胃只是仓禀之官，是化水谷之所。脑只是一府，称精明之府，植物人可以不危及生命，所以从生命角度看，心是主导。

（十二）医道始于天地之道

“阴阳者天地之道也”阴阳无形，但有缘有证可鉴，昼视明暗是也。地球自转或公转一周，皆分为两半圈，故每半圈加 0.5，$0.5\times2=1$，此天地之道，阴阳五行通用公式，此道在太空中运行无痕迹，有航线，有规律，天地道数故为 2.5。故人生一日，由朝至午即日升至日半为上半日，日中至日末为下半日；人的一生，亦如此。由生至壮而老，生由童至青、至壮、至老，此为生年为活人死亡，归于自然。有形元气，故生命为无形之气与有形之气统于一身，以气为重，无气即非活体。生年不注重无形之气，则视活体为死形骸，察疾病不重视气机，只注重形影，活人与死人无区别。当然有形之实与无形之气是统一于一身的，才是活体，气不能单独存在，气是不可见的，只有不可见的气和不可见的人体空间，才是人体有用的部分。如空间的鼻腔、心

腔、肠腔等才是直接有用部分，故“有之以有利，无之以为用”，这就是有形无形的辩证关系。

治病必须注重无形之气与无形之功能、动力；形是根本可察易察，可以说清楚。无须特别费思改，而气之无形、活体之用，不可见，有表象，所以应当特别重视。从形究气，审其阴阳变化，心脉动辨其气机，心力以色的光泽，其心辨其气机，实为主要。

行气之外更要辨神，神之一为“一其心”。心主载营运，为生机之动力，无心动则死。脑为精明之府，神明所发，由脑执行。脑死亡，植物人，不等于死亡，只要心脏搏动，生命便未结束。

“得神者昌，失神者亡”，这就是“一其心”即心主神明的重要所在。

医生在治疗疾病时不仅仅把人看作一个整体，察其一气、一心，还有很多用一之处，一个眼神，一动一静，一往一复，一虚一实等无已，是一个问题的两方面，察一必须一分为二，这就是道在于一，阴阳为二，一分为二各占一半，这就是自然事物变化运动的基本之道，即阴阳五行无形之道。

以上就是《素问·阴阳应象大论》治病必求其本，本于天地之道的现代简要解释。

（十三）道的历史有多久

自从老子在《道德经》中提出道的概念，才有道的名词深刻涵义。道的产生：在有人之前就有动物走的道。在自然事物中，有地球之前，星球的运动就形成自然之道，所以道是宇宙物质运动的轨迹，有物质就有物质运动轨迹，地球上有了人之后，地球在太空中运行形成的轨迹不仅仅是人随地球在太空中运行，也是自然万物变化轨迹，由于地球的自转与公转过程形成了时间与空间变化过程，各种物质从量变到质变是用时空变化计算的。因此成为自然万物包括人生在内的变化纲纪。由于地球公转形成的寒暖变化为生态中植物的生命活动形成了春生夏长、秋收冬藏的四季变化。植物的生态变化影响了动物的生命活动，特别是微生物的活动。这些变化的根本，出自阳光照射的角度，阳光照射变化出自地球运动，地球绕日运动之周期形成春夏秋冬四季和二十四节气的寒暖变化，这就是五运阴阳者天地之道也，“万物之纲纪，变化之父母，生杀之本始，神明之府也”的缘由。

四季与五行的关系是：在夏秋两季之间，气候变化先为多雨之季故称长夏，然后转为秋燥，故称五季，即春、夏、长夏、秋、冬。五季与五行相配。

寒暖气候变化与神明相关，人生在有形的地球上，同时依赖地球及周围的空气等物质生存。地球周围空间的气分两类，一是近地球的分子空气，一是远地球（600千米以上）空间的大气层称电离层，存在着离子气。在低空，空气也能发生电离，故有闪电发生，但阴阳离子不能长期独立存在所以空气不呈电离状态。在人体中离子却能存在。神经系统活动就是生物电活动，就是离子活动。肌肉运动会产生肌电，心跳会产生心电，脑细胞的兴奋会产生脑电，神经系统的感觉，运动指挥，思维，记忆。这些神明现象就是带电离子的活动，是脑的功能活动。这些不定形状的功能活动中医称气，属灵气活动，所以阴阳在形与气的变化中，灵气便归于神明之府的功用，即脑的功用。

道，是否就上述这样简单？若说简单，道，很简单。因为“道在于一”，天地之道，就是一条。人生在天地之中，从道的角度看一切自然事物都用一个整体的观点，观察本事物规律。所以用道的观点观察人体是从整体为一的道观看待的。

（十四）道的两重性

道具两重性。在地球公转一周为一年的同时，又有三百六十五个自转，作为一年的时空变化基础。这就是阴阳五行为天地之道的原由。因为阴阳为二，一个阴阳变化即是一日，三百六十五日为一年。一年之中生命活动是随气候变化而有生长收藏不同的变化，所以 365 必须被五除才能整除，以计算四季气候变化，这种分段的运行计算故称五运又称五行。农历以三百六十天为一年，地球是圆球形，不论自转或公转，均为转两个半圈等于一周。所以天地之道的数学算式可以写 1（道）=2（阴阳）×0.5（五行）。自然界一切自然事物与天地之道均统一在这一数学等式中。所以自然界一切自然事物包括人，都必须用两分法认识自然世界，在整体为一的前提下，受精卵一分为二，必须以五为中间数（平衡数）才能成立这样的等式。人体的对称性，出入的平衡关系乃至解剖形态分类（其实统一整体分不开）都必须用此数式，比如呼吸与心跳，肢指（趾）的生长关系，两眼的五轮等无不以天地之道的阴阳五行为自然事物运动变化的总规律。

人是有生命的个体，是独立于自然界中，又与自然界息息相关，与自然环境相适应相统一的独立个体。人体生命活动过程，是与自然界物质交换过程。所以人生必须遵循天地之道。

人生道数与天地道数并不完全一致。因为二百八十天怀孕期，所以人生道数只能是八和七，此道是分男女性别不同的人生道数。如果人生道数是三百六十五日，可能会与天地比寿了。

（十五）道的分类

道可分两类：一是天地之道，二是人为之道。地球在太空中运行，不留痕迹。按照一定的路线运行，所以每天、每年都沿此道运行不止，既规范又规律，这才是科学之道。法此道行事是科学的；人为走出的有形之道，虽具实践性、实用性，却不具规范性与久远性，因此遵循人为有形之道常会带来伪科学的结果。因为非自然之道，其有形之道变量太大。这就是老子在《道德经》中所称的“非恒道”，非恒道是能说明白的，因为“恒有欲也此观其徼”。有形之道是常变的。现代医学所行之道，多以人为之道为准，故伪科学之道是在所难免的，偶有合于自然之道，便会长期存在。因为有形之道可信度高，易被人接受，其无形部分常被忽略而走上伪科学之道，中医同样存在着大量臆想的伪科学之道。均出自人为之道。医理本道，道法自然，故中医依自然为本，阐明理用。

（十六）阴阳五行学说的分析

阴阳五行天地之道与人的生命活动有什么关系？

地球对日自转一周，为一昼夜，为人们“日出而作日入而息”带来了动静规律，否则要倒时差。动静是阴阳的基本规律。地球绕日公转一周为一年。阴阳之道不仅规定了植物的生长收藏生态变化。对于动物而言，必然随自然季节气候变化发生生理变化，从动物发情期可证实这一变化，熊与蛰虫的冬眠也说明五行之道的生态变化。人虽然有智慧，能主动适应自然环境变化，但是仍然不能违背大自然的规律。春天人们心态生理状态都比较好，此时运动适当增加，早起较冬季时间提前，冬季则以闭藏为主。医生用药也如此，比如补中益气汤用法加减中就有夏加麦冬、五味子以安神养阴，春加风药鼓动轻阳，用之有效。在治疗脾胃病药方的加减中冬加干姜、肉桂、草豆蔻热药为多，秋加白芍、白蔻、砂仁等。

所有自然事物都可以作为一个整体即道体看，用两分法的阴阳观点分析事物必然以中心点即零点力作平衡点。这就是阴阳五行天地之道统观自然事物发展变化的基本模式。人到中年走下坡路，身体不向高长，而日渐短缩，上午人们多精神饱满，下午多较沉懒。

物质分子由原子组成，原子是由带正电荷的原子核与带负电荷的电子组成的，其阴阳电荷必然是平衡的，这就是自然事物阴阳之道物质的数理平衡基础。

人也不例外，从一个受精卵分裂，一分为二就是阴阳天地之道用于人体变化的物质变化基础。受精卵能发育成一个整体的人，必然要有一个平衡数——五行。保证细胞生长的平衡，保证腔隙与器官实体的平衡，以完成人体建设的统一体。人生在天地之中，必然随天地之道运行，所以要遵行阴阳五行总纲规律。人必定是一个独立于天地之中的生命个体，所以人有男女人生的自然道数。

（十七）对七损八益的认识

《素问·阴阳应象大论》说："能知七损八益，则二者（阴阳）可调，不知用此，早衰之节也。年四十阴气自半，起居衰矣，年五十耳目不聪明矣，年六十阴萎，气大衰，九窍不利，下虚上实涕泣俱出矣。故曰知之则强，不知者则老……"上文述说了人体衰老的规律和道理——七损八益。

人生道数与天地道数是两类不同的道数。如果人生道数与天地道数完全一致，人就不称其为人，真的会变成一小天地了，也就会与天地比寿了。

人生孕期天数是二百八十天，即四十周，通常称十月怀胎，每月按二十八天计算。

人与天地之道统一点在于：二百八十天即包括天地道数的倍数，也包括人生道数的倍数，否则人与天地之道便不能相适应，不能与天地之道相一致。

天地之道数为阴阳二数和五行五数。二百八十天被五除，商数是五十六，五十六可以分解为七乘八。七便是女人的道数，八为男人道数。$280\div2=8$（2 的 3 次方）$\times5\times7=5\times2\times2\times2\times7$。8 数与天地道数 2 的 3 次方相一致，所以人的道数为 7，故称"人七日子"。

为什么七数在人生道数中称七损，八数称八益？

七损八益的来路是由一生二、二生三、三生万物的规律形成的。

阴阳学说为两分法，人的受精卵分裂规律遵循阴阳之道是一分为二，受精卵第一次分裂是同时进行的，第二次分裂为四，两个细胞分裂如两人赛跑，一定会有一先一后，因此必定有三数过程。当第三次分裂便会出现五、六、七终数为八。如果分裂到七数，最后一个细胞不再分裂，以后生殖细胞便以七数为段去分裂分化，就等于丢掉一个细胞，因此称七损，便是女性性别特征。其生殖器的形态以损毁构成腔道故有子宫、阴道，所以七损是女性生殖器建设的主要方式。女性生理周期也是以损失的形式而有月经，这就是七损的来历；如果受精卵第三次分裂出现八数为段，即发育成男性，等于七数又加一，故称八益，其生殖器益挺坚强，睾丸生精贵于益满充实。所以七损八益是调阴阳、合男女应当掌握的人生道数。现代已证明女性的性基因为 XX，男性为 XY，应与道数的七损八益相关。

七八数不仅用于生殖器上，也是人的生理变化天数规律。

手术无感染七八天拆线，感冒七八天多能自愈，脑手术七八天为水肿高峰期，肌紧张常以七八天得到缓解等。以七天为一个疗程，其根源出于人生道数。上述七八数，常以其倍数计算疾病变化。

在性年龄变化周期中，也是以七八数及其倍数计算生殖功能周期的。

《素问》载："女子七岁肾气盛，齿更发长，二七天癸至，任脉通太冲脉盛月事以时下……七七天癸竭，地道不通故形坏而无子"，男子八岁肾气实发长齿更，二八天癸至，精气溢泄，阴阳合故能有子……八八则齿发去。上述是人生普遍规律。也有过百岁仍可生育的人，称其为"天数过度气脉常通"，为有道之人。其健康是不言而喻的。

（十八）道的两重性在医疗中的应用

道有人行之道和天地之道。

人行之道具有适用性、实践性和灵活性，缺乏严谨性、持久性和规律性。因此，按照人行之道做事，常常会呈现伪科学之道，所以不是真正的科学之道。人行之道有形可证，易被理解，所以人为之道易被利用，这是伪科学之道的源头。人为之道如果符合自然规律（即天地之道），便是科学之道。

我们以颈椎病为例。把颈椎椎体增生称为退变。在显微镜下，增生部分的骨结构有老化现象，这是有物可察，不承认不行的。这是出自唯物论观点的结果。如果稍加思考，用统计学观点再看一下这类疾病的发生就会清楚，在没有电脑之前患颈椎病数量最多的人群，其职业为会计，二为制图员，三是坐办公室常读、常写的人。其生活习惯，凡高枕者均易发生颈椎病。这就告诉我们一个道理，长期屈颈的人群，是发病的主要人群，屈颈则是“退变”的主因。所谓退变是屈颈受力的结果。为什么屈颈过久会发生颈椎退变？为什么会发生颈椎病？1975 年我曾有机会与天津医院骨科领导、北京几个医院的骨科（西医）有名的医生、全国各省包括山东中医学院附属医院的骨科主任，讨论这个病，当时的议题是颈椎棘突偏歪。上述权威人士均否定偏歪，理由是：①做几十年手术，从未见过偏歪；②其解剖和生理不支持偏歪，特别是腰椎棘突偏歪是不可能的。

当时还没有从理性角度说服这些有名望、有实践、有权威的人士。现在许多人还坚持退变说。如同王清任在《医林改错》中坚持心无血说有其共同之处。

根据我几十年的实践、探讨，颈椎病、颈椎棘突偏歪是客观的，是有解剖学、生理学和临床实践支持的。并能用康复治疗证明其棘突偏歪。

从生理与解剖学看，颈椎病发于下颈段为多，上颈段相对较少。

颈椎的生理曲度，自幼儿会坐开始便形成前凸弧度，在站立以后便形成胸弯向后凸，腰弯向前，骶曲后凸的生理曲度，这对脊柱减轻振荡、对脑的振动保护起着重要作用。自幼形成的曲度，如果反常则必有伤害。因为自幼形成的骨性生理曲度其身体直立，前后、左右对称即天地之道的 $1=2\times0.5$ 的等式，决定了间盘髓核的位置。韧带长短和肌肉张力都是平衡的。也决定了纤维环与软骨板的状态。许多人认为，增生是牵拉受力的结果。当时被权威否定的理由是：为什么增生在弯的曲侧发生？因为增生多发生于椎体后缘。其实道理很简单，哪一个部位持续受力大，哪一个部位骨质增生就会出现，牵拉力、压迫力引起的弹性体的张力增大故可造成增生，因为骨有可塑性。

颈椎增生持续受力的机制是：小肌肉疲劳造成的。使脊柱直立的肌肉有三类，一是肌纤维最长的肌肉，俗称“里脊肉”，即骶棘肌；二是髂肋肌；三是小肌肉。小肌肉是两椎之间。从椎板到上下椎体棘突的短纤维肌肉，因为肌纤维短，在屈颈时最易受牵拉，时间过长此肌肉易疲劳。由于屈颈位，髓核后移，髓核是软的，弹性高，不可能处中间位，非偏左一些即偏右一些，决定颈椎小关节受力大一侧非前移即后移，另一侧在原位，当小棘肌疲劳至不能收缩时，小关节呈张口状，一侧为轴，另一侧或向前或向后呈骨性支撑，在 X 线照片呈单一椎体出现反张角。由于髓核后移，小关节骨性绞锁。椎体后缘牵拉，久而久之，骨皮质被牵拉变形，这就是增生。腰椎增生有的是被牵拉，有的是负重压力造成，所以抬木头、扛小杠重体力劳动者，腰椎无一不增生，这是生理性改变，对腰椎的稳定性大有益处。所以增生并不算病理改变，只有在某些诱因作用下，增生周围出现刺激性炎症时，才会有疼痛症状，当炎症消失虽然增生仍然存在，却已无痛苦，说明增生并不是产生症状的主因。因此，增生不是病因，而是受力的结果。唯物观把增生看成是病因，绝大多数都是不切实际的。增生所产生的症状，大部分以晨强为主，一夜不动腰疼，活动后疼痛消失。多数增生并无此症状。有些增生确属疾病，如类风湿小关节增生、大骨节病等。与受力所致的骨质增生性质不同，当属结缔组织病。在中医属骨痹。

（十九）道理结合的必要性

有现代科学指导下西医学的发展，已经被世界人民接受了，为什么还要讲中医之道？

在临床实践中，能充分说明有理无道的缺憾。

从用药上看，近百年西医飞速发展，药物的淘汰接连不断，为什么？

许多药物都是严格地按科学程序，通过科学实验、科学方法制造出来的，经过实践证明，许多人工合成药品都存在问题，伤害了很多人。比如磺胺的过敏与结石，氯霉素引发的白血病，链霉素引起的听神经损害造成许多聋哑人终生不会说话不能听声，呋喃类药物引起的末梢神经炎，现在仍在应用的激素类药物引起股骨头缺血性坏死和内分泌紊乱等已不下几百种淘汰药，不同程度危害了人类健康乃至生命。这些药物多数是兴盛一时的有效药，这说明现代用科学手段，用于制药上遵循一条人为之道，而违背了真正科学的自然之道。人想把科学一词的内涵改称为：科学不是真理，而是不断的修正错误再接近真理。自然物质本身就体现了科学果实，就人生而言，你能说人体不是一个科学的生命体吗？你能说有生命的人体是在不断地修正错误向真理靠近吗？航天器能上天，是依靠自然科学的力量。人们在不了解航天科学之前，是上不去天的，这是人们的错误，并不是自然科学的错误。所以把人为的错误与科学的自然物质及其自然规律混为一谈，这是对科学的自然物质及其科学的自然规律的否定。所以科学并不是错误而是掌握科学的人实用方法的错误，学习和掌握科学手段、方法过程中必然要走弯路，犯错误，把不断纠正错误称为“科学”，不知道这样的“科学”要坑害多少人？

人们在学习和应用自然科学的过程中，由于自然事物在不断发展变化，比如病毒侵害人体，人体有免疫系统做出反应，同时要用药物消灭或抑制病毒发展，这些条件促使病毒也发生反应，于是又出现新型病毒，出现抗药性，等你发现并研究出新药，病毒又变了，所以从理的角度去认识事物发展变化人们永远是跟不上生命科学发展变化的，所以必须用自然之道的科学规律认识生命科学的发展变化，就会免于被动了。中药很难产生抗药性，中医治疗疾病手段的多样性，以天地之道为准则的治疗手段，既简便又有效。

1992 年我在圣彼得堡医学院附属第二医院探视我的同事，他患了病毒性脊髓炎，大小便失禁，自胸五以下截瘫。初病发烧，两小时即出现瘫痪，我去时患者已发病 18 天了，经治医生是该院脊柱科教授，既有临床经验，又有理论基础，患者发病后用抗病毒药很快便退热，急性期过后用过许多方法，瘫痪不见效果，其结论是：预后不良。因为 3 个月前教授的学生患同样病至今瘫痪没有进展。

第 19 天我们把患者接出院，用一个很简单的方法——振动法，强力拍击患部脊柱，这是根据中医道的理念实施的手段，拍叩法用于通利三焦灵气，所以当即出现足趾会动，拍三次后（每天拍一次）下肢已能活动，主用此法，现在患者可以上班。从理的角度分析两个小时发热，病毒不可能把脊髓全部破坏，若不能及时使脊髓度过休克期，病毒虽被杀灭，但毒素很难代谢掉，使休克脊髓兴奋起来的方法只有振动最简便有效。然后再推拿加强血液流通使毒素快速代谢出去。道从两分法看问题，既看正气又看邪气，既看邪气源头即病毒，又看其毒素危害，治疗既注意脊髓兴奋性又注意病毒的排除。所以取得了满意效果。

再举个过敏病例。在治疗过敏性疾病时，根据中医道的理念辨证：凡荨麻疹，初起多属实证，疹块有形属火毒，痒属风邪，脉寸浮长，病属阳长，其因为风火相煽，必在阳位，取督脉心火之穴，神道穴上下找痛点，很快见效，常有立即止痒，疹块消失的效果，若用粗针在此穴位泄阳亦可。

用药则必须主用风药加用，火之品，以苦参为主药。以消风止痒汤效果甚好，若病久用抗过敏药仍反复发作，停药即痒，变成慢性荨麻疹，必须补气血、清湿热，方用当归拈痛汤为主剂加减，多能收到满意效果。如果还不能治愈需加补肾药可望痊愈。用点穴当视脉象变化，此时多数患者寸脉变短尺脉盛，必须取腰阳关，可望见效。

从上述临床实践告诉人们：中医不是疗效慢，而是走人为的伪科学之道的结果，如能客观的法自然，遵天地之道理解中医各种手段，随疾与病之所需而用，其效甚速。

二、中医理论小议

（一）中医理论的根本

中医理论本于阴阳五行学说。阴阳五行学说本于“道”。道的本源：“道法自然”。两千多年的中医理论不发展不变化，是没前途的。中医讲“道”，首先要弄清什么是道。道者辵之首也，即物质运行的路线。

阴阳五行是地球在太空中围绕太阳运行路线的标志，所以称，五运阴阳者，天地之道也。在地球形成之前就有物质运动。其运动现在已经基本清楚。其基本规律也符合阴阳五行学说。即原子核与电子所带正负电荷是等量的。从化学角度看，分子的化合价也是平衡的、等量的。因此其道数的公式可以写成 2 乘以 0.5 等于 1。地球运行之道的阴阳五行公式，不论地球自转与公转，皆为转两个半圈等于一圈。因此阴阳五行学说是可证的，是科学的，是物质变化运动的共同规律，作为医学之道，即疾病之道。这个道与天地之道，与物质运行规律相互一致。

（二）生命的起源

人是怎么来的？自然界一切生命是怎么来的？答案是：地球转出来的。其物质来源，就是地球及其空间的物质不断进行离子交换，随着时间的推移，物质由量变到质变，这个物质变化过程，就是时间过程，时间就是地球运行过程，就是天地之道的途程。生命是什么？生命是自然物质活化后的变化过程，所以人体生命过程是有限的。生命来源的答案是：地球运行使非生命的自然物质进行活化的结果，这种活化是物质在自然条件下三态变化统一于一体，开始形与气统一于一体中，产生适于物质自动交换出入的代谢过程，这就是生命过程，生命不断由低级向高级发展，随着自然环境的变化不断趋于复杂。个体生命的核心的标志是气的出入过程，一旦这一过程停止，生命也就停止了。这一过程是物质代谢的平衡过程。即是 $2\times0.5=1$ 的过程。把人体看作一个道体，生命过程的出入饮食排泄其变化总量都是接近等量的。总是在 0.5 的平衡线上下活动。

（三）生命过程中气与形是什么关系

形有气才是活体生命表现：形与气两者统一于一体中，是不可分开的。人体所有软组织之形都是由气构成的。气是微观物质，物质又是功能态。一旦形与气分开，生命就结束了。分开后的气回归自然中，又变成不定型的，在大自然环境中以两种状态存在于空气中，这两种状态的气，一种是近地球的分子空气。另一种便是远离地球 600 千米以上的高空形成氢气的电离层即带电荷的离子气。低空中虽然也有离子气，如闪电，只是一过即消失，离子气只能在生命体中存在于低空间。这种形与气的分离实质是大自然不供“气”或自身故障不能接纳天地之气的结果。

生命的形是暂时的。不同生命的形，久暂不同，个体生命期与个体对自然间相适应条件的个体境遇等直接相关。其自然周期长短是种系决定的。从组成人体的物质而言，主体物质为五种，即氢（H）、氧（O）氮（N）碳（C）和金属矿物质。H、O、N等相化合组成人体的不同组织、器官，这是“气”的组成。此形必须有天地之气的不断供养，因此有呼吸、有饮食充养。H、O、N、C、金属这五种物质原本起于带阴阳两种电荷的离子物质。那些金属矿物离子在引力和斥力作用下，随着太阳温度的变化、空气压力的变化等条件，随着地球的产生，空间有空气，H、O、N、C与金属结合出现植物。有了植物的木，开始有了微生物生命，有了微生物，有了大的植物、动物，有了人，生命是非生物物质经百亿的变化才发生的。这个物质发生过程自然是时空变化过程，即是地球转动过程，也就是道——阴阳五行规律运行过程，由此道的运行而产生的理，比如树木的年轮、人的皱纹、地质的年代层次、玉石纹理等均是理的原型，理是在道的运行中发生的。理证实了道的存在与运动。道规定了理的产生的必然性，这就是道理一词产生的来源。

（四）医学道理的解释

现在世界医学大体可分为东方医学和西方医学。人们通常把西方医学视为世界医学。把东方的中医，韩国称东医，日本称汉方，列入民族医学。这是不合乎实际的。

中医不仅有数千年的（至少有2000年以上的）医学历史。中医理论早已成为体系，用这个中医理论可以指导中医临床实践，行之有效。中医几千年的实践，创造了实践科学的特例，即实践科学。中医理论是建立在道的基础上，西方医学是建立在理的基础上。两者统一于医学道理一词，而区别于道与理两面。把中西医结合起来，对于世界医学的发展，对于人类的健康是绝对有益无害的。

（五）“道”在中医理论中的具体应用

医学之道是建立在天地之道与人生之道的基础上的医道。天地之道是阴阳五行，人道是七损八益。医道即是因与疾病。医学的任务是针对疾病而产生的，是服务于人类健康的主要手段。因此，医字原理，随着时代的进展、医学的进步、文化的需求，表现出中国文字写法有所变更。古代中国医学写作”毉”，这是医之始与巫还未能脱离开。在原始时代生活的人与兽生活无大差别，人们寻求饮食均自由向大自然索取，成年人谁无劳作都不能生存，更要避免肉食动物的猎食，人们劳动维护生命与动物相同，没有医生，全凭自身免疫功能。人与动物在原始社会时期，差别在于人有思维，对大自然风、雨、雷、电、地震、陨石等现象全无科学解释，自身对于自然的神秘感需要有人出来说明，于是，有巫的产生，原始时代多因不理解自然而产生的精神恐惧而患疾病者甚多，因此出现“巫医”，这就是毉之始源。

随着人们对自然现象的观察，发现并非风神、雨神、雪神、雷神等神鬼作怪。于是巫的医疗作用便逐渐否定，医学的医字才改为繁体字的醫，怎么理解醫字呢？现在社会流传的繁体醫字解法是，左上角医的三框代表药箱，“矢”代表手术刀；右上角“殳”字加“彳”便是劳役的“役”字，说明不辞辛苦；酉字加氵即是酒，代表药，这种解释似乎有点道理，但是漏洞很多。三框一面敞开的药箱是不能盛手术刀的，“殳”加“彳”似乎没有合适的理由，只是解字者的需要，把“酉”平白无故的加三点水，变成“酒”又说成药，也不合适。

解醫应以醫道的服务指向而解，医的责任是治疗预防疾病，从医道角度看醫字，醫字必然包含医道与医德。醫字左上角代表“疾”，“疾”字是“矢”、“疒”，三框加一矢字说明人们中矢，“匚”是矢之口。“矢”、“疒”当然读疾。右上角是“殳”字加“疒”，即“疫”字，疫是传染病，即火毒染疫，因此解作“疒”、“丙”。醫字字头左代表疾，右代表病，这就是医的工作内容，“酉”字是日落之时，许多疾病增剧在日落。因此医生治疗疾病不分早晚，这就是医德。顺便在这里解一下“德”，德字的写法是双立人加十四一心。如果把双立人看作人，便是十四人一心。十四与十六人（双立人为二人）一心，皆符合人的道数。因为人的道数是：男人道数是八的倍数，女人的道数是七的倍数。这一道数来历是从人生周期二百八十天计算得出的。280 除以 5（即天地道数为五行），商数为 56，可分解为 7×8，这就是女 7 男 8 的道数来历。7 的倍数为 14，8 的倍数为 16。其一心，明显是代表一个心愿，也就是男女所有人的心愿，才是德的标准，这说明醫必遵守医道医德。切莫改变，莫变医商而失医生道德。现在的医学，是文字改革后的写法，是把文字代表符号而简化“医”字，医只能是拿手术刀的人，或解作只是治疾的大夫。这应该归于文字改革的问题。有了计算机后，人们可不用笔书写，文字简繁已不主要了，还是要发扬中国文化为好。

中医理论源于中国文化，医道的运用同医理结合起来，即中西医以医学道理作为切入点，把中西医结合起来，为世界人们健康服务。

在阴阳两方面关系中，如微生物感染，细菌感染分革兰染色阳性与阴性不同，用药亦不同。病毒感染也不例外。凡起疱疹，疼痛者皆属火毒按阴性处理，用药以清解为主，绝不可用苦寒泻火之品，如麻疹、天花水痘、带状疱疹，皆属此类。

临床治疗带状疱疹（蛇盘疮），常常有后遗疼痛。此痛并非是病毒性神经类的必然结果，此疼痛的产生与用药不适当有直接关系，从中医角度看就是苦寒药造成的。治疗有疼痛症状的带状疱疹，如用黄芩、黄连、黄柏、栀子、苦参等皆不宜。正方当以仙方活命饮为主，可加气药如蛇蜕，有痛者可用硫黄膏或雄黄膏外擦。用针泻火毒常有立竿见影的效果。即小儿荨麻疹、天花、水痘，因用药不适当造成的死亡，其原因主要在于苦寒药用的过多。

（六）六淫致病

六淫是气候因素，即风、寒、暑、湿、燥、火。正常六气不能致病。只有太过或不及才能致病，这与人体的适应能力有关，大自然气候变化是地球转出来的。生态是随气候变化而有春生夏长秋收冬藏，所以微生物与自然气候变化是统一的。

气候一词是怎样来的？中国农历以 360 天为一年。以五天为一候，三个五天即十五天为一气。自立春到雨水是十五天，二十四节气之间都是十五天，这就是气候一词的来历，六气为一时，四时为一年。这就是计算一年气候变化的时间推算法。

由于气候变化的太过或不及，或人体适应能力不佳，可使正常人体生理机能发生异常改变。中医的痹证就是这样，所谓痹就是麻痹之意，风寒湿麻痹了人体体表，使皮肤开阖失常，气血闭阻而为痛，为痒，为游走，或为沉重。视其原因不同症候不一。寒主痛，湿主重，风为走窜多痒。痹的层次不同，气血闭阻，即产生疼痛，在皮为不通透，在脉为不通畅，在肌为不通达，在筋为不通顺，在骨节为不通利。这就是痛则不通的具体解释，依此道治疗，在皮令发汗通透，分虚实；在脉活血则痛止，在肌令其松解紧张，使之通达；在筋令其通顺，在骨关节使其通利，痛必消失。

（七）中医的痹证与外感的区别

病邪所侵袭途径不同，外感属肺系，痹证属皮部，两者皆由皮部所致，从邪气性质区分，痹证属风寒湿六淫之气；感冒属于贼邪。两者均有阴阳之别，故分寒热不同。所犯层次有脏腑、经脉之别，故伤寒有太阳、阳明、太阴、少阴、厥阴之不同。

现代已清楚，以前所说的外感多属微生物的侵害。病毒感染、发热，不一定都是外感证，病毒性脊髓炎引起的瘫痪、大小便失禁，确属中医痿证。治疗常规当泻阳明。主要祛除湿热，重用灵性药，如羚羊角、蛇蜕之类。中医辨证论治，其补泻准则，要根据证而定。现代用抗生药，毒素排出是一大问题，所以用药同时顺势找出路，或汗、或泻、或吐、或利尿，适量活血是必要的。这些药具有调节自主神经兴奋作用。

（八）疾与病的分析

分清属疾还是属病，这是中医对因治疗的总纲领。中医三因学说，内因七情即喜、怒、忧、思、悲、恐、惊，原本于人生之道。人的道数为七，所以七情是由人自身掌控的。人的生体与天地之道是同步的，所以七情与五行的同步可称喜、怒、悲、忧、恐，便把七情与五脏所伤联系起来。暴怒伤肝，忧思伤脾，过喜伤心，惊恐伤肾，悲忧伤肺。七情即是人道的产物，必然从人的自身求索情缘。人生的道数，主管人的性。以传宗接代为人道数的主旨。人的道数首务为性别，继而为性情，性别别在肾水即先天癸水，也就是现在已知的性腺等，功能当然包括不同情感变化产生神经介质，性情主宰者为心灵，心主神明，神明即精明之府——脑所管辖。从脑的松果体、下垂体到甲状腺、胸腺再到肾上腺，男性睾丸，女性卵巢这是一个性腺轴，性腺轴对性既有拮抗关系又有相助关系。性腺轴与人体防卫功能、各脏器生理功能调节有密切关系。它与伤口愈合期、免疫调节时间、肌紧张松懈期、植物神经（自律神经）调解功能相配合，完成人体不随意部分的功能态调解。所以感冒七天，手术拆线七天，疗程为七天，以七的倍数为期，是人生道数所规定的。

不同情感变化大脑皮层产生的介质不同，比如发怒时产生的神经介质是去甲肾上腺素，所以有血压升高，两胁肋满胀，颜面潮红，心跳加快。情感发怒是有实践意义的。由于去甲肾上腺素的作用使血压升高，脑细胞和人体骨骼肌细胞的血液灌注量都很充足，所以生气时有勇气，敢于战斗，勇于战斗，有力量。在战场上，面对敌人，只有这样的斗志才是必胜的基础。所以“怒发冲冠”有益战斗。意义重大。这在敌我战斗时可用。人民内部矛盾切不可如此，气坏了身体。血压过高可以发生脑出血死亡，这就是气死的机制。也就是中医说的“暴怒伤肝”、“气血并并于上乃为大厥，厥者暴死，气复返则生，不复返则死”的道理。至于生气与肝脏实体有什么关系？这是一个科研课题。中医讲的道是功能态，“大道无形”，有此功能便有实践意义。究竟七情属疾还是属病？七情是介于疾病之间的因素，因为它的伤害因素缓解即可不再增长，一旦不能抑制，便会不断地发生情绪增长，则变为病，这便是精神病的原因。在属于七情伤气的阶段，能适时的予以精神安慰，心理解释，便可以不为病。否则将成心病。

其他四脏也同怒伤肝一样，同神经介质有关。道不是讲形态学，是讲功能态，都是看不见的部分，死人的形体在，但是已经没有功能了。

七情为什么必然与五脏联系在一起，这是由阴阳五行天地之道所决定的。人之道数七、八分女男性，人的道数是七数，这是由阴阳为基础决定的，八数是阴阳 2 数的三次方（$2^3=8$），所以八数已经在阴阳数的倍数中了。七数作为七情的来历，是由人生道数、人七日子得来的。七情中恐与惊，悲与忧，同属近性而化人数之七为五行。人生道数虽然为七八，其实不能脱开阴阳五行，人的道数与天地道数具有相通性，比如现代的七个音符可以用五线谱表达。七个音符里 4、7 是两个半音，中国便有五声角徵宫商羽，其道理取决于自然之道，这是法自然，不绝对，相近似，以此使僵死的东西带来生命，不绝对才能变化，有规律才有可循之道。

上述这些道理容易被视为中不中、西不西、科学不科学、道学不道学，其实自然道理，就是需要用理学佐证道的科学与可用。固守两千年前的天地之道，能用近百年汉发展的现代科学佐证，既方便又说明问题，奈何死抱两千年不变的历史，使中医道学科学化、现代化，道理结合岂不善哉。

（九）对气的认识

1. 气的功用

自然物质原本就有无机、有机，从无生命到有生命，从生命的初级到高级，其核心是自然物活化。活化的关键，是物质代谢，是应答反射，活体生命表现为运动、功能，这个动能便是气。

活化的形成，即代谢的形成，应答反应的形成，都是自然物质不停变化的特性决定的，即是离子的分合，此分合是有条件的，在地球及周围空间的环境中，促成了物质，从无生命到有生命，从简单的离子组成复杂的大分子形成细胞，形成了生命活动过程。生命活动过程是自然过程，这一过程是生与死的过程是必然的，是天地间物质变化的自然过程，促其变化的主动物质即“气”。

从现在已知的高空育种，到地层深处半生命病毒的发现，都说明物质活体是在一定环境条件下物质运动变化的必然结果，是自然现象，是自然平衡过程的必然性。比如生命与非生命物质的循环，植物从土壤中吸收水分营养物。植物从空中利用二氧化碳，由于叶绿素的光合作用，使二氧化碳变成淀粉，植物与藻类不断地制造氧气，人们一分一秒也离不开氧气。说明气对生物、对人的重要。人和植物自然形成氧的循环，气是生命的关键物质，气是活化的动能，离子气是反射即生命特征之一的物质保证。所以气是生命存在的象征，是人脑与心动的功能态，由呼吸与饮食保证活动所需之气，中医所说的气又分真气与灵气，即氧化供能与指挥应答记忆分析，此功能传递：一为脑，一为心，故死亡无气，实为心脑功能消失。

人生表现是形与气的统一，出与入的代谢平衡，智力与体力的健全，所以医生要有形与无形并重，应以无形气机为主导，因为死人有形但无气。形能说明的，容易说明，便于察知，可以对比。气则全凭动态，所以必须注重气。“三寸气在千般用，一旦无常万事休”。三寸气即是指“人一呼脉再动一呼脉再动”。脉之一动便是三寸。

人体的脉搏波动就是观察人体气血运行的具体表现。所以中医称：“脉不自行，随气而至，气动脉应，阴阳之义。”

2. 气的分类

气的主体是空气。中医又将空气分为真气与灵气（《素问》），真气相当于现代所称的分子气，灵气相当高空的电离层的离子气。

空气为天气，地有地气，如谷肉果菜，由地所生，有赖天空之气，故称地气。天地合气成人气，即人生之气。人生之气的天气原于呼吸，由肺系主理，人生之气的地气由脾胃司理，这就是后天之气的总体内容。

人体之气的名称很多。真气有定义：“真气所受于天，与谷气并而充身者也。”此定义相当于氧化供能。灵气自然与神灵，即脑、脊髓、神经活动有关，故可理解为电气，故可理解为离子气，灵气与元气应属同类，即灵气为元气的别称。各脏腑、经脉皆有功能，不可见之无形功能皆称所属脏腑、经脉之气。所以气即是人的活体功能态，气与形不可分离，由天地之气不断充养，一旦用光不能供养即死亡。

（十）小议风

气在天为风，在地为万物，在人为呼吸为功能。气之流动为风，风者善行数变。无形而有象，能生万物，能害万物。生万物者正风，害万物者过于不及可助邪风。邪风者一为非其时而有其气，此自然之风与人生痹，令人敏感，而生痹者自皮始。闭起孔窍，避之部玄府不通致气血闭阻不通痛。微生物此斯类也，常从呼吸食饮而入。呼吸首成于咽喉于气管于肺，此感冒、瘟疫是也。斯类生物必应适宜之气候而生故与气候相悖，故而邪风者虚邪贼风故曰避之有时。所谓虚邪者邪乘虚而入也，贼风者与相适应之风而生之贼也，此斯类之生物害人之病源生物之谓也。

三、学习古史，贵在今用

《素问·异法方宜论》告诉我们，按摩始于中原地区。因其物产丰富，其民食杂而劳，需要加强主动与被动运动。今天科技发达，体力劳动较前大大减轻，营养丰富，脑血管病、心血管病、肢体痿弱等疾病越来越多，多适于保健推拿与治疗按摩。

从实践到理论的发展中，推拿按摩的实践，是用力，必然是以力学为基础的治疗手段。其手段是通过手法作用在人体上，手法的两面性是一动、一静，动是位移，静是刺激。动中有静，静中有动，所以运动的位移中有刺激，静法的刺激因为作用在人体（活体）这一弹性体上，所以刺激中也有运动。其运动与刺激皆有标准，必以个体感受、需求、耐受和医生手下感觉治疗对象的客观反应为依据。比如依脉象变化作为调气血变化的客观指标，指下的软硬、抗力变化作为聚散、虚实变化的指标，骨节整复依正位对比为指标等。这就是《素问》所说“切循而得之”的具体应用。推拿在临床应用中，治疗的同时有诊断，诊断的同时可行治疗。这就是中医阴阳五行学说具体应用中的新发展。

阴阳五行学说是中医推拿按摩的理论基础。“五行阴阳者，天地之道也”。阴阳是地球自转；道所产生的日夜明暗变化规律；五行是地球公转之道所产生的计算气候变化以五天为一节段的时间变化规律。自然界一切物质变化（包括生命系统）无不是从量变到质变。无不是地球转动的结果。所以“道”是路径，所以中医的指导理论是天地之道。而西医的指导理论是“理”。这就是中西医的总区别，中西医的共性就是医学道理。从史书中可以看出中医理论有“道法自然”这一特点。

王选章教授在五十多年从事推拿专业的教学和临床工作中，把中医推拿与针灸、中药等紧密结合起来，以史为鉴、以史为继，阐明了中医传统理论，结合现代科学知识，总结出“点穴调脉法”和“皮脉肌筋骨”辨证；“形气辨证”，病因辨证的“疾病辨证法”，指导中医临床治疗行之有效。

历史的沧桑反复何其相似。《素问·上古天真论》云：“上古之人，春秋皆度百岁而动作不衰者，今时之人年半百而衰也……上古之人，其知道者，法于阴阳，和于术数，饮食有节，起居有常，不妄作劳，故能形与神俱而尽终其天年，度百岁乃去，今时之人不然也，以酒为浆，以妄为常，醉以入房，以欲竭其精，以耗散其真，不知持满，不时御神，务快其心，逆于生乐，起居无节，故年半百而衰也。”

今时之人，亚健康、半百而衰的原因：喝起酒来若喝水，打游戏、玩麻将等通宵达旦，更有甚者三天两日不下塌，性欲过度者不乏其人。

上述亚健康者，多适于运用推拿保健康复，嘱其改变生活方式，必然有效。

四、黑龙江省哈尔滨市推拿学派初考

哈尔滨市是黑龙江省政治、文化中心，也是全省推拿人员比较集中的地方，这里从事推拿的人数约占全省推拿医生总数的三分之一，是黑龙江省推拿学派的聚集地。

新中国成立前，哈尔滨推拿人员共39名（吴书凯口述），无盲人，也无挂牌开业者，多数以推拿为副业，仅少数人在正骨所从事推拿正骨，也都避开推拿名称，福庆堂膏药店便是一例。

福庆堂于1900年开业，以售膏药为主，兼治伤科和手法正骨按摩，由王树森始创。王树森原为北京人，后迁河北玉田县，继又迁来哈尔滨。其为满族人，幼年患麻疹，遗麻面，虽然以王麻子膏药盛名，手法按摩正骨治伤治病确是重要手段。王氏治伤推拿源于家传，继其父业。其父王兆禹为清朝带刀护卫，以武术专长，可见这一派伤科推拿出自武术派。王树森故后，下传其子王殿元，殿元除继承父业，又拜师张大坤。张氏原籍湖北人，师于道人（武术家，详情无从可考）。这一派以推、排、压、揉为主要手法，附以滚、摩、按、打和叩击。骨折、脱位、硬伤、软伤均治，以治软伤为主。王殿元以前从师学徒，1958年进修，毕业于哈尔滨中医进修学校。其好体育，长于摔跤运动。王殿元推拿术下传其子王燕铭、王燕卿、王燕强、王燕刚、王燕翔。

哈尔滨专业推拿诊所最早为吴书凯所创立，1952年正式挂牌至今，虽无开业执照，却坚持应诊。吴书凯现年65岁，是新中国成立前至今从事推拿所剩无几的老人了。吴氏无文化，从其父吴宝军学推拿。吴宝军原为河北省献县张花村人，师从本村农民李氏，再上追溯，无从考据。可见吴氏推拿源于河北省农家。吴派推拿特点是以胸腹部为主，术者位于病床左侧，面向患者下肢，先从心区作起，以右手掌按压患者左胸，拇指按脾，四指按胃，先按后推，推至腹部，压住腹主动脉。下推时左手将右胁舒肝气，右手压腹动脉时，拇指与四指叉开按肾，然后从头部开始，缓缓下推，最后推按背部。该派长于治疗肠胃病、虚劳证和气滞血瘀。这套常规手法，不论治疗任何病都要先作上述套路。吴氏推拿流传不广，其所以没有能发展起来，原因有三：①本人无文化；②没有学习过医学基础知识；③未能有组织地继承发扬。所以，老一辈过世后，推拿术多未能流传下来。

与吴氏同代者，在哈尔滨有吕伯如、杨文涛、马福堂、郑绍庭等，都已去世。唯栾汝爵尚在哈尔滨市中心医院从事小儿推拿。栾氏年已75岁，身体尚健。祖籍山东黄县文基乡姜家村人，仅读三年书。师于胞兄栾汝仲，汝仲业商贾，推拿术承于祖父栾志功，栾志功亦不以医为业，再上追，考无据。可见推拿术在清代多流于民间。栾氏小儿推拿与当今流传于世者无大差别。栾氏长于治疗胃肠病及婴幼儿斜颈等多种疾患。

哈尔滨市推拿人员半数以上是盲人。盲人指针的创始人，在哈尔滨以张占一为首。张氏自幼全盲，以问卜为业，本人聪敏好学，年逾六十精力不衰，善记志恒。新中国成立后破除迷信，张氏决心弃卜为医，自专苦记，一心不二，历6年，终于1958年挂牌开指针诊所，很受患者信赖。张氏学习以何双梅《针灸手册》为主本，兼学《朱琏针灸学》。张氏带徒多人，恒从事指针或按摩。现在哈尔滨市盲人按摩卫生院院长武振宇就是张占一弟子。张氏故后，其徒弟已成为盲人按摩队伍中的主要力量，而且较张氏单纯指针大有发展。

哈尔滨市以黑龙江中医学院为推拿学术中心，由毛林高、王选章创建科室，二十多年全科已发展 14 名医生，其中大学毕业生 5 名，副主任医师 1 名，主治医师 2 名，讲师 1 名，是发展较快的单位。他们为全省培养 200 多名推拿医生，并且定向培养本科大学生 10 名，输送研究生 3 名。在党委和院领导的关怀下，科室不断壮大。

黑龙江中医学院推拿科的学术特点是建立在祖国医学的辨证施治基础上，以阴阳动静为纲，根据临床手法实践，以五行分立拿、推、摩、动、按五法，应用于皮、脉、肌、筋、骨五部。分辨病因，病分表里，伤分形气，法分刚柔，力分五向（直行推、环行摩、向上拿、向下按、关节沿轴线活动）。以“八纲”、“脏腑”、“皮、脉、肌、筋、骨”为辨证基础，以经络、气血为治疗要路，形成一套指导推拿教学和临床实践的理论体系。他们承师的方法是：博采众家之长，向全国各地名家学习，然后经过整理，以《黄帝内经》为理论指导，形成统一学派。他们在医疗中不仅治疗软组织损伤、脱骱，也治疗脏腑病，不仅治疗慢性病，也治疗中医急症，如真心痛（心绞痛证）、昏厥、气闭等。对于慢性病症的骨痹（类风湿关节炎等）、痒疹（特别是荨麻疹）等均取得很好的疗效，其临床以颈肩腰痛及关节软组织损伤为主证。

推拿在历史上曾被封建统治者称谓医家小道，如果一家一派、一法一式地继承下去，推拿学术不可能走上医学大道；只有临床实践，没有理论指导，也不能称谓医学大道；只能用祖传经验治疗某几种伤病，不能广开其治疗范围，还不能称谓大道。

考证哈尔滨推拿学派历史（初考），多数为民间流传，无从发展，这当然是旧社会制度造成的。现在要发展推拿事业，必须有各学派的苦心实干精神，又必须从派系中解放出来，要有一批有医学基础造诣的青年，或承家技，或博众长，广开学路，用医学理论指导推拿临床实践，意志坚定地干下去，一定能变“小道”为“大道”，在祖国医学中恢复推拿的地位，为人民保健治病治伤发挥重大作用。

五、论推拿手法

（1）推拿手法概念：手法是向不同的方向，做不同形式和不同强度不同速度的用力。手法要有功夫，手法要有规范，手法要有技巧。而推拿是以手法作为治疗疾病的主要手段，是以力学为基础，以中医理论为指导，进行辨证施治的一种医疗方法。

（2）手法指导理论：阴阳学说，推拿是以动属阳，静属阴体现阴阳学说，辨证、诊断等与其他中医科无异。

（3）五行学说在推拿手法中的运用：推拿手法主要以方向体现五行，向上用力为拿，向下用力为按，直行为推，环行为摩，上述四法属于平动类手法；关节活动法基本属于转动类手法，它是沿关节轴面活动的手法；振动法，拍打、扣、颤属振动类。拿法主要刺激皮表属金，按法主要深按至骨属水，推擦主要刺激血脉属火，摩法主要作用在肌肉属土，关节活动主要活动关节属木，治在筋，拍打叩颤等振动法，主要在气，主要作用在三焦，所以属相火，火分君相。六类手法总分五行。

（4）法中有法，即阴阳之中有阴阳，五行之中有五行，手法的基本作用，一是刺激，二是运动。

六、《养生方》辨析知要

马王堆三号汉墓出土后命名的《养生方》以下简称《方》是一份很有学术价值的宝贵文献。其意义在于：《内经》有些条文如“七损八益”等自唐王冰以来错解一千多年，据《方》得以正误；祖国医学“合男女”的医学文献颇为缺乏，《方》出土后补其空缺。笔者据《方》释文作如下两点辨析：

（一）《方》义辨

《方》由446支竹简组成一册。据《方》义分《十问》、《合阴阳方》、《杂禁方》、《天下至道谈》四个部分，周世荣同志释文（《马王堆医书研究专刊》2）共分三十八段。全文以保健强身为前提，以阴阳天地之道为理论基础，重点阐述“合男女”的法则。

（1）《十问》以问对的笔法阐述文义。

1）“万勿（物）何得而行，草木何得而长，日月何得而明……”以此引出阴阳为万物发生之本——“察天之请（情）阴阳为正”说明了“食神气”之道。本问要点在于神气“贵静”，这是“合男女”精神训练的根本要求，此条原于《易经》。孔颖达撰《正义》曰“日月得天而能久照，四时变化而能久成，圣人久于其道而能成化”（《十三经注疏》）

2）关系到“颜色”、“欲练色鲜白”。色为“合男女”先掘条件之一。其重点内容是“食鸟精”。这段科学地昭示了性生活所需的重要物质——蛋白。

3）要点在于“积精”。“玉闭时辟神明来积……。玉闭坚精不使玉泉勿顷……接阴之道必心三葆，行气相葆……”葆字很重要，有草本发生之貌。原意为“桑榆孳生”（见前汉燕刺王旦传“头如蓬葆”）。本文寓意有青草一样的心境，即适当的性生活可以焕发人的青春。“积精”的方法是“勿星”即是不淫于精（星为天之淫精），遵此可以健身。

4）主论在“气”。人的差别“有恶有好，有夭有寿……欲寿察天地之道。天气月尽月盈……地气岁有寒暑……翕气之道必至之末……息必深而久”。特别对“食气有禁。春辟（避）浊阳，夏辟（避）汤风，秋辟（避）霜雾，冬辟（避）凌阴”叙述得很确切。《素问·上古天真论》：“虚邪贼风避之有时”，高保衡等释为“邪乘虚入是谓虚邪，窃害中和谓之贼风”具体解释。《灵枢·九宫八风篇》谓“太一居五宫之日……其衡后来为虚风，伤人者也”，仍然脱离实际；《方》把四时不正常气候作为“食气有禁”内容，正是“避之有时”之意，随季节不同而发生的“浊阳”、“汤风”、“霜雾”、“凌阴”均可谓“邪”、“贼”乘人体虚弱而中人为病。这样解释既简明具体，又易于遵循。

关于气与精的关系，在《内经》里说得也很抽象。《素问·阴阳应象大论》说：“气归精，精归化，精食气，形食味……”这一段既无具体的食气方法，又不好解释。《方》具体阐明“朝息之志，其出也雾合于天，其入也……如藏於渊……暮息之志，深息长徐，使耳勿闻，且以安侵（寝）……夜半之息也觉悟毋变……活气之精出死入生，欢欣未勃以此充形，此谓传精”，可见精食气的具体方法在于调息，这里也提示《方》以外还有“经”论，所谓“治气有经”。

关于“精盈必泻，精出必补，补泻之时于卧为之”也是很合于实际的论述。《内经》只强调才“积精全神”固然以“欲竭其精”是有害的，但是不阐明“精盈必泻”也是不对的。事实上，性成熟的人，只要性机能正常，都有“精盈必泻”的要求，而且泻之无害。不泻反易生病，无论男女都是如此。《医宗金鉴》的“坎离经济汤”证“久旷火旺地知柏”即是长期没有性生活造成的欲火过旺用生地、知母、黄柏治疗。其实这并不是根本的治疗方法。曾有个患癔病的姑娘，多方治疗无效，结婚后癔病也好了。其病就是精盈求泻不得而患的情志病。虽然人“有恶有好”，但是，生活好，不劳累“精盈必泻”的要求就更迫切；相反工作紧张，精神和身体长期疲劳的人“必泻”的要求就不迫切，甚至有恶感。

5）主要说明性机能早衰“阴与人俱生而先身去”。防止早衰要“爱而喜之，教而谋之，饮而食之……必乐突而勿写（泻）……”。

6）主要叙述“葆爱兼予”的方法。“骄焊数起慎勿出入以修美理”：①按摩“道者发明唾手循辟（臂），靡腹从阴从阳”；②积精“时下闭精气不漏泻”；③“节喜怒”、“凌精”、“凌气”、“凌饮食”。

7）主论“接阴以为强，翕天之精以为寿长”的方法。一曰垂枝（肢）直脊挠尻，二曰疏股动阴缩州，三曰合睫毋听翕气以光溜，四曰含它五味饮夫泉英，五曰群精皆上翕其大明。五项方法包括运动（疏服动阴缩州）练意气（翕气以充脑）和精良饮食以防性机能早衰（“与身俱生而先身老”）。此法练意气健身，与《打坐运气八法》颇相似。内容包括：“腮对、鹊桥、敛神、垂帘、观鼻、回光、反听、守窍”（这是一位 73 岁老人介绍的）。

8）主要说明运动健身性机能强衰与运动的关系：“动用必当精固泉出”，“不可废忘于留也施，于味也移。道之以志，动之以事……非事也无以动其四肢而移去其疾，故觉侵（寝）而引阴以为练筋”，说明了用进废退的道理。

9）主要谈“卧”、“韭”、“酒”、“鸡”在保健强身中的作用。“为道三百编卧最为首”。这个“卧”字有“睡觉”即性生活之意。因此“卧时食何”，“醇酒毒韭”等不与酒而恒与卵邪“其道理”：“卧使食靡消”，“韭为百草之王……春三月食之苛疾不昌”，“酒，五谷之精气也”；“鸡，阳兽也”三者皆为兴阳之品。此外又说明“道者究其事而止”，“蚤卧蚤起，暮卧暮起”的道理。从“为道三百编”又可推论《方》以外还有论著。

10）中心内容阐述“接阴之道以静为强”兼以“食松柏饮走兽泉英……日奮（日光浴）”，“神和”，“故能寿长”。

小结：《十问》包括“合阴阳”的理论基础；健身在于饮、食、气、意、精。其中心内容为“接阴”之道。

（2）《合阴阳方》共七段，主要说明引起性欲的方法，接触反应和处理方法。内容包括：“戏道”、“十动接十节杂十修观八动听五音察十已之征”。

“戏道”包括各种接触方法即摩擦、拥抱等。“十动”是交合动作次数；“十节”是性生活方式；“十修”是交合动作方向；十已之征是交合反应。

（3）《杂禁方》是一种迷信咒法，如“夫妻相恶涂户枯方五尺……”。现在某些地方仍存有这类迷信活动。如小儿夜啼写一文纸书“天黄黄地黄黄我家有个吵夜郎……”贴在大路旁。这些毫无用处的咒法在迷信思想统治人们的时代，也可能对人的精神起到安慰作用。

（4）《天下至道谈》共二十段。其中“合男女”的具体方法多与《合阴阳方》重复。内容虽然多少有些差别，总的不外“戏道”、性生活方式方法、反应和处理方法及健身基本道理等。

“黄帝问于左神”一段，主要说明外生殖器萎弱不用的原因，在于“暴用不寺其壮”等。其治疗辨证：“怒而不大者肌不至也；大而不坚者筋不至也；坚而不热者气不至也。”并说明不至强用之害：“肌不至而用者竭；气不至而用则避”此段为临床治疗阳痿提供了很好的辨证方法。《内经》等祖国医学文献均无明确记载。

《天下至道谈》最有学术价值的是“八益”和“七孙（损）”（治八益：一曰治气，二曰致沫，三曰智时，四曰离气，五曰和沫，六曰窃气，七曰寺赢，八曰揵顷；七损：一曰闭，二曰泄，三曰渴，四曰勿，五曰烦，六曰绝，七曰费）。“八益”和“七损”分别为八项和七项具体的性生活知识。《素问·阴阳应象大论》说“能知七损八益”则两者可调，不知用此则早衰之节也。《内经》所述与《方》义相同，都是用“合男女”的方法来调阴阳。自唐代王冰以后错解“七损”、“八益”为“女子二七天癸至，月事以时下……然阴七可损，则海满而血自下”故曰“七损”；“丈夫八岁肾气实，二八天癸至精气溢泻……阳八宜益，交合而泄精”由此七损八益可知矣（《黄帝内经素问》高宝衡注）。《方》出土后才知道“七损”、“八益”错解已久。

“七损”是性生活七种不良反应：“为之而痛曰内闭”、“为之出汗曰外泄”、“为之不已曰渴”、“奏欲之而不能曰带（勿）”、“为之（喘）息中满曰烦”、“不欲强之曰绝”、“为之太疾曰费”。

“八益”是性生活中有益健康的八种方法：“治八益旦起坐直脊开尻翕卅印下之曰治气”。“饮食垂尻直脊翕周通气焉曰致沫”。上述两益与《内经》“肾有久者可以演时面向南，静神不乱思，闭气不息七遍，以引颈咽气顺之如咽甚硬物，如此七遍后饵舌下津液无数”相参合意颇相似。“八益”、“智时”是“先戏两乐女欲为之”；“蓄气”是身体放松（夹脊）向下吸气；“和沫”是性交“物丞”时要缓慢（勿数出入）；“积气”是待勃起有力（怒择）时交合；“待赢”是几番交合不泄精（毋噎）保持安静、温和且深吸气；“定顷”是性交结束勃起不软（怒舍之）。

小结：后三部分有处理家庭关系的《杂禁方》，其他部分均为性生活具体方法。

（二）长寿析

《合男女》有则不会损寿，且有益健康，本文阐述得很清楚。合（合男女）作为长寿之道，实在不可信。“实践是检验真理的唯一标准”：

（1）马王堆墓主人藏有此“方”，却无一长寿。

（2）《素问·上古天真论》“以酒为浆，以妄为常，醉以入房，以欲竭其精，以耗散其真，不知持满，不时御神，务快其心，逆于生乐，起居无节，故年半百而衰也”这个论述符合实际生活。本《方》说的也很清楚：“人产所以不学者二、一曰息二曰食。非此二者无非学与服。故贰生者食也；损生者色也。是以圣人合男女必有则也。”可见“合男女”不能作为养生之道对待。《方》中的“生”字应作“性生命”解。

《方》中有些方法确属摄生之道。如“食神气”、“食鸟精”、“食气有禁”、“食其五味饮夫泉英”、“积精”、“靡腹”、“尽息”等。但这些论述都围绕着“合男女”、“合阴阳”、“接阴”等性生活为核心。

《合男女》有则，其论述目的本《方》说得清楚，“句（苟）能进久女乃大喜，亲之弟兄，爱之父母，凡能此道者命曰天土（地）”。

（三）结语

（1）《内经》云“知其要者，一言而终，不知其要流散无穷”。《养生方》据辨析应理解为《合男女则》。

（2）《养生方》的命名是很巧妙的。其中“生”字具有“性生命”和“摄生”的双重含义。

据辨析切莫把“性生活”与“摄生之道”混为一谈。

（3）笔者无考古知识，更无辨析能力；出于对古典医籍的爱好，对《养生方》反复学谈，于误解中有所感悟试作辨析以知其要，由于力不从心错读、错解、错辨、错析之处在所难免，诚望指教。

临床经验

一、颈椎病经验

颈椎病又称颈椎综合征，是颈椎骨关节炎、增生性颈椎炎、颈神经根综合征、颈椎间盘脱出症等的总称，是一种以退行性病理改变为基础的疾患。本病主要是由于颈椎长期劳损、骨质增生，或椎间盘脱出、韧带增厚，致使颈椎脊髓、神经根或椎动脉受压，出现一系列功能障碍的临床综合征。本病表现为颈椎间盘退变本身及其继发性的一系列病理改变，如椎节失稳、松动；髓核突出或脱出；骨刺形成；韧带肥厚和继发的椎管狭窄等，刺激或压迫了邻近的神经根、脊髓、椎动脉及颈部交感神经等组织，引起一系列症状和体征。

颈椎病可分为：颈型颈椎病、神经根型颈椎病、脊髓型颈椎病、椎动脉型颈椎病、交感神经型颈椎病、食管压迫型颈椎病。

（一）病因

1. 颈椎的退行性变

颈椎退行性改变是颈椎病发病的主要原因，其中椎间盘的退变尤为重要，是颈椎诸结构退变的首发因素，并由此演变出一系列颈椎病的病理解剖及病理生理改变。

（1）椎间盘变性：当椎间盘开始出现变性后，由于形态的改变而失去正常的功能，进而影响或破坏了颈椎运动节段生物力学平衡产生各相关结构的一系列变化。因此，颈椎间盘的退行性变为颈椎病发生与发展的主要因素。

（2）韧带-椎间盘间隙的出现与血肿形成：这一过程对颈椎病的发生与发病至关重要，也是其从颈椎间盘症发展为骨源性颈椎病的病理解剖学基础。事实上，在颈椎病的早期阶段，由于椎间盘的变性，不仅使失水与硬化的髓核逐渐向椎节的后方或前方位移，最后突向韧带下方，以致在使局部压力增高的同时引起韧带连同骨膜与椎体周边皮质骨间的分离，而且椎间盘变性的本身尚可造成椎体间关节的松动和异常活动，从而更加使韧带与骨膜的撕裂加剧以至加速了韧带-椎间盘间隙的形成。

椎间隙后方韧带下分离后所形成的间隙，因多同时伴有局部微血管的撕裂与出血而形成韧带-椎间盘间隙血肿。

（3）椎体边缘骨刺形成：随着韧带下间隙的血肿形成，成纤维细胞即开始活跃，并逐渐长入血肿内，渐而以肉芽组织取代血肿。随着血肿的机化、骨化和钙盐沉积，最后形成突向椎管或突向椎体前缘的骨赘。

（4）颈椎其他部位的退变：颈椎的退变并不局限于椎间盘及相邻近的椎体边缘和钩椎关节，尚应包括：①小关节，多在椎间盘变性后造成椎体间关节失稳和异常活动后出现变性。②黄韧带，多在前两者退变基础上开始退变。其早期表现为韧带松弛，渐而增生、肥厚，并向椎管内突入。后期则可能出现钙化或骨化。③前纵韧带与后纵韧带其退行性变主要表现为韧带本身的纤维增生与硬化，后期则形成钙化或骨化，并与病变椎节相一致。

（5）椎管矢状径及容积减小：由于前述之诸多原因，首先引起椎管内容积缩小，其中以髓核后突、后纵韧带及黄韧带内陷、钩椎关节和小关节松动及增生为主，这些后天继发性因素在引起椎管内容积缩小的同时，也使椎管矢状径减小，从而成为脊髓及脊神经根受刺激或受压的直接原因之一。此时如再有其他局限性致病因素如髓核脱出、椎节的外伤性位移、骨刺形成及其他占位性因素，均可引起或加重神经受累症状。

2. 发育性颈椎椎管狭窄

近年来已明确颈椎管内径，尤其是矢状径，不仅对颈椎病的发生与发展，而且与颈椎病的诊断、治疗、手术方法选择及预后判定均有着十分密切的关系。有些人颈椎退变严重，骨赘增生明显，但并不发病，其主要原因是颈椎管矢状径较宽，椎管内有较大的代偿间隙。而有些患者颈椎退变并不十分严重，但症状出现早而且比较严重。

3. 慢性劳损

慢性劳损是指超过正常生理活动范围最大限度或局部所能耐受时值的各种超限活动。因其有别于明显的外伤或生活、工作中的意外，因此易被忽视，但其对颈椎病的发生、发展、治疗及预后等都有着直接关系，此种劳损的产生与起因主要来自以下三种情况：

（1）不良的睡眠体位：不良的睡眠体位因其持续时间长及在大脑处于休息状态下不能及时调整，则必然造成椎旁肌肉、韧带及关节的平衡失调。

（2）不当的工作姿势：大量统计材料表明某些工作量不大，强度不高，但处于坐位，尤其是低头工作者的颈椎病发病率特高，包括家务劳动者、刺绣女工、办公室人员、打字抄写者、仪表流水线上的装配工等。

（3）不适当的体育锻炼：正常的体育锻炼有助于健康，但超过颈部耐量的活动或运动，如以头颈部为负重支撑点的人体倒立或翻筋斗等，均可加重颈椎的负荷，尤其在缺乏正确指导的情况下。

4. 颈椎的先天性畸形

在对正常人颈椎进行健康检查或作对比研究性摄片时，常发现颈椎段可有各种异常所见，其中骨骼明显畸形约占 5%。但与颈椎病患者对比，后者颈椎的畸形数约为正常人的一倍。

（二）临床表现

颈椎病的临床症状较为复杂。主要有颈背疼痛、上肢无力、手指发麻、下肢乏力、行走困难、头晕、恶心、呕吐，甚至视物模糊、心动过速及吞咽困难等。颈椎病的临床症状与病变部位、组织受累程度及个体差异有一定关系。

1. 神经根型颈椎病

（1）具有较典型的根性症状（麻木、疼痛），且范围与颈脊神经所支配的区域相一致。

（2）压头试验或臂丛牵拉试验阳性。

（3）影像学所见与临床表现相符合。

（4）痛点封闭无显效。

（5）除外颈椎外病变如胸廓出口综合征、腕管综合征、肘管综合征、肩周炎等所致以上肢疼痛为主的疾患。

2. 脊髓型颈椎病

（1）临床上出现颈脊髓损害的表现。

（2）X 线片上显示椎体后缘骨质增生、椎管狭窄。影像学证实存在脊髓压迫。
（3）除外肌萎缩性侧索硬化症、脊髓肿瘤、脊髓损伤、多发性末梢神经炎等。

3. 椎动脉型颈椎病

（1）曾有猝倒发作，并伴有颈性眩晕。
（2）旋颈试验阳性。
（3）X 线片显示节段性不稳定或枢椎关节骨质增生。
（4）多伴有交感神经症状。
（5）除外眼源性、耳源性眩晕。
（6）除外椎动脉Ⅰ段（进入颈 6 横突孔以前的椎动脉段）和椎动脉Ⅲ段（出颈椎进入颅内以前的椎动脉段）受压所引起的基底动脉供血不全。
（7）手术前需行椎动脉造影或数字减影椎动脉造影（DSA）。

4. 交感神经型颈椎病

其临床表现为头晕、眼花、耳鸣、手麻、心动过速、心前区疼痛等一系列交感神经症状，X 线片颈椎有失稳或退变。椎动脉造影阴性。

5. 食管压迫型颈椎病

颈椎椎体前鸟嘴样增生压迫食管引起吞咽困难（经食管钡剂检查证实）等。

6. 颈型颈椎病

颈型颈椎病也称局部型颈椎病，是指具有头、肩、颈、臂的疼痛及相应的压痛点，X 线片上没有椎间隙狭窄等明显的退行性改变，但可以有颈椎生理曲线的改变，椎体间不稳定及轻度骨质增生等变化。

（三）检查

1. 颈椎病的试验检查

颈椎病的试验检查即物理检查，包括：
（1）前屈旋颈试验：令患者颈部前屈，嘱其向左右旋转活动。如颈椎处出现疼痛，表明颈椎小关节有退行性变。
（2）椎间孔挤压试验（压顶试验）：令患者头偏向患侧，检查者左手掌放于患者头顶部、右手握拳轻叩左手背，则出现肢体放射性痛或麻木、表示力量向下传递到椎间孔变小，有根性损害；对根性疼痛厉害者，检查者用双手重叠放于头顶、间下加压，即可诱发或加剧症状。当患者头部处于中立位或后伸位时出现加压试验阳性称之为 Jackson 压头试验阳性。
（3）臂丛牵拉试验：患者低头，检查者一手扶患者头颈部，另一手握患肢腕部，作相反方向推拉，看患者是否感到放射痛或麻木，称为 Eaten 试验。如牵拉同时再迫使患肢作内旋动作，则称为 Eaten 加强试验。
（4）上肢后伸试验：检查者一手置于健侧肩部起固定作用，另一手握于患者腕部，并使其逐渐向后、外呈伸展状，以增加对颈神经根牵拉，若患肢出现放射痛，表明颈神经根或臂丛有受压或损伤。

2. X 线检查

正常 40 岁以上的男性，45 岁以上的女性约有 90%存在颈椎椎体的骨刺。故有 X 线平片之改变，不一定有临床症状。现将与颈椎病有关的 X 线所见分述如下：

（1）正位：观察有无枢环关节脱位、齿状突骨折或缺失。第七颈椎横突有无过长，有无颈肋。钩椎关节及椎间隙有无增宽或变窄。

（2）侧位：①曲度的改变颈椎发直、生理前突消失或反弯曲。②异常活动度在颈椎过伸过屈侧位 X 线片中，可以见到椎间盘的弹性有改变。③骨赘椎体前后接近椎间盘的部位均可产生骨赘及韧带钙化。④椎间隙变窄椎间盘可以因为髓核突出，椎间盘含水量减少发生纤维变性而变薄，表现在 X 线片上为椎间隙变窄。⑤半脱位及椎间孔变小椎间盘变性以后，椎体间的稳定性低下，椎体往往发生半脱位，或者称之为滑椎。⑥项韧带钙化是颈椎病的典型病变之一。

（3）斜位：摄脊椎左右斜位片，主要用来观察椎间孔的大小及钩椎关节骨质增生的情况。

3. 肌电图检查

颈椎病及颈椎间盘突出症的肌电图检查都可提示神经根长期受压而发生变性，从而失去对所支配肌肉的抑制作用。

4. CT 检查

CT 已用于诊断后纵韧带骨化、椎管狭窄、脊髓肿瘤等所致的椎管扩大或骨质破坏，测量骨质密度以估计骨质疏松的程度。此外，由于横断层图像可以清晰地见到硬膜鞘内外的软组织和蛛网膜下腔，故能正确地诊断椎间盘突出症、神经纤维瘤、脊髓或延髓的空洞症，对于颈椎病的诊断及鉴别诊断具有一定的价值。

（四）诊断

本病根据临床表现和检查可诊断。

（五）鉴别诊断

1. 神经根型颈椎病需与下列疾病鉴别

颈肋和前斜角肌综合征、椎管内髓外硬脊膜下肿瘤、椎间孔及其外周的神经纤维瘤、肺尖附近的肿瘤均可引起上肢疼痛、神经痛性肌萎缩、心绞痛、风湿性多肌痛。

2. 脊髓型颈椎病应与下列疾病鉴别

其需与肌萎缩性侧索硬化、多发性硬化、椎管内肿瘤、脊髓空洞等鉴别。

3. 椎动脉型颈椎病应与下列疾病鉴别

需与其他原因引起的椎-基底动脉供血不足鉴别，如椎动脉粥样硬化和发育异常等。椎动脉造影是最可靠的鉴别方法。

4. 交感神经型颈椎病应与下列疾病鉴别

冠状动脉供血不足、神经官能症、更年期综合征、其他原因所致的眩晕。

5. 食管压迫型颈椎病应与下列疾病鉴别

其需与食管炎、食管癌引起的吞咽困难鉴别。

6. 颈型颈椎病与慢性颈部软组织损伤鉴别

因长期低头工作，头经常处于前屈的姿势，使颈椎间盘前方受压，髓核后移，刺激纤维环及后纵韧带，从而产生不适症状。

（六）并发症

1. 吞咽障碍

吞咽时有梗阻感、食管内有异物感，少数人有恶心、呕吐、声音嘶哑、干咳、胸闷等症状。这是由于颈椎前缘直接压迫食管后壁而引起食管狭窄，也可能是因骨刺形成过速使食管周围软组织发生刺激反应所引起。

2. 视力障碍

视力障碍表现为视力下降、眼胀痛、怕光、流泪、瞳孔大小不等，甚至出现视野缩小和视力锐减，个别患者还可发生失明。这与颈椎病造成自主神经紊乱及椎-基底动脉供血不足而引发的大脑枕叶视觉中枢缺血性病损有关。

3. 颈心综合征

颈心综合征表现为心前区疼痛、胸闷、心律失常（如早搏等）及心电图 ST 段改变，易被误诊为冠心病。这是颈背神经根受颈椎骨刺的刺激和压迫所致。

4. 高血压颈椎病

颈椎病可引起血压升高或降低，其中以血压升高为多，称为“颈性高血压”。由于颈椎病和高血压皆为中老年人的常见病，故两者常常并存。

5. 胸部疼痛

胸部疼痛表现为起病缓慢的顽固性的单侧胸大肌和乳房疼痛，检查时有胸大肌压痛。这与颈 6 和颈 7 神经根受颈椎骨刺压迫有关。

6. 下肢瘫痪

下肢瘫痪早期表现为下肢麻木、疼痛、跛行，有的患者在走路时有如踏棉花的感觉，个别患者还可伴有排便、排尿障碍，如尿频、尿急、排尿不畅或大小便失禁等。这是因为椎体侧束受到颈椎骨刺的刺激或压迫，导致下肢运动和感觉障碍所致。

7. 猝倒

患者常在站立或走路时因突然扭头出现身体失去支持力而猝倒，倒地后能很快清醒，不伴有意识障碍，亦无后遗症。此类患者可伴有头晕、恶心、呕吐、出汗等自主神经功能紊乱的症状。这是由于颈椎增生性改变压迫椎动脉引起基底动脉供血障碍，导致一时性脑供血不足所致。

（七）治疗

1. 药物治疗

本病可选择性应用止痛剂、镇静剂、维生素（如 B_1、B_{12}），对症状的缓解有一定的效果。

2. 运动疗法

各型颈椎病症状基本缓解或呈慢性状态时，可开始医疗体操以促进症状的进一步消除及巩固疗效。症状急性发作期宜局部休息，不宜增加运动刺激。有较明显或进行性脊髓受压症状时禁忌运动，特别是颈椎后仰运动应禁忌。椎动脉型颈椎病时颈部旋转运动宜轻柔缓慢，幅度要适当控制。

3. 牵引治疗

“牵引”在过去是治疗颈椎病的首选方法之一，但近年来发现，许多颈椎病患者在使用“牵引”之后，特别是那种长时间使用“牵引”的患者，颈椎病不但没有减轻，反而加重。

牵引不但不能促进颈椎生理曲度的恢复，相反牵引拉直了颈椎，反而弱化了颈椎生理曲度，故颈椎病应慎用牵引疗法。

4. 手法推拿疗法

手法推拿疗法是颈椎病较为有效的治疗措施。它的治疗作用是能缓解颈肩肌群的紧张及痉挛，恢复颈椎活动，以松解神经根及软组织粘连来缓解症状，脊髓型颈椎病一般禁止重力推拿和复位，否则极易加重症状，甚至可导致截瘫，即使早期症状不明显，一般也推荐手术治疗。

5. 理疗

在颈椎病的治疗中，理疗可起到多种作用。一般认为，急性期可行离子透入、超声波、紫外线或间动电流等；疼痛减轻后用超声波、碘离子透入、感应电或其他热疗。

6. 温热敷

此种治疗可改善血循环，缓解肌肉痉挛，消除肿胀以减轻症状，有助于手法治疗后使患椎稳定。本法可用热毛巾和热水袋局部外敷，急性期患者疼痛症状较重时不宜作温热敷治疗。

7. 用术治疗

严重有神经根或脊髓压迫者，必要时可手术治疗。

（八）王选章教授对颈椎病的认识及临床经验

在改革开放、科技兴国的年代，两千年前的中医理论再不变革，不科学化、现代化，很难适应社会前进的步伐。

中医理论的变革，是要把那些不科学、不适用的内容提出来，去掉那些玄虚、错误的内容。

中医基本理论是科学的，是实践科学，它不同于西医的实验科学。实践科学讲的是“道”；实验科学讲的是“理”，这就是中医与西医不同之处。中医与西医共同之处是在医学科学道理的指导下中西医统一起来，结合成新医学。

我们今天有西方医学百余年的理论与实践成就，取过来证实中医之道的正确性，这是既合宜又便宜的事，有些人一直认为：有西医科学的东西，还用得着画蛇添足吗？实践过来的中医、西医都有一样的体会是：有些疾病中医治疗，效果很快，西医常常判为不能治愈。

就拿颈椎病说：其实颈椎病在中医从道的角度出发，它不属于病，而是属于疾。它的因素是受力而发，西医却把属“疾”的颈椎病看成是“病”，认为其原因是老化、是退化。老化、退化是不可阻止的，致病因素是不断发展的，是不可治愈的，只有手术。

我们用统计学分析一下这个疾病的成因就会清楚。在没有电脑、不能上网以前，在中国这个疾病的多发人群：一是会计，二是坐办公室的常写常读的用功人，三是制图员。现在不同了，连十几岁的小学生都会得颈椎病。为什么？这才几年，小学生为什么老的这么快？退变的这样多？可见不是孩子的事，是打电脑玩游戏造成的。常常是一件好事同时带来坏事，怎样克服，只要我们知道患颈椎病的原因，是长时间颈前屈造成的；包括高枕的人，发生颈椎病也是由于颈椎前屈姿势不良的结果。

退变一说是有形态学根据的。从颈椎增生的骨质结构分析，骨黏蛋白的成分与正常骨结构不同，呈老化性改变。殊不知，这一改变的缘由，在于长时间受力牵拉变形所致，这是骨的可塑性造成的，不应算病态。

依次为据，商家想出来一个赚钱的办法，卖颈椎枕适应颈椎曲度的需要，把颈椎枕固定成高隆的圆台枕在颈部前凸位置。人们去买了，结果是枕颈椎枕的人，几乎都患上了颈椎病。原因是：人在睡眠时不能一夜不更换体位，仰身时枕的高度合适，很舒适，侧卧则不适宜了，因此忘记了人是活的，忘记了人要侧卧的，侧卧位与侧卧枕高不同，已定型的枕高必然在侧卧位时没有支撑到位，因此定型的颈椎枕不去调整都能枕出颈椎病。

上述事实告诉我们一个道理，切莫将活人当死人看待。

观察活人与死人的不同点，就在于活人有功能态，即动态。活人形体有功能，功能是看不见的，比如肌肉的肌力、张力、痛、痒、麻、木，凡是有功用的人体部分都是看不见的。包括人体空腔都是有用部分，鼻子用鼻腔，肠道用肠腔，心脏用心腔……这些无形空腔和功能才是直接有用的部分，察功能需察动态，察功用需察腔隙。当然腔隙与功能都是有形态作为基础的，所以有形的部分中医称为利，无形部分中医称用，有形与无形的关系是利与用的关系。故中医称无形部分为三焦气机，形与气两者中医并重，重在无形之气机。因为有形无气便是死人。诊脉就是诊察气血的动态，是生机的标志。不从生机入手，不看动态，不察常与变的规律，不辨形与气的关系，不易早期发现病的始因、病的趋向、病的始末。脉对中医诊疗疾病是很重要的手段，无形的气机要重视，有形的状态容易察知，无形与有形的关系，从道的角度分辨，无形部分察规律属于恒道，有形之体可以说清，不能久存，故属非恒道。从道察理，对认识脉证与疾病自会有治疗把握。

还以颈椎病为例，中医属疾，其因是受力而发，是小关节错位，由于椎小关节，一侧椎动脉必然受刺激，同侧的颈交感神经节与对侧的兴奋性不同，两侧桡动脉一个长一个短，此时可以触到颈椎某一个棘突发生偏歪，当正过偏歪的棘突，脉象会立即恢复，症状（头晕、颈项不适等）可立即减轻或消失。只要维系一周不再偏歪即可痊愈，注意不要低头时间过久，枕要合宜即不会再发颈椎病。退变学说虽然有据可查，却不是发生颈椎病的因由。

我有幸参加了 1975 年在北京举办的第一期中西医结合治疗骨关节损伤学习班，当时我还年轻，接触了许多国内有名的专家，如天津医院骨科主任陶甫、副主任尚天玉等。这些老西医，在他们对中医理论不理解、不会用时，尽管中医手段有效，也不容易接受，只要能说明的道理，他们毫不犹豫，努力去做。陶甫主任与老按摩医生李默林先生合作的非常好，陶甫主任理解并看到李老先生治疗疾病效果，因此两位老医生合作写了一本按摩书。

当时陶甫主任不理解冯天有讲的颈椎病为什么会棘突偏歪？当时谁也说不清楚。经过几十年的临床实践探索，发现颈椎棘突偏歪的原因与颈椎之间的小肌肉疲劳有关，这块由上一个棘突到下一个椎板间的短纤维肌肉，低头时间长，肌纤维短，容易疲劳，当屈颈位，髓核移，小关节时间久，肌肉疲劳，无力收缩，便会出现单一关节呈反张角的 X 线片影像学改变。颈前屈同时髓核常常不在中间位，而使髓核偏向某一侧，两侧小关节便会有一侧做轴不变位，另一侧则离位而使棘突偏歪，一侧小关节错位。髓核后凸矫正其偏歪棘突。

使前屈位出现反角张的小关节恢复正常位置，可以预防颈椎间盘的髓核脱出。我们把理论搞清楚，对于治疗和预防颈椎间盘突出、颈椎增生等疾患就很容易了。只懂道，不懂理是说不清楚疾病实质的；只说理，不懂道，背道之理，最容易形成错误理论，这就是我们要中西医道理结合的重要意义。

再说说脉。中医诊脉已有两千年以上的临床实践经验，并且总结了一套系统理论。中医是从道的角度出发认识诊脉的。道是一，既是把人看作统一体，脉是“血脉”，是气血运行通路，由心主裁。脉主营即营养、营运、营卫。能说不科学吗？从脉位的浮沉分表里证，从脉的长短分病邪的进退，从脉率的迟数分寒热，分常与变；同时据证辨真假；从脉的节律不齐分辨郁结；从脉力分虚实；从脉形紧、弦、滑、涩等辨气血。脉之常态与变态，两侧对比，十二经中皆有动脉，在脉中可以查知人体形气变化，依颈椎病脉家看：一侧寸脉短，另一侧寸脉长；除颈椎病外，还有一种病即有些自主神经失调出现两侧寸脉长短不同。

颈椎病出现此种脉象的原因可能是由于椎动脉在椎体横突孔中通过，当颈椎棘突偏歪时，同侧横突孔的椎动脉壁受刺激，可以反射至同侧的交感神经节，致使两侧血管流动出现差异（这一理论，需做课题证实）。不受偏歪刺激的节段，即不出现脉象变化。

颈性眩晕是由椎动脉受刺激引起椎-基底动脉环痉挛，出现脑供血不良所致。将颈椎棘突偏歪整复，症状立即消失，实践证明效果甚好。按照道的规律，必须稳定住七日，才能相对稳固，即小肌肉张力才能调节到正常张力状态，七数是人的道数决定的。

验证是颈椎病或自主神经失调，从棘突偏歪与脉象比较，然后施展不同治法，均可立即收效。自主神经失调出现两侧脉象长短不同时，一般寸脉长侧内关穴可以立即调整，患者症状常可立即消失。此穴关系原络、心包与三焦气机的关系。

上述仅仅是讲颈椎病与脉象关系，以此说明中医实践科学的可靠性，说明中西医道理结合的重要。

王选章教授治疗颈椎病，主要采用颈椎斜扳法纠正颈椎关节紊乱，运用点穴调脉法调整患者脉象及经络，并采用针灸治疗，对于部分患者还常常加以临床辨证，进行中药汤剂的全面治疗。

二、肩关节周围炎经验

肩周炎又称肩关节周围炎，俗称凝肩、五十肩。本病是以肩部逐渐产生疼痛，夜间为甚，逐渐加重，肩关节活动功能受限而且日益加重，达到某种程度后逐渐缓解，直至最后完全复原为主要表现的肩关节囊及其周围韧带、肌腱和滑囊的慢性特异性炎症。肩周炎是以肩关节疼痛和活动不便为主要症状的常见病症。本病的好发年龄在50岁左右，女性发病率略高于男性，多见于体力劳动者。如得不到有效的治疗，有可能严重影响肩关节的功能活动。肩关节可有广泛压痛，并向颈部及肘部放射，还可出现不同程度的三角肌的萎缩。

（一）病因

1. 肩部原因

（1）本病大多发生在40岁以上中老年人，软组织退行病变，对各种外力的承受能力减弱。
（2）长期过度活动，姿势不良等所产生的慢性致伤力。
（3）上肢外伤后肩部固定过久，肩周组织继发萎缩、粘连。
（4）肩部急性挫伤、牵拉伤后因治疗不当等。

2. 肩外因素

颈椎病，心、肺、胆道疾病发生的肩部牵涉痛，因原发病长期不愈使肩部肌肉持续性痉挛、缺血而形成炎性病灶，转变为真正的肩周炎。

（二）临床表现

1. 肩部疼痛

起初肩部呈阵发性疼痛，多数为慢性发作，以后疼痛逐渐加剧或钝痛，或刀割样痛，且呈持续性，气候变化或劳累后常使疼痛加重，疼痛可向颈项及上肢（特别是肘部）扩散，当肩部偶然受到碰撞或牵拉时，常可引起撕裂样剧痛，肩痛昼轻夜重为本病一大特点，若因受寒而致痛者，则对气候变化特别敏感。

2. 肩关节活动受限

肩关节向各方向活动均可受限，以外展、上举、内旋外旋更为明显，随着病情进展，由于长期废用引起关节囊及肩周软组织的粘连，肌力逐渐下降，加上喙肱韧带固定于缩短的内旋位等因素，使肩关节各方向的主动和被动活动均受限，特别是梳头、穿衣、洗脸、叉腰等动作均难以完成，严重时肘关节功能也可受影响，屈肘时手不能摸到同侧肩部，尤其在手臂后伸时不能完成屈肘动作。

3. 怕冷

患者肩怕冷，不少患者终年用棉垫包肩，即使在暑天，肩部也不敢吹风。

4. 压痛

多数患者在肩关节周围可触到明显的压痛点，压痛点多在肱二头肌长头肌腱沟处、肩峰下滑囊、喙突、冈上肌附着点等处。

5. 肌肉痉挛与萎缩

三角肌、冈上肌等肩周围肌肉早期可出现痉挛，晚期可发生废用性肌萎缩，出现肩峰突起、上举不便、后伸不能等典型症状，此时疼痛症状反而减轻。

（三）检查

本病主要采用X线检查和肩关节MRI检查：

1. X线检查

（1）早期的特征性改变主要是显示肩峰下脂肪线模糊变形乃至消失。所谓肩峰下脂肪线是指三角肌下筋膜上的一薄层脂肪组织在X线片上的线状投影。当肩关节过度内旋位时，该脂肪组织恰好处于切线位，而显示线状。肩周炎早期，当肩部软组织充血水肿时，X线片上软组织对比度下降，肩峰下脂肪线模糊变形乃至消失。

（2）中晚期，肩部软组织钙化，X线片可见关节囊、滑液囊、冈上肌腱、肱二头肌长头腱等处有密度淡而不均的钙化斑影。在病程晚期，X线片可见钙化影致密锐利，部分病例可见大结节骨质增生和骨赘形成等。此外，在肩锁关节可见骨质疏松、关节端增生或形成骨赘或关节间隙变窄等。

2. 肩关节MRI检查

肩关节MRI检查可以确定肩关节周围结构信号是否正常，是否存在炎症，可以作为确定病变部位和鉴别诊断的有效方法。

（四）诊断

本病根据病史和临床症状多可诊断。常规摄片，大多正常，后期部分患者可见骨质疏松，但无骨质破坏，可在肩峰下见到钙化阴影。年龄较大或病程较长者，X线平片可见到肩部骨质疏松，或冈上肌腱、肩峰下滑囊钙化征。

（五）鉴别诊断

临床上常见的伴有肩周炎的疾病包括：颈椎病、肩关节脱位、化脓性肩关节炎、肩关节结核、肩部肿瘤、风湿性关节炎、类风湿关节炎及单纯性冈上肌腱损伤、肩袖撕裂、肱二头肌长头肌腱炎及腱鞘炎等。这些病症均可表现为肩部疼痛和肩关节活动功能受限。但是由于疾病的性质各不相同，病变的部位不尽相同，所以，有不同的伴发症可供鉴别。

（六）治疗

目前，对肩周炎主要是保守治疗。口服消炎镇痛药、物理治疗、痛点局部封闭、推拿、自我按摩等综合疗法。同时进行关节功能练习，包括主动与被动外展、旋转、伸屈及环转运动。当肩痛明显减轻而关节仍然僵硬时，可在全麻下手法松解，以恢复关节活动范围。

自我按摩的步骤及方法为：

（1）用健侧的拇指或手掌自上而下按揉患侧肩关节的前部及外侧，时间1～2分钟，在局部痛点处可以用拇指点按片刻。

（2）用健侧手的第2～4指的指腹按揉肩关节后部的各个部位，时间1～2分钟，按揉过程中发现有局部痛点亦可用手指点按片刻。

（3）用健侧拇指及其余手指的联合动作揉捏患侧上肢的上臂肌肉，由下至上揉捏至肩部，时间1～2分钟。

（4）还可在患肩外展等功能位置的情况下，用上述方法进行按摩，一边按摩一边进行肩关节各方向的活动。

（5）最后用手掌自上而下地掌揉1～2分钟，对于肩后部按摩不到的部位，可用拍打法进行治疗。

自我按摩可每日进行1次，坚持1～2个月，会有较好的效果。

（七）王选章教授治疗肩关节周围炎经验

王选章教授认为肩关节周围炎的诊断很容易，但是在中医辨证方面却较难。在肩周炎发病的早期，必须辨清发病的病因和病机，主要的病因就是患者本身因年龄的增长，而发生气血虚衰，这是本病发生的内因，此时若感受风、寒、湿等外感邪气即可发病。肩周炎的发病初期，治疗的原则为汗法，推拿操作时用拿法在背部足太阳膀胱经进行操作，重点在风池、肩井、肩髃、天宗等穴位，或者用拔罐的方法在以上的穴位和部位进行操作，推拿的同时配合摇动患者的肩关节，在治疗过程中，若患者出汗，其肩关节的疼痛即可很快消失。对于肩关节周围炎的患者，无论是因外感邪气而来还是因肩部外伤所致，都不要忽略患者阳气虚衰的内因。人体阳经的气血皆来源于人体的四肢末端。太阳经的阳气在养老穴汇聚，阳明经的阳气在曲池穴，少阳经的阳气在绝骨穴，在这些穴位点穴治疗，可以使人体阳气得以正常运行。点穴的手法要柔和，不能用刚劲有力的重手法。除了选择这些穴位外，还要选取肩部局部治疗，治疗的手法仍以轻柔为主，不要过重，力度要由重到轻，缓慢操作，再配合远端取穴治疗，可以温煦病变局部。如果再加以艾灸治疗，即可使疼痛解除；若用针刺泻法治疗，则容易损伤人体的阳气。治疗时要根据患者疼痛的情形，决定针刺手法的强弱，如果患者疼痛剧烈，则说明患者感受邪气较为严重，需要用针刺泻法在局部操作，同时在远端取穴，用针刺补法进行治疗。对于肩周炎的治疗，要在疼痛局部进行点刺，同时活动患侧肩臂，若患者疼痛较重，活动受限，在运动肩关节时，要采取小幅度活动，不要范围过大而导致患者疼痛加重。针刺治疗时还需明确患者病情的虚实，根据其虚实选择治疗手法的补泻，才会收到良好的疗效。

肩关节周围炎的后期发展为肩凝症，患者表现为肩部固定难以活动，可以采用动法进行治疗。若此时有自发的肩部疼痛，不宜搬动患肢。如果患者的疼痛已经消失恢复正常，即可采用动法加以处置。术者需站立于患者的背后，来帮助患者上肢进行被动运动。具体操作时，一手握住患侧肢体的腕部，一手搂住患侧的肩部和肘部，一手提拉，一手推送，两手配合发力，以利于患者肩部充分活动。如果患者有肩部骨骼的疼痛，而且夜晚疼痛加剧，说明患处骨骼内部的压力较高，引起骨骼的疼痛剧烈。此时，采用针刺、推拿及药物等方法治疗都很难以控制疼痛，治疗时可以在患肢的肱骨骨干上钻一个小孔降低骨骼内部的压力，之后患肢的疼痛即可止住，此种治疗要事先和患者解释清楚治疗的具体方法和原理，需经患者同意后再操作，操作后再抬高患侧肢体会十分困难，犹如千斤之重，遇到这种情况千万不要担心，患者慢慢就会自行痊愈。当患肢的自发痛全部消失以后，可以加大患侧肢体的活动范围，随意采取各种动法。也可以将患侧肩部麻醉后，用突然的大力将粘连的组织撕裂开，然后嘱咐患者加强锻炼，使固定的患肢缓缓抬起，很快就能使患侧肩部恢复正常。

治疗肩凝症时要注意的是，如果患者疼痛或者恐惧而不允许术者进行各种动法操作，术者切记不要强力外展和牵拉摇动等，如果强力操作很容易导致患侧肩部出现脱臼的危险情况。在为患者活动患侧肩部时，可以先令患肩做内收动作，使其手经过颈后去触摸对侧肩部，也可以使其手经胸前去触摸对侧肩头，还可以使其手做如同背手的动作，经过背后去触摸对侧肩胛骨的下角，如果患侧手能触及对侧肩胛骨的下角，则说明患侧肩部已恢复到正常水平，收到良好的临床效果。

王选章教授治疗“五十肩”这种由于人体衰老引起的肩周炎也有独到的见解，在治疗上亦有独特之处，并在临床上取得了令人满意的疗效。详见学术思想和特点相关内容。

三、肩关节脱位经验

肩关节脱位最常见，约占全身关节脱位的 50%，这与肩关节的解剖和生理特点有关，如肱骨头大，关节盂浅而小，关节囊松弛，其前下方组织薄弱，关节活动范围大，遭受外力的机会多等。肩关节脱位多发生在青壮年、男性较多。

（一）病因

肩关节脱位按肱骨头的位置分为前脱位和后脱位。肩关节前脱位者很多见，常因间接暴力所致，如跌倒时上肢外展外旋，手掌或肘部着地，外力沿肱骨纵轴向上冲击，肱骨头自肩胛下肌和大圆肌之间薄弱部撕脱关节囊，向前下脱出，形成前脱位。肱骨头被推至肩胛骨喙突下，形成喙突下脱位，如暴力较大，肱骨头再向前移致锁骨下，形成锁骨下脱位。后脱位很少见，多由于肩关节受到由前向后的暴力作用或在肩关节内收内旋位跌倒时手部着地引起。后脱位可分为肩胛冈下和肩峰下脱位，肩关节脱位如在初期治疗不当，可发生习惯性脱位。

（二）临床表现

（1）伤肩肿胀，疼痛，主动和被动活动受限。

（2）患肢弹性固定于轻度外展位，常以健手托患臂，头和躯干向患侧倾斜。

（3）肩三角肌塌陷，呈方肩畸形，在腋窝、喙突下或锁骨下可触及移位的肱骨头，关节盂空虚。

（4）搭肩试验阳性，患侧手靠胸时，手掌不能搭在对侧肩部。

（三）检查

肩关节后脱位时常规肩关节前后位 X 线摄片报告常为阴性。由于肩峰下型后脱位最为常见，且肩前后位 X 线摄片时肱骨头与关节盂及肩峰的大体位置关系仍存在，故摄片报告常为阴性。但仔细阅片仍可发现以下异常特征：①由于肱骨头处于强迫内旋位，即使前臂处于中立位，仍可发现肱骨颈“变短”或“消失”，大、小结节影像重叠；②肱骨头内缘与肩胛盂前缘的间隙增宽，通常认为其间隙大于 6mm，即可诊断为异常；③正常肱骨头与肩胛盂的椭圆形重叠影消失；④肱骨头与肩胛盂的关系不对称，表现为偏高或偏低，且与盂前缘不平行。

高度怀疑肩关节后脱位时应加摄腋位片或穿胸侧位片，则可发现肱骨头脱出位于肩胛盂后侧。必要时作双肩 CT 扫描，即可清楚显示出肱骨头关节面朝后，且脱出关节盂后缘；有时可发现肱骨头凹陷性骨折并与关节盂后缘形成卡压而影响复位，或关节盂后缘的骨折。

（四）诊断

（1）有肩部或上肢外伤史。

（2）根据上述症状和体征。

（3）X 线摄片可明确脱位类型及有无骨折。

（五）鉴别诊断

本病需与肩周炎进行鉴别，肩周炎与肩关节脱位均有肩部的剧烈疼痛和肩关节功能明显受限。但肩周炎是一种慢性的肩部软组织的退行性炎症，早期以剧烈疼痛为主，中晚期以功能障碍为主。而肩关节脱位则多有急性损伤史，如过力或突发暴力的牵拉及冲撞，跌倒时手掌和肘部着地，由于突然的暴力沿肱骨向上冲击，使肱骨头脱离关节盂。

另外，还需对脱位的类型进行鉴别，脱位后根据肱骨头的位置可分为 3 型：①盂下型：肱骨头位于关节盂下方，此类少见；②冈下型：肱骨头位于肩胛冈下，此类亦少见；③肩峰下型：肱骨头仍位于肩峰下，但关节面朝后，位于肩胛盂后方，此类最常见。

（六）治疗

1. 手法复位

脱位后应尽快复位，选择适当麻醉（臂丛麻醉或全麻），使肌肉松弛并使复位在无痛下进行。老年人或肌力弱者也可在止痛剂下进行。习惯性脱位可不用麻醉。复位手法要轻柔，禁用粗暴手法以免发生骨折或损伤神经等附加损伤。常用复位手法有三种。

（1）足蹬法：患者仰卧，术者位于患侧，双手握住患肢腕部，足跟置于患侧腋窝，两手用稳定持续的力量牵引，牵引中足跟向外推挤肱骨头，同时旋转，内收上臂即可复位。复位时可听到响声。

（2）科氏法：此法在肌肉松弛下进行容易成功，切勿用力过猛，防止肱骨颈受到过大的扭转力而发生骨折。手法步骤：一手握腕部，屈肘到 90°，使肱二头肌松弛，另一手握肘部，持续牵引，轻度外展，逐渐将上臂外旋，然后内收使肘部沿胸壁近中线，再内旋上臂，此时即可复位。并可听到响声。

（3）牵引推拿法：患者仰卧，一助手用布单套住胸廓向健侧牵拉，第二助手用布单通过腋下套住患肢向外上方牵拉，第三助手握住患肢手腕向下牵引并外旋内收，三方面同时徐徐持续牵引。术者用手在腋下将肱骨头向外推送还纳复位。二人也可做牵引复位。

复位后肩部即恢复钝圆丰满的正常外形，腋窝、喙突下或锁骨下再摸不到脱位的肱骨头，搭肩试验变为阴性，X 线检查肱骨头在正常位置上。如合并肱骨大结节撕脱骨折，因骨折片与肱骨干间多有骨膜相连，在多数情况下，肩关节脱位复位后撕脱的大结节骨片也随之复位。

复位后处理：肩关节前脱位复位后应将患肢保持在内收内旋位置，腋部放棉垫，再用三角巾、绷带或石膏固定于胸前，3 周后开始逐渐作肩部摆动和旋转活动，但要防止过度外展、外旋，以防再脱位。后脱位复位后则固定于相反的位置（即外展、外旋和后伸拉）。

2. 手术复位

有少数肩关节脱位需要手术复位，其适应证为：肩关节前脱位并发肱二头肌长头肌腱向后滑脱阻碍手法复位者；肱骨大结节撕脱骨折，骨折片卡在肱骨头与关节盂之间影响复位者；合并肱骨外科颈骨折，手法不能整复者；合并喙突、肩峰或肩关节盂骨折，移位明显者；合并腋部大血管损伤者。

3. 陈旧性肩关节脱位的治疗

肩关节脱位后超过 3 周尚未复位者，为陈旧性脱位。关节腔内充满瘢痕组织，与周围组织粘连，周围的肌肉发生挛缩，合并骨折者形成骨痂或畸形愈合，这些病理改变都阻碍肱骨头复位。

陈旧性肩关节脱位的处理：脱位在3个月以内，年轻体壮，脱位的关节仍有一定的活动范围，X线片无骨质疏松和关节内、外骨化者可试行手法复位。复位前，可先行患侧尺骨鹰嘴牵引1～2周；如脱位时间短，关节活动障碍轻亦可不作牵引。复位在全麻下进行，先行肩部推拿和作轻轻的摇摆活动，以解除粘连，缓解肌肉痉挛，便于复位。复位操作采用牵引推拿法或足蹬法，复位后处理与新鲜脱位者相同。必须注意，操作切忌粗暴，以免发生骨折和腋部神经血管损伤。若手法复位失败，或脱位已超过3个月者，对青壮年伤员，可考虑手术复位。如发现肱骨头关节面已严重破坏，则应考虑作肩关节融合术或人工关节置换术。肩关节复位手术后，活动功能常不满意，对年老患者，不宜手术治疗，鼓励患者加强肩部活动。

4. 习惯性肩关节前脱位的治疗

习惯性肩关节前脱位多见于青壮年，究其原因，一般认为首次外伤脱位后造成损伤，虽经复位，但未得到适当有效的固定和休息。由于关节囊撕裂或撕脱和软骨盂唇及盂缘损伤没有得到良好修复、肱骨头后外侧凹陷骨折变平等病理改变，关节变得松弛。以后在轻微外力下或某些动作，如上肢外展外旋和后伸动作时可反复发生脱位。肩关节习惯性脱位诊断比较容易，X线检查时，除摄肩部前后位平片外，应另摄上臂60°～70°内旋位的前后X线片，如肱骨头后侧缺损可以明确显示。

（七）王选章教授治疗肩关节脱位经验

王选章教授强调，肩关节脱位的整复手法主要是依照杠杆的原理。令患者肩部内收，一手挽住患肢，另一手扶住患者的肩头，令患肢内收同时还要令其旋后，使患肩向上提，并向胸部叩，使其肘部触碰胸部，此时脱臼的肱骨头就复位了。利用杠杆的力量复位肩关节有一点弊端，就是容易撕裂肩部的韧带并伤及关节囊的囊壁，所以在操作时要注意力度的把握。采用足蹬法进行复位更为安全。操作时，令患者取仰卧位，在其患侧腋窝处加一软垫，术者用手牵住患者的患侧的手腕，牵引的同时使其患肢略外展，再使其患肢做内收内旋动作，此时若有清脆的响声，脱位的肩关节就已经复位了。若是用扛抬的手法复位，所用的力量更大，若采用悬吊的方法复位，更是容易因使用太大的力量导致肩部损伤。常用的复位方法较为妥善，令一个助手固定患者的肩部，另一个助手握住患者的腕部，医生用其拇指压住患者的肩部，双手的四指扣住患肢的腋窝，一手向上抵住，一手向下按压，用力握住就可以使脱位的肩关节复位。这样的复位手法需要人手较多，操作起来较为麻烦。

四、腰间盘突出症经验

腰椎间盘突出症是较为常见的疾患之一，主要是因为腰椎间盘各部分（髓核、纤维环及软骨板），尤其是髓核，有不同程度的退行性改变后，在外力因素的作用下，椎间盘的纤维环破裂，髓核组织从破裂之处突出（或脱出）于后方或椎管内，导致相邻脊神经根遭受刺激或压迫，从而产生腰部疼痛，一侧下肢或双下肢麻木、疼痛等一系列临床症状。腰椎间盘突出症以腰4～5、腰5～骶1发病率最高，约占95%。

（一）病因

1. 腰椎间盘的退行性改变是基本因素

髓核的退变主要表现为含水量的降低，并可因失水引起椎节失稳、松动等小范围的病理改变；纤维环的退变主要表现为坚韧程度的降低。

2. 损伤

长期反复的外力造成轻微损害，加重了退变的程度。

3. 椎间盘自身解剖因素的弱点

椎间盘在成年之后逐渐缺乏血液循环，修复能力差。在上述因素作用的基础上，某种可导致椎间盘所承受压力突然升高的诱发因素，即可能使弹性较差的髓核穿过已变得不太坚韧的纤维环，造成髓核突出。

4. 遗传因素

腰椎间盘突出症有家族性发病的报道，有色人种本症发病率低。

5. 腰骶先天异常

腰骶先天异常包括腰椎骶化、骶椎腰化、半椎体畸形、小关节畸形和关节突不对称等。上述因素可使下腰椎承受的应力发生改变，从而构成椎间盘内压升高和易发生退变和损伤。

（二）诱发因素

在椎间盘退行性变的基础上，某种可诱发椎间隙压力突然升高的因素可致髓核突出。常见的诱发因素有增加腹压、腰姿不正、突然负重、妊娠、受寒和受潮等。

（三）临床分型及病理

从病理变化及CT、MRI表现，结合治疗方法可作以下分型。

1. 膨隆型

该型纤维环部分破裂，而表层尚完整，此时髓核因压力而向椎管内局限性隆起，但表面光滑。这一类型经保守治疗大多可缓解或治愈。

2. 突出型

该型纤维环完全破裂，髓核突向椎管，仅有后纵韧带或一层纤维膜覆盖，表面高低不平或呈菜花状，常需手术治疗。

3.脱垂游离型

该型破裂突出的椎间盘组织或碎块脱入椎管内或完全游离。此型不但可引起神经根症状，还容易导致马尾神经症状，非手术治疗往往无效。

4. Schmorl 结节

该型髓核经上下终板软骨的裂隙进入椎体松质骨内，一般仅有腰痛，无神经根症状，多不需要手术治疗。

（四）临床表现

1. 症状

（1）腰痛：是大多数患者最先出现的症状，发生率约 91%。由于纤维环外层及后纵韧带受到髓核刺激，经窦椎神经而产生下腰部感应痛，有时可伴有臀部疼痛。

（2）下肢放射痛：虽然高位腰椎间盘突出（腰 2～3、腰 3～4）可以引起股神经痛，但临床少见，不足 5%。绝大多数患者是腰 4～5、腰 5～骶 1 间隙突出，表现为坐骨神经痛。典型坐骨神经痛是从下腰部向臀部、大腿后方、小腿外侧直到足部的放射痛，在喷嚏和咳嗽等腹压增高的情况下疼痛会加剧。放射痛的肢体多为一侧，仅极少数中央型或中央旁型髓核突出者表现为双下肢症状。坐骨神经痛的原因有三：①破裂的椎间盘产生化学物质的刺激及自身免疫反应使神经根发生化学性炎症；②突出的髓核压迫或牵张已有炎症的神经根，使其静脉回流受阻，进一步加重水肿，使得对疼痛的敏感性增高；③受压的神经根缺血。上述三种因素相互关连，互为加重因素。

（3）马尾神经症状：向正后方突出的髓核或脱垂、游离椎间盘组织压迫马尾神经，其主要表现为大、小便障碍，会阴和肛周感觉异常。严重者可出现大小便失控及双下肢不完全性瘫痪等症状，临床上少见。

2. 体征

（1）一般体征

1）腰椎侧凸：是一种为减轻疼痛的姿势性代偿畸形。视髓核突出的部位与神经根之间的关系不同而表现为脊柱弯向健侧或弯向患侧。如髓核突出的部位位于脊神经根内侧，因脊柱向患侧弯曲可使脊神经根的张力减低，所以腰椎弯向患侧；反之，如突出物位于脊神经根外侧，则腰椎多向健侧弯曲。

2）腰部活动受限：大部分患者都有不同程度的腰部活动受限，急性期尤为明显，其中以前屈受限最明显，因为前屈位时可进一步促使髓核向后移位，并增加对受压神经根的牵拉。

3）压痛、叩痛及骶棘肌痉挛：压痛及叩痛的部位基本上与病变的椎间隙相一致，80%～90%的病例呈阳性。叩痛以棘突处为明显，系叩击振动病变部所致。压痛点主要位于椎旁 1cm 处，可出现沿坐骨神经放射痛。约 1/3 患者有腰部骶棘肌痉挛。

（2）特殊体征

1）直腿抬高试验及加强试验：患者仰卧，伸膝，被动抬高患肢。正常人神经根有 4mm 滑动度，下肢抬高到 60°～70°始感腘窝不适。腰椎间盘突出症患者神经根受压或粘连使滑动度减少或消失，抬高在 60°以内即可出现坐骨神经痛，称为直腿抬高试验阳性。在阳性患者中，缓慢降低患肢高度，待放射痛消失，这时再被动屈曲患侧踝关节，再次诱发放射痛称为加强试验阳性。有时因髓核较大，抬高健侧下肢也可牵拉硬脊膜诱发患侧坐骨神经产生放射痛。

2）股神经牵拉试验：患者取俯卧位，患肢膝关节完全伸直。检查者将伸直的下肢高抬，使髋关节处于过伸位，当过伸到一定程度出现大腿前方股神经分布区域疼痛时，则为阳性。此项试验主要用于检查腰 2～3 和腰 3～4 椎间盘突出的患者。

3）神经系统表现

A.感觉障碍：视受累脊神经根的部位不同而出现该神经支配区感觉异常。阳性率达 80%以上。早期多表现为皮肤感觉过敏，渐而出现麻木、刺痛及感觉减退。因受累神经根以单节单侧为多，故感觉障碍范围较小；但如果马尾神经受累（中央型及中央旁型者），则感觉障碍范围较广泛。

B.肌力下降：70%～75%患者出现肌力下降，腰 5 神经根受累时，踝及趾背伸力下降，骶 1 神经根受累时，趾及足跖屈力下降。

C.反射改变：亦为本病易发生的典型体征之一。腰 4 神经根受累时，可出现膝跳反射障碍，早期表现为活跃，之后迅速变为反射减退，腰 5 神经根受损时对反射多无影响。骶 1 神经根受累时则跟腱反射障碍。反射改变对受累神经的定位意义较大。

（五）检查

1. 腰椎 X 线平片

单纯 X 线平片不能直接反映是否存在椎间盘突出，但 X 线片上有时可见椎间隙变窄、椎体边缘增生等退行性改变，是一种间接的提示，部分患者可以有脊柱偏斜、脊柱侧凸。此外，X 线平片可以发现有无结核、肿瘤等骨病，有重要的鉴别诊断意义。

2. CT 检查

CT 检查可较清楚地显示椎间盘突出的部位、大小、形态和神经根、硬脊膜囊受压移位的情况，同时可显示椎板及黄韧带肥厚、小关节增生肥大、椎管及侧隐窝狭窄等情况，对本病有较大的诊断价值，目前已普遍采用。

3. 磁共振（MRI）检查

MRI 无放射性损害，对腰椎间盘突出症的诊断具有重要意义。MRI 可以全面地观察腰椎间盘是否病变，并通过不同层面的矢状面影像及所累及椎间盘的横切位影像，清晰地显示椎间盘突出的形态及其与硬膜囊、神经根等周围组织的关系，另外可鉴别是否存在椎管内其他占位性病变。但对于突出的椎间盘是否钙化的显示不如 CT 检查。

4. 其他

电生理检查（肌电图、神经传导速度与诱发电位）可协助确定神经损害的范围及程度，观察治疗效果。实验室检查主要用于排除一些疾病，起到鉴别诊断作用。

（六）诊断

对典型病例的诊断，结合病史、查体和影像学检查，一般多无困难，尤其是在CT与磁共振技术广泛应用的今天。如仅有CT、MRI表现而无临床症状，不应诊断本病。

（七）治疗

1. 非手术疗法

腰椎间盘突出症大多数患者可以经非手术治疗缓解或治愈。其治疗原理并非将退变突出的椎间盘组织回复原位，而是改变椎间盘组织与受压神经根的相对位置或部分回纳，减轻对神经根的压迫，松解神经根的粘连，消除神经根的炎症，从而缓解症状。非手术治疗主要适用于：①年轻、初次发作或病程较短者；②症状较轻，休息后症状可自行缓解者；③影像学检查无明显椎管狭窄。

（1）绝对卧床休息：初次发作时，应严格卧床休息，强调大、小便均不应下床或坐起，这样才能有比较好的效果。卧床休息3周后可以佩戴腰围保护下起床活动，3个月内不做弯腰持物动作。此方法简单有效，但较难坚持。缓解后，应加强腰背肌锻炼，以减少复发的概率。

（2）牵引治疗：采用骨盆牵引，可以增加椎间隙宽度，减少椎间盘内压，椎间盘突出部分回纳，减轻对神经根的刺激和压迫，需要专业医生指导下进行。

（3）理疗和推拿、按摩：可缓解肌肉痉挛，减轻椎间盘内压力，但注意暴力推拿按摩可以导致病情加重，应慎重。

（4）皮质激素硬膜外注射：皮质激素是一种长效抗炎剂，可以减轻神经根周围炎症和粘连。一般采用长效皮质类固醇制剂+2%利多卡因行硬膜外注射，每周一次，3次为一个疗程，2～4周后可再用一个疗程。

（5）髓核化学溶解法：利用胶原蛋白酶或木瓜蛋白酶，注入椎间盘内或硬脊膜与突出的髓核之间，选择性溶解髓核和纤维环，而不损害神经根，以降低椎间盘内压力或使突出的髓核变小从而缓解症状。但该方法有产生过敏反应的风险。

2. 经皮髓核切吸术/髓核激光气化术

通过特殊器械在X线监视下进入椎间隙，将部分髓核绞碎吸出或激光气化，从而减轻椎间盘内压力达到缓解症状目的，适合于膨出或轻度突出的患者，不适合于合并侧隐窝狭窄或者已有明显突出的患者及髓核已脱入椎管内者。

3. 手术治疗

（1）手术适应证：①病史超过3个月，严格保守治疗无效或保守治疗有效，但经常复发且疼痛较重者；②首次发作，但疼痛剧烈，尤以下肢症状明显，患者难以行动和入眠，处于强迫体位者；③合并马尾神经受压表现；④出现单根神经根麻痹，伴有肌肉萎缩、肌力下降；⑤合并椎管狭窄者。

（2）手术方法：经后路腰背部切口，部分椎板和关节突切除，或经椎板间隙行椎间盘切除。中央型椎间盘突出，行椎板切除后，经硬脊膜外或硬脊膜内椎间盘切除。合并腰椎不稳、腰椎管狭窄者，需要同时行脊柱融合术。

近年来，显微椎间盘摘除、显微内镜下椎间盘摘除、经皮椎间孔镜下椎间盘摘除等微创外科技术使手术损伤减小，取得了良好的效果。

（八）预防

腰椎间盘突出症是在退行性变基础上积累伤所致，积累伤又会加重椎间盘的退变，因此预防的重点在于减少积累伤。平时要有良好的坐姿，睡眠时的床不宜太软。长期伏案工作者需要注意桌、椅高度，定期改变姿势。职业工作中需要常弯腰动作者，应定时伸腰、挺胸活动，并使用宽的腰带。应加强腰背肌训练，增加脊柱的内在稳定性，长期使用腰围者，尤其需要注意腰背肌锻炼，以防止失用性肌肉萎缩带来不良后果。如需弯腰取物，最好采用屈髋、屈膝下蹲方式，减少对腰椎间盘后方的压力。

（九）王选章教授治疗腰椎间盘突出症经验

经常有患者听闻王选章教授一扳（手法复位）、二按、三针，一次治好腰间盘突出症，并要求一次治愈。王选章教授则强调，这种要求可以理解，但说法是不客观的，其不符合疾病发生发展规律。疾病的康复是有效的治疗、合理养护和自身康复能力相互结合作用的结果。中医治疗与疾病之间不是对抗关系，医生无法依靠高超的医技消灭疾病，只能引导机体摆脱疾病状态。

王选章教授认为腰椎间盘突出，主要是以髓核位移为特征，以腰先疼后腿疼，多数为坐骨神经疼为主证的临床常见疾患。人体在正常状态下，腰椎间盘髓核不可能突出到神经根下或突入到椎管内，髓核能发生位移一定是受力的结果。腰椎两个椎体间的后关节（椎小关节），在腰椎正常活动中两侧（左右）关节是协调相互配合同步活动的，其动力是由腰部肌肉，特别是由上一个椎板到下一个棘突间的小肌肉，主要作用拉伸后关节伸直。左侧卧，远床下肢跨步向前腰椎近床位的小关节作轴，远床位椎小关节呈开口旋转位。同侧小肌肉处于张力高的状态，髓核向小关节开口位侧突出，时间过久由于持续拉伸，该侧小肌肉失去收缩力，便出现该侧 X 线影像出现反张力。如果再有扭伤或继续加大对髓核的压力，纤维环在长时间压力的作用下，失去同侧小关节的支持，髓核越凸越大，直至突到神经根下，呈现腿疼，腿疼加剧，腰疼便不显疼痛。所以侧卧，骈腿扭腰姿势，长时间保持这一睡眠姿势是引起腰椎间盘髓核脱出的主要受力表现形式，这是早期预防腰椎间盘突出的简要门径。因此，预防腰椎间盘髓核突出，第一要在发现腰痛、查出棘突偏歪后应及时矫正，以免于髓核突出；第二，如果习惯侧身骈腿扭腰姿势睡眠可以抱枕，扭腿搭在抱枕上，不令腰部扭曲。第三要避免腰扭伤。

王选章教授认为腰椎间盘突出症的中医辨证首先要抓住因，并针对性提出了“一其因”、“道生自然”、“大道无形”等理论。

1. 一其因

所谓“一其因”，就是要首先抓住因，任何疾病都有因，“道生于一”而“一其因”。在“一其因”的前提下，分析疾病，腰椎间盘突出的因是受力，手法是以力学为基础疗治法的，所以手法治疗是对因治法，牵引也是用力。

2. 道生自然

“道生自然”则强调有什么证，就承认什么，就依证论治。除力以外，有风寒外因，就刺风寒，有肾精虚就补肝肾。

3. 大道无形

“大道无形”理论则从有形与无形认识疾病的本质，腰椎间盘突出症者，无形化动态和有形变化棘突偏歪。无形的痛麻皆属气伤，形态变化属于形伤。针刺、手法必须关照形伤气伤的治疗规律进行。气伤远部取，取其四肢相应位调其脉。形伤局部取，正其形复其原。

王选章教授根据上述理论可以解决下述几个疑点：

（1）为什么影像学报告的腰椎间盘突出的发病表现腰腿疼的70%以上，而实际并非如此。理由是侧卧骈腿扭腰睡眠是患腰椎间盘突出的潜伏主因。预防需从主因着手。

（2）为什么有些腰椎间盘突出用膏药、汤药、针刺有效，这是因为突出物未接触到神经根，而是由风寒湿感染等因素，使神经根水肿。神经根炎性改变所以这些方法有效。真正突出的髓核只有用力用手法才真正能使髓核脱离神经根。过大的髓核必须切除，都有其客观指标，特别是从中医“道”的层面理解这些改变，会使大家明白为什么。上述理论其实是病的“伏因”，如同温病的新感伏邪，两者具相似性。

（3）在临床中为什么同有侧身跨步扭腰体位睡眠的人，有的发生腰椎间盘突出，有的就不发生？这要看具体人的个体差异，总的规律与发病者的肝肾虚有关。中医说的肾虚与内分泌失调有关，内分泌系统的功能活动与自主神经失调有关。这可以作为科研课题观察。从观察看，性生活过频的人容易发生腰痛，内分泌紊乱的人、自主神经失调的人容易发生关节松弛。所以中医治疗腰痛常用补肝肾中药治疗是有道理的。

关于腰腿痛辨证论治，王选章教授主要从以下几个角度入手。

第一，王选章教授认为脉是人体气血运行通路，脉是活体功能态的重要表现部分。浮脉标志外因证，寸浮主风，尺浮主湿，必须用重拿发散手法或拔罐泻外邪。拿后或拔后患者可感轻松。泻除外邪的客观标志是“若有所失”比如风邪皮肤变紫皮样，湿邪出现起水泡，风寒湿拔后疼痛立减，肌肉张力立刻松解，脉象可立即复常。补虚的客观标志是“若有所得”，比如张力提高。

第二，王选章教授认为双寸脉弦尺脉弱，是腰椎间盘突出症时的常见脉象。弦与浮不同，有时不好分别可作点穴试察。如果双寸脉弦点神道穴，弦象立减（3 分钟），弦为肝脉，神道为心穴，这是实象。“实则泻其子”故泻心穴后，脉可立缓，如果是外淫证浮象点心穴脉不会变化。必须用拿法或拔罐。拿法与拔罐主要是针对皮表的立法，有解表发散作用。

尺脉弱有两种可能，一是肾虚，二是下部有阻滞，呈现关格不通。此时辨别，看腰椎棘突是否有偏歪，如有偏歪矫正后，脉可立即复常。如果肾虚，尺弱点穴取两太溪脉象恢复，疼痛可立减。此时查不到有棘突偏歪。如有棘突偏歪矫正棘突后病症有缓解，尺脉弱仍不减，必须用补肾药。主要以补肾精为主，兼通肾脉常用杜仲、蒺藜子、鹿茸片等之属。

第三，一手寸脉弦长另一手寸脉短弱，需察其颈椎有无棘突偏歪，再察腰椎有无棘突偏歪的情况。泻弦长侧内关，再取百会，脉复常后，不论哪里疼痛，针下常常立刻见效。左右脉长短不齐，等于左右气机阴阳不调，内关治同侧脉弦长者，说明阴维寸盛，故主泻阴维。百会为诸阳之会，补百会吸气即效，此种现象在病症中多半有自主神经失调，只要出现三个脉象，除颈椎病（多数颈椎病都有长短不齐脉）外均可用上述针法几乎都会见效。

第四，牵引按压法的应用。

牵引按压法作为单独一法提出来，有其特殊做法。

牵引按压法的适应证，主要用棘突间隙宽窄不等和骨盆有倾斜者，在充分牵引下，牵开骨节的客观标准是，把手掌放在要牵的部位上，可以感到牵开的响声（咔嗒一响）可以用寸力下按，一定不要造成损害、不要过力。也可以在后凸部位缓缓加压，有时会感到有被压动的响声，当时症缓解多有明显的感觉。注意不要压腰椎第 3 横突端，容易造成横突骨折。这种响声的感觉似乎不像髓核复位，很像纤维环碎片绞索复位，压后常在几天后有明显效果，压后 3 天内常有疼痛。

牵引的角度要特别注意：①一定要治腰椎曲度，顺其角度方向用力，容易牵开；②牵引时用人力牵效果更好，因为容易掌握角度；③如果用牵引床牵引，绑缚牵引带，特别在腰部缚牵引带一定不要在髂嵴上绑缚，要在臀部上绑缚，以免把要牵的部位缚住，牵了不该牵的部位；④牵引前一定使腰部肌肉张力缓解、放松，所以麻醉下牵引效果最好。

第五，针刺法的应用经验。

凡是腰椎间盘突出症，单独针刺、用药、贴膏药不会治愈，其主法是手法或牵引。药、针、膏药等只能配合。针刺取穴要根据不同节段取不同部位，总以突出部位为主，下肢可针对针，必须找到感觉，根据脉象取穴用法疗效显著。

综上所述，王选章教授治疗腰椎间盘突出症时，首先看脉，如果寸脉弦长或浮、两尺弱先按外淫施治，用点穴调脉法点神道 3 分钟，如果寸脉变短多属心火被抑，属内因心肝火盛肾阴虚。如果脉象仍寸浮长或弦，必须拔火罐，取肩髃和大椎等，寸脉可立即变缓。如果寸弦长尺弱时，说明肾虚或腰部有阻滞呈关格脉。再察腰椎棘突有无棘突偏歪或棘突间隙宽窄不等改变。偏歪用斜板或旋腰均可，宽窄不等要牵引。如果尺脉盛、寸弱，多为外感湿邪，腰肌张力高，必先拔罐，先拔腰部。此外，还常常结合针刺、中药汤剂、牵引等方法。临床治疗时采用腰椎斜扳法或者腰椎旋转复位法，纠正腰椎关节紊乱和偏歪棘突，辅以腰部推拿、牵引，并适当针刺腰椎夹脊穴、秩边穴、环跳穴、委中穴、承山穴，同时对于疼痛明显的患者给予头部感觉区针刺，并配合手法捻转强刺激以缓解腰部及下肢疼痛症状。对于有外感症状的患者，选择拔罐治疗以祛除外感邪气。一些患者必要时辨证给予中药汤剂治疗。具体验案如下：

验案一：保守疗法治疗腰椎间盘突出症的常规治疗经验。

患者，男，26 岁，就诊时间 1997 年 5 月，电力系统工人。半个月前由于外伤导致腰部剧烈疼痛，向双下肢放射，活动功能受限，被动体位，不能仰卧和俯卧，可屈髋屈膝位侧卧。由于疼痛不能入睡。

X 线显示：生理曲度反弓，腰椎侧弯，腰椎骨质无退变。

MRI 显示：腰 4～腰 5、腰 5～骶 1 椎间盘脱出压迫硬膜囊，椎管狭窄，腰 4～腰 5、腰 5～骶 1 双侧神经根肿胀。

患者抬入诊室，神清，语言无力，表情痛苦，由于双下肢及腰部剧烈疼痛不能完成肢体动作未予查体，由于恐惧手术，要求保守治疗。

治疗：牵引 30 分钟，腹部下垫相应高度填充物下完成。按摩双下肢，沿坐骨神经走行，在侧卧位下完成。侧卧位，取双侧脾俞、肾俞；上位下肢环跳、委中、委阳、阳陵泉、昆仑等穴，同时给予神灯照射，时间以患者可以承受时间为度，首日约为 10 分钟。嘱其夜间予消炎痛栓一枚，直肠给药。操作次序为：牵引、按摩、针灸理疗。

一周后，患者腰部疼痛明显好转，可以在两人搀扶下步入病房，增加腰部按摩，牵引后患者俯卧位下，腹部垫相应高度填充物下完成。以点按为主，平衡双侧腰部肌肉张力。由于患者耐受力增强，逐渐加长针灸理疗时间。在如上治疗后，给予腰椎斜扳法治疗。半月后，患者症状逐渐减轻，期间偶有反复。1 个月后，患者疼痛基本消失，双下肢及左脚麻木，可以耐受，增加头部足运感区针刺，1 月余症状消失。嘱其长时间佩戴腹带，3 个月后增加腰部力量练习，每月复诊。后半年余，由于与人冲突不慎再次扭伤复发，治疗半月好转，后一年余，再次扭伤复发，予后路腰椎间盘摘除手术，症状消失，至今未复发。

按语 此病例可以引发保守疗法治疗腰间盘突出症的几点意见。

（1）重症腰椎间盘突出症患者的保守疗法的意义。此类患者为减少痛苦，提高生活质量应及早予以手术治疗，但系统有针对性的高质量保守疗法有一定的疗效。

（2）此患者经治疗后，腰椎生理曲度侧弯基本恢复，但腰椎生理曲度反弓恢复不大，因而腰椎稳定性不佳，反复发作，保守疗法具有明显的约束性。

（3）应清楚系统保守疗法中的不同治疗手段的针对性作用。脊柱源性疼痛类疾病包括常见的颈椎病、腰椎间盘突出症、第三腰椎横突综合征等，在发病的不同阶段，不同的病理基础下应有针对性地选择不同的治疗方法、治疗强度及作用部位。治疗方法的选择需要在临床中反复摸索体会，简单的断言某种疾病不适合运用某种疗法治疗是不恰当的，也说明对疾病和治疗方法的理解还有待提高。当然，无差别地运用系统疗法来解决有差别的个体疾病也不值得提倡，清晰明确的治疗，既可以减轻患者的负担也可以精炼我们临床实践的技能。

验案二：腰痛与腰椎间盘突出症治疗经验。

腰椎间盘突出症是推拿科的常见病，许多患者不能分辨腰痛与腰椎间盘突出症，或者说腰间盘突出与腰痛的关系。两者之间没有必然联系。1997 年 5 月，一位 50 岁的男性患者，来王选章处就医，症状为：腰痛，腰椎棘突及两侧无明显压痛，直腿抬高试验（-），床边实验（-），腰椎叩击痛（-）。CT：腰 4～腰 5 间盘突出。王选章根据点穴调脉理论和行气辨证法，辨证为气伤痛，予针刺内关穴，针灸后疼痛立刻消失，未予其他治疗，后复诊两次，自述无明显疼痛症状。此患者虽然 CT 显示腰椎间盘突出，但突出的椎间盘并未引发相关症状，其腰痛源于腰部刺激后的残留感觉或心理压力下的异常感觉，如运用常规腰椎间盘突出症系统疗法，往往不能起到立竿见影的效果，因此可以说对疾病与症状关系的明晰与针对性疗法的选择对治疗具有至关重要的意义。

五、银屑病经验

银屑病俗称牛皮癣，是一种慢性炎症性皮肤病，病程较长，有易复发倾向，有的病例几乎终生不愈。该病发病以青壮年为主，对患者的身体健康和精神状况影响较大。临床表现以红斑、鳞屑为主，全身均可发病，以头皮、四肢伸侧较为常见，多在冬季加重。

（一）病因

有关本病的病因虽然进行过许多研究，但至今尚不十分清楚。目前认为，本病的发生不是单一的原因，可能涉及多方面。

1. 遗传

本病相当一部分患者有家族性发病史，有的家族有明显的遗传倾向。一般认为有家族史者约占 30%。发病率在不同人种差异很大。银屑病是遗传因素与环境因素等多种因素相互作用的多基因遗传病。本病患者的某些 HLA 抗原出现率显著增高。银屑病与其他疾病（如类风湿关节炎，特应性皮炎等）遗传位点可能存在重叠。

2. 感染

许多学者从体液免疫（抗链球菌组）、细胞免疫（外周血及皮损 T 细胞）、细菌培养和治疗等方面均证实链球菌感染与银屑病发病和病程迁延有关。银屑病患者，金黄色葡萄球菌感染可使皮损加重，这与金葡菌外毒素的超抗原有关。本病的发生与病毒（如 HIV 病毒）和真菌（如马拉色菌）感染虽然有一定关系，但其确切机制尚未能最后证实。

3. 免疫异常

大量研究证明银屑病是免疫介导的炎症性皮肤病，其发病与炎症细胞浸润和炎症因子有关。

4. 内分泌因素

部分女性患者妊娠后皮损减轻甚至消失，分娩后加重。

5. 其他

精神神经因素与银屑病的发病有一定关系。饮酒、吸烟、药物和精神紧张可能会诱发银屑病。

（二）临床表现

1. 寻常型银屑病

该型为最常见的一型，多急性发病。典型表现为境界清楚、形状大小不一的红斑，周围有炎性红晕，稍有浸润增厚，表面覆盖多层银白色鳞屑。鳞屑易于刮脱，刮净后淡红发亮的半透明薄膜，刮破薄膜可见小出血点（Auspitz 征）。皮损好发于头部、骶部和四肢伸侧面。部分患者自觉不同程度的瘙痒。

2. 脓疱型银屑病

该型较少见，分泛发型和掌跖型。泛发性脓疱型银屑病是在红斑上出现群集性浅表的无菌性脓疱，部分可融合成脓湖。全身均可发病。以四肢屈侧和皱褶部位多见，口腔黏膜可同时受累。急性发病或突然加重时常伴有寒战、发热、关节疼痛、全身不适和白细胞计数增多等全身症状。多呈周期性发作，在缓解期往往出现寻常型银屑病皮损。掌跖脓疱病皮损局限于手足，对称发生，一般状况良好，病情顽固，反复发作。

3. 红皮病型银屑病

该型又称银屑病性剥脱性皮炎，是一种严重的银屑病。常因外用刺激性较强药物，长期大量应用糖皮质激素，减量过快或突然停药所致。表现为全身皮肤弥漫性潮红、肿胀和脱屑，伴有发热、畏寒、不适等全身症状，浅表淋巴结肿大，白细胞计数增高。

4. 关节病型银屑病

该型又称银屑病性关节炎。银屑病患者同时发生类风湿关节炎样的关节损害，可累及全身大小关节，但以末端指（趾）节间关节病变最具特征性。受累关节红肿疼痛，关节周围皮肤也常红肿。关节症状常与皮肤症状同时加重或减轻。血液类风湿因子阴性。

（三）诊断

根据本病的临床表现，皮损特点，好发部位，季节性可诊断。

（四）治疗

本病目前尚无特效疗法，但并非不治之症。适当的对症治疗可以控制症状。由于本病是一种慢性复发性疾病，不少患者需要长期医治，而各种疗法都有一定的不良反应，主要有联合疗法、交替疗法、序贯和间歇疗法等。

1. 外用药

新发的面积不大的皮损，尽可能采用外用药。药物的浓度应由低至高。选用哪一种药，要结合药物本身的性质和患者的具体病情。

（1）维生素 D_3 类似物：本类药包括卡泊三醇、他卡西醇等，用于斑块型银屑病疗效较好。卡泊三醇乳膏、软膏和（用于头部的）洗剂，每日外涂 2 次其通常在 8 周内显效，长期使用不会产生依赖性。此药与糖皮质激素或 UVB 联合使用可提高疗效。对有骨质疾病、钙代谢障碍和肾功能不全的患者应慎用，以免引起高血钙。

（2）糖皮质激素：外用糖皮质激素仍是目前治疗银屑病常用的疗法。头部和掌跖部宜用强效激素，弱效激素适用于面部和间擦部。一般部位常用软膏和乳膏。头部则须用溶液（丙二醇）和凝胶剂。局部封包疗法可明显提高作用强度。

糖皮质激素对皮损的作用是暂时的。初期疗效显著，突然停药往往出现“反跳”现象。需要长期用药者宜采用间断疗法，即每 2～3 天涂 1 次。与其他药并用（如维生素 D_3 类似物、维

A 酸类等)，有利于巩固疗效和减少不良反应。

（3）蒽林：常用于慢性斑块型银屑病。可配成软膏、糊剂和石蜡剂。常用浓度为 0.05%～1.0%，从低浓度开始，根据患者的耐受情况逐渐提高。勿用于面部和间擦部，注意保护正常皮肤。皮损通常在 2～3 周后开始消退。

（4）维 A 酸：凝胶和霜剂（0.05%～0.1%）每日外涂 1 或 2 次对银屑病有良效。因起效较慢，一般不作为一线药物单独使用。可与丙酸氯倍他索等糖皮质激素联合应用，皮损控制后继续应用他扎罗汀，逐渐停用糖皮质激素。孕妇，哺乳期及近期有生育要求妇女禁用。

（5）焦油类：常用的焦油包括煤焦油、松馏油、糠馏油和黑豆馏油等，配成 5%浓度的软膏外用。煤焦油对于慢性稳定性银屑病，头皮银屑病和掌跖银屑病疗效较好。禁用于孕妇，脓疱型和红皮病型银屑病。现已有一些无色、无臭的煤焦油制剂，其效力接近粗制品。可溶性煤焦油可用于沐浴，煤焦油香波用于洗头，煤焦油酯剂用于涂搽，对头部银屑病治疗有效。

（6）免疫抑制剂等其他外用药：如他克莫司、匹美莫司外用治疗，封包治疗顽固性局限性银屑病。0.03%的喜树碱软膏，5%的水杨酸软膏等。

2. 内用药

（1）甲氨蝶呤（MTX）：是一种叶酸还原酶抑制剂，可阻止表皮细胞增殖时 DNA 合成，抑制细胞核的有丝分裂。MTX 可以抑制体内被激活的淋巴细胞增殖和减弱 CD8 细胞的功能和抑制中性粒细胞的趋化性，MTX 是系统治疗银屑病的标准用药，但长期用药可引起肝脏广泛性纤维化和肝硬化，故在应用时需注意。MTX 适用于红皮病型、关节病型。脓疱型、泛发性银屑病及其他常规治疗效果较差者。有肝肾功能异常、妊娠或哺乳、白细胞计数减少，活动性感染性疾病、酗酒、免疫缺陷及其他严重疾病等疾病时避免使用。

（2）维 A 酸类：维 A 酸类药物可以调节表皮增殖和分化及免疫功能等，用于泛发性脓疱型银屑病、红皮病型银屑病，严重斑块状银屑病，单独服用或与其他疗法联合应用，有较满意的疗效。常用药物有阿维 A 酯，阿维 A 等维 A 酸类药。主要不良反应为致畸胎，研究证明停服阿维 A 酯 2 年仍在尿中测得阿维 A 酯，而部分阿维 A 可转化为阿维 A 酯，因此，育龄妇女停药后的 2 年之内应采取避孕措施；服药期间可出现唇、眼、鼻黏膜干燥，皮肤弥漫性脱屑及毛发脱落。长期服用时可出现血脂升高，肝脏损害等，但停药后可恢复。

（3）糖皮质激素：本类药不应常规系统用于银屑病，因为效果不大，且在停药后症状反而比原来还严重，甚至可诱发急性脓疱型银屑病或红皮病型银屑病。但是，由于糖皮质激素具有“抗炎”作用，对红皮病型、关节病型和泛发性脓疱型银屑病，在用其他疗法（如 MTX）无效或有禁忌的情况下，可以慎用。

（4）免疫疗法和生物制剂疗法：环孢素 A、他克莫司、霉芬酸酯等免疫抑制剂目前应用于严重型银屑病有较好疗效。一些新型生物制剂，如细胞因子阻断剂依那西普（益赛普）应用是银屑病治疗的新进展，但其价格昂贵，存在不良反应，临床应用需进一步观察。

（5）抗生素：部分银屑病的发生和复发与细菌、真菌、病毒等微物感染有关，特别是急性点滴状银屑病常伴有急性扁桃体炎或上呼吸道感染，这些病例可应用青霉素、头孢菌素类治疗，疗效良好。某些抗生素还具有免疫调节作用，如红霉素。部分患者皮脂溢出部位有马拉色菌大量繁殖，可应用酮康唑洗剂治疗。

3. 物理疗法

本病可应用紫外线，光化学疗法（PUMA），宽谱中波紫外线（BB-UVB）疗法，窄谱中波紫外线（NB-UVB）疗法，水疗。

4. 中医中药治疗

本病可应用中草药和复方青黛丸、雷公藤、复方丹参片等中成药。

（五）王选章治疗银屑病经验

1989 年以王选章为课题负责人的课题组申报了“点穴治疗银屑病的临床研究”，此课题开创了黑龙江省推拿科医生对变态免疫性疾病治疗研究的先河，推拿科医生开始运用点穴疗法配合针灸治疗急性荨麻疹、类风湿关节炎、强直性脊柱炎、红斑狼疮，在临床上取得了较好的疗效。在中医外科中，通过针刺治疗疮疡疖肿古已有之。所取穴位以背部督脉为主，临床疗效颇佳。王选章及其课题组的研究并不是对古代疗法的复制与验证。这组研究中的核心意义在于研究观察标准的确立。通过对银屑病患者脉象的观察发现，银屑病患者有相似的脉位脉象表现。治疗强度、穴位的选取、治疗手段的变化与脉位脉象的变化有紧密的相关性，而脉象的变化则预示着疾病的转归。王选章对此进行了常年的研究观察，并总结出一套点穴调脉的方法治疗疾病，用以治疗推拿科的常见疾病。

银屑病中医称为“白疕”，俗称牛皮癣。中医辨证选穴针刺治疗亦有疗效。王选章教授应用点穴疗法治疗本病取得较好效果，为缩短疗程，在部分病中配合针刺治疗时发现病情进展期的患者中多数出现同形反应。即进针处的正常皮肤，针刺后在针孔处发生皮疹脱屑。这种同形反应的病例，根据中医辨证多属表气虚弱里湿热盛，症状为皮疹搔痒，脉虚数大，皮疹有新发。此时患者自觉身体乏力，易感冒或伴有失眠，心绪烦乱，指甲多凹陷不平。病程多为久病，出现同形反应的几例患者均有十年以上病历。

同形反应属病进之征，是内热发越于外的表现。根据“诸痛痒疮皆属于心”的病机，此治疗必以泻热为主。用针刺破皮肤，得气后，气至穴下，热积针孔，所以必发皮疹。因此这类病情进展期的患者不宜针刺。

此类患者用中药治疗也难以控制病情的发展。银屑病的辨证本属湿燥不调证，与火毒有关。白屑剥脱，是明显的燥象。痒证，世传多认为风邪。“无风不作痒”只是因为治疗用风药，其实痒证属湿热，无湿无热即无痒，用风药治痒的道理在于风药能胜湿。痒、疮属心火，证明痒与热有关。俗称“脚气”的香港脚，趾蹼间痒甚，皆因湿热，挰挤出水，通风散其热，痒证可立消，证明湿热作痒是无疑的。

同形反应期的银屑病虽然也属内湿外燥的湿燥不调证候，同时又有外虚内实的虚实不调证候。此时用药虽可用虚实并调、湿燥并调的处方，但很难针对性地作到内泻实而外补虚、内除湿而外润燥。因此内外用药并举可收一时之效，远期效果不佳。

王选章教授用点穴辨证治疗，外用拍打补虚润燥，既不动针，又不用药，却取到了满意的疗效，有效率达 90%以上，治愈的患者中最长者七年未见复发。点穴治疗对新发病灶有效，对年久病灶很难建功；拍打法，对补虚润燥具有明显的作用。这种方法可使局部疼痛充血，可使气至，气至则血至，无血难以润燥，血至即可养皮。先点穴后拍打，使血至皮损处，对年久病损的皮肤恢复疗效理想。点穴调虚实，拍打可祛湿润燥。这种方法经临床探索已初见疗效。

拍打是属于震动性刺激，其刺激强度、刺激部位和持续刺激时间，需要有标准。这些标准应根据患者个体差异而定。

（1）刺激强度：必须以患者对疼痛刺激能忍耐，不觉得有很大痛苦，但要感觉疼痛为限。这对于痒感过甚的患者，有即刻解痒之效。其刺激强度患者自然要求尽力加大，医生掌握以不拍破血管，不使皮下瘀血而达到最大强度为宜。因此拍打强度应由医生和患者共同商定，不同的患者痛域、血管脆性差异甚大，所以标准应据客观反应所决定。

（2）持续时间：拍打使病损皮肤由白转红即可，不要固定时间，因为每拍刺激均强，可减少刺激时间；每拍刺激弱，可增加刺激时间。

（3）刺激部位：拍打部位均在病损皮肤处，如属单一点状病损，可用手指弹打。拍打部位在上背部、臀部、四肢均可重拍；胸腰段即肾区不可重拍；四肢内侧较四肢外侧要轻，头部要轻，面部一般不拍，外生殖器不拍。

（4）刺激节律：一般两轻一重或三轻一重，先轻后重，使患者有准备又放松，要有节奏，要连续。

（5）拍打工具：可用手拍，也可用拍子拍。用手拍打较实，但医生手要有锻炼；拍子可用3.0mm直径的不锈钢丝弯成蛋圆形，拍头横径最宽10cm，长20cm；沿长径延续为拍柄，柄长20cm，弯成蛋圆形的钢丝及拍柄，要用0.1mm直径钢丝缠伴，然后两面铺棉花，使拍头鼓起呈扁圆隆起，用纱布裹紧缠实，然后再用胶布缠牢，拍柄缠圆，以便把握。用时手握在拍头与拍柄接触部位；拍子外面可罩白布外套以便换洗。

银屑病治疗除发生同形反应者外一律可用针刺，特别是初发病，疹块色红者（或红皮病），用针刺放血较单纯点穴效果好。只有发生同形反应的患者不宜针刺，可用拍打代替。

验案一：王某，女，50岁，哈尔滨市动力区和平商店营业员，1990年12月10日初诊。

全身（除面部）散在性片状皮疹，脱屑18年，初发病全身起点状红斑，突出皮肤，瘙痒擦黑豆溜油，痒感轻、渐愈；后突然复发，再用黑豆溜油无效，经某专门治疗本病的医生外用药搽剂、内服药，治疗4个月，当时好转，停药即复发。又曾用黄蒿、葱、蒜煮水熏洗，也好转，但都不能痊愈。

初诊时背部满布大片疹片，脱屑，不甚痒，失眠，脉虚数。点穴治疗20天后，背部疹块缩小变薄，消退甚慢。由于本证属湿热内蕴，外燥内湿，表虚内实，热扰神明，故在点穴治疗基础上又加针刺泻热安神。刺夹脊后，出现同形反应，后背针孔处，每孔新生一个疹点，相继变白屑，针10次停针，后背疹点呈对，改用点穴加拍打法，停止针刺，疹块渐渐变薄下退。效果甚好，仍在治疗中。

验案二：徐某，女，36岁，哈尔滨东光机器厂职工学校教师，1990年11月1日初诊。

全身皮疹，瘙痒，脱屑15年，在哈尔滨经过专科病门诊治疗，外敷、内服中西药，用过两次洋金花注射液，当时有效，后又复发。全身呈大片皮疹，以背、下肢、上肢及头部为重；腹壁呈散在疹片。诊断为银屑病，经40次治疗，后背疹渐渐消退去2/3。突然左侧面瘫，在针刺合谷穴，内关两穴处发现同形反应，当即停针。对银屑病治疗仍用点穴、拍打，虽然病属进展期，仍然效果良好。

验案三：毕某，女，47岁，哈尔滨奋斗副食商店营业员，1989年6月3日初诊。

全身皮疹连片（除面部），脱屑30年。经中西药外用内服及洋金花注射等治疗，间断性好转，皮疹始终未完全消退。经用背部刺络拔罐治疗后，针孔发现片状皮疹，整个背部连成片。改用点穴、拍打治疗，停止针刺，皮疹渐渐退消痊愈。

六、蛇盘疮后遗疼痛的认识

带状疱疹系由水痘带状疱疹病毒引起，此病毒一般潜伏在脊髓后根神经元中。但机体抵抗力低下或劳累、感染、感冒发热、生气上火等，病毒可再次生长繁殖，并沿神经纤维移至皮肤，使受侵犯的神经和皮肤产生激烈的炎症。皮疹一般有单侧性和按神经节段分布的特点，由集簇性的疱疹组成，并伴有疼痛；年龄越大，神经痛越重。此病现代医学称为带状疱疹，民间称为蛇胆疮、缠腰龙等。带状疱疹患者只要积极治疗，迅速将体内病毒及传感到末梢神经的病毒清除体外是不会有后遗症发生的，反之就可能形成后遗神经痛。

带状疱疹后遗神经痛就是带状疱疹遗留下来的疼痛，属于后遗症的一种。临床上认为带状疱疹的皮疹消退以后，其局部皮肤仍有疼痛不适，且持续 1 个月以上者称为带状疱疹后遗神经痛。表现为局部阵发性或持续性的灼痛、刺痛、跳痛、刀割痛，严重者影响休息、睡眠、精神状态等。

据报道，带状疱疹发病率为 1.4‰～4.8‰，约有 20%的患者遗留有神经痛。50 岁以上老年人是带状疱疹后遗神经痛的主要人群，占受累人数的 75%左右。该病是医学界的疼痛难题，是中老年人健康潜在的杀手。

神经痛是带状疱疹的主要特征，是由于带状疱疹病毒的亲神经性侵袭神经末梢造成的，可在发疹前或伴随皮疹出现，少儿不明显，青年人略轻，老年人较重。疼痛以胸段肋间神经和面部三叉神经分布区多见。

（一）疼痛主要特点

本病是剧烈的顽固性的疼痛。带状疱疹皮损消除后疼痛仍持续，轻微的刺激即引起疼痛发作，不刺激也会突然发作，为减轻衣服对身体的刺激，有人不敢穿衣，或把衣服撑起来，整夜的睡不好觉。如有病毒侵犯到相应脑神经会影响视力，引起面瘫和听觉障碍。除疼痛外，还会诱发心脏病、脑出血，甚至导致死亡。

（二）疼痛种类

（1）激惹触痛型。临床表现以对痛觉超敏感为特征，轻轻的触摸即可产生剧烈的难以忍受的疼痛。

（2）痹痛型。临床表现以浅感觉减退和痛觉敏感为特征，触痛明显。

（3）中枢整合痛型。临床上可兼有以上两型的表现，由中枢继发性敏感化异常为主要特征。患者在就诊时将疼痛形象地描绘为火烧样痛、撕裂样痛、针刺样痛、刀割一样痛、闪电样痛、绳索捆绑样绷紧痛等。

（三）注意事项

（1）在饮食方面：不要吃猪肉、不要饮酒及与啤酒类似的碳酸饮料。勿进食辛辣刺激性的食物：羊肉、香菜、鸡、鸭、鱼、蛋等发物。

（2）在行动方面：不要活动或少活动，多注意休息。

（3）在情绪方面：不要忧愁，不要急躁，心情要开朗。

（4）在治疗方面：建议千万不要采取破坏神经的方法治疗。如神经封闭、切断、阻滞，冷冻，激光照射，烤电，使用镇痛泵，向神经根（或椎管）里注射激素、麻醉剂、干扰素、营养神经的药等。由于患者长期受疼痛折磨而苦不堪言，情绪异常，睡眠障碍，工作能力和社交活动几近丧失，生活质量难以保证，对前景失去信心甚至有轻生的念头，家人也为此担忧受累，其危害超出常人的想象。

（四）治疗方法

四联定向整合疗法详述如下

第一步，抗毒解毒：破坏疱疹病毒生存环境、高强度临床治疗体内潜伏病毒。

外用药物结合特殊的理疗，使得药物强力渗透，穿透表皮，将表皮细胞的酸性改为中性，彻底破坏疱疹病毒的生存环境（疱疹病毒只能在酸性环境中生存），从而消灭病毒。针刺还能使炎性病灶的血管通透性降低，抑制炎性物质渗出，随着药物的抗毒解毒，使得炎性物质排出体外，从而起到治疗作用。

第二步，通络止痛：破坏基因链阻断病毒复制，药物通络或荣养止疼以达治疗目的。

药物中含有活性极强的蛋白溶解酶，能快速溶解疱疹病毒的蛋白外壳，使药物成分迅速进入病毒内部破坏基因链，抑制病毒的DNA多聚酶活性，使其无法复制。独特疗法结合药物可使局部血管扩张、加速代谢、加快细胞的再生和修复、降低末梢神经的兴奋性达到解痉止痛；依据祖国医学理论，以独特的疗法及高效的临床治疗药物，疏通因邪气（病毒等）导致的经络阻滞、气机郁滞引起的疼痛；或者荣养机体不能滋养的病变组织，以达到养荣止痛之目的。

第三步，益气养阴：驱风搜毒、通络止痛、活血化瘀、通经活络。

临床治疗一周，应用中药熏蒸渗透和内服中药，通过最佳给药方法，使得药液直达病灶部位，修复受损神经，清除体内毒素，抑制病毒侵害，疏通经络，改善微循环，共奏通经活络、滋养受损组织之功，以达止痛之目的。

第四步，综合修复：调节自主神经及血管舒张功能，重建免疫抗体解决复发难题。

通过依个体而拟定的疗程及给药后，患者配合坚持治疗，则可修复因病毒侵袭而受损神经组织，改善神经组织的血供；增强巨噬细胞和白细胞的吞噬功能，提高白细胞免疫功能，快速增强患者抗病能力，最终达到治愈疱疹、解决复发难题。

（五）王选章教授对带状疱疹后遗神经痛的认识及诊治经验

1. 名词由来

中医称“蛇盘疮”相当于现代医学所称的“带状疱疹”，即由疱疹病毒引起的神经炎，故沿神经走行发病，如蛇如带。

2. 病因

火毒：蛇盘疮应属病而不属疾。因此蛇盘疮的病因是火毒。

中医治病本道：为什么治病要查因。中医治病讲述“道”，道在于一。疾病之求一，就是求因，故称“一其因”。

道分阴阳：知道火毒之因的蛇盘疮，必须再辨阴阳。因为道分阴阳两面。

3. 形气辨证

蛇盘疮的特点是未出疹点之前即有疼痛，在感觉证候中，此阶段为气伤，故称“气伤痛”。痛证在气伤变化中属寒凝，凝则气滞为痛，故在痛证出现时，不可用苦寒药，以防寒凝甚而后遗痛。

待疱疹出现后，已出现形伤。黄帝曰：“形伤肿。故先痛而后肿者，气伤形也。”未出现形病之前，是为气伤阶段。何以知此时气伤为火毒？此时必定脉数，遇热则痛剧，故此时气伤阶段，火毒之因，其寒证之时，必当用气药，取其焦气咸凉之品为宜。最宜之药莫过于蛇蜕之属；当形伤出现之后，便有疱疹，或呈集束或呈带状分布者多，如蛇形屈伸状而名之。疱疹多呈赤红色，若寒凝者如火燎，如重滞，亦有兼痒者，随证不同，依证脉所示，用药不离治火毒，火毒与热证之别在于有形为火，无形有热，发烧为热。热为阳，热无阴，火又别阴火与阳火，阴火主咸凉降火之品，阳火必以苦寒败火。这就是治疗带状疱疹的依道治病原则。

4. 具体投方

本病主用仙方治命饮，视其证候加减变通，可望不会后遗疼痛。

王选章教授认为：用苦寒药治疗带状疱疹，疱疹消失较快，后遗疼痛则在所难免。不用药物治疗带状疱疹，按照道的规则，亦可以用点穴针刺治疗。若有后遗疼痛，以灸法加点穴，多可治愈。

5. 结论

用药苦寒，是带状疱疹后遗疼痛的主导因素。

七、根据中医道的理论对艾滋病的治疗设想

艾滋病是一种危害性极大的传染病，由感染艾滋病病毒（HIV 病毒）引起。HIV 是一种能攻击人体免疫系统的病毒。它把人体免疫系统中最重要的 CD4 T 淋巴细胞作为主要攻击目标，大量破坏该细胞，使人体丧失免疫功能。因此，人体易于感染各种疾病，并可发生恶性肿瘤，病死率较高。HIV 在人体内的潜伏期平均为 8～9 年，患艾滋病以前，可以没有任何症状地生活和工作多年。

（一）病因

研究认为，艾滋病起源于非洲，后由移民带入美国。1981 年 6 月 5 日，美国疾病预防控制中心在《发病率与死亡率周刊》上登载了 5 例艾滋病患者的病例报告，这是世界上第一次有关艾滋病的正式记载。1982 年，这种疾病被命名为“艾滋病”。不久以后，艾滋病迅速蔓延到各大洲。1985 年，一位到中国旅游的外籍人士患病入住北京协和医院后很快死亡，后被证实死于艾滋病，这是我国第一次发现艾滋病病例。

HIV 感染者要经过数年、甚至长达 10 年或更长的潜伏期后才会发展成艾滋病患者，因机体抵抗力极度下降会出现多种感染，如带状疱疹、口腔霉菌感染、肺结核，特殊病原微生物引起的肠炎、肺炎、脑炎，念珠菌、肺孢子虫等多种病原体引起的严重感染等，后期常常发生恶性肿瘤，并发生长期消耗，以至全身衰竭而死亡。

虽然全世界众多医学研究人员付出了巨大的努力，但至今尚未研制出根治艾滋病的特效药物，也还没有可用于预防的有效疫苗。艾滋病已被我国列入乙类法定传染病，并被列为国境卫生监测传染病之一。

（二）临床表现

本病发病以青壮年较多，发病年龄 80%在 18～45 岁，即性生活较活跃的年龄段。在感染艾滋病后往往患有一些罕见的疾病如肺孢子虫肺炎、弓形体病、非典型性分枝杆菌与真菌感染等。

HIV 感染后，最开始的数年至 10 余年可无任何临床表现。一旦发展为艾滋病，患者就可以出现各种临床表现。一般初期的症状如同普通感冒、流感样，可有全身疲劳无力、食欲减退、发热等，随着病情的加重，症状日见增多，如皮肤、黏膜出现白念球菌感染，出现单纯疱疹、带状疱疹、紫斑、血疱、瘀血斑等；以后渐渐侵犯内脏器官，出现原因不明的持续性发热，可长达 3～4 个月；还可出现咳嗽、气促、呼吸困难、持续性腹泻、便血、肝脾肿大、并发恶性肿瘤等。临床症状复杂多变，但每个患者并非上述所有症状全都出现。侵犯肺部时常出现呼吸困难、胸痛、咳嗽等；侵犯胃肠可引起持续性腹泻、腹痛、消瘦无力等；还可侵犯神经系统和心血管系统。

（1）一般症状：持续发热、虚弱、盗汗，持续广泛性全身淋巴结肿大。特别是颈部、腋窝和腹股沟淋巴结肿大更明显。淋巴结直径在 1cm 以上，质地坚实，可活动，无疼痛。体重下降在 3 个月之内可达 10%以上，最多可降低 40%，患者消瘦特别明显。

（2）呼吸道症状：长期咳嗽、胸痛、呼吸困难、严重时痰中带血。

（3）消化道症状：食欲下降、厌食、恶心、呕吐、腹泻、严重时可便血。通常用于治疗消化道感染的药物对这种腹泻无效。

（4）神经系统症状：头晕、头痛、反应迟钝、智力减退、精神异常、抽搐、偏瘫、痴呆等。

（5）皮肤和黏膜损害：单纯疱疹、带状疱疹、口腔和咽部黏膜炎症及溃烂。

（6）肿瘤：本病可出现多种恶性肿瘤，位于体表的卡波济肉瘤可见红色或紫红色的斑疹、丘疹和浸润性肿块。

（三）检查

（1）机体免疫功能检查：本病主要是中度以上细胞免疫缺陷包括：$CD4^{+}$T 淋巴细胞耗竭，外周血淋巴细胞显著减少，CD4＜200/μl，CD4/CD8＜1.0，（正常人为 1.25～2.1），迟发型变态反应皮试阴性，有丝分裂原刺激反应低下。NK 细胞活性下降。

（2）各种致病性感染的病原体检查：本病可进行各种致病性感染的病原体，如用 PCR 方法检测相关病原体，恶性肿瘤的组织病理学检查。

（3）HIV 抗体检测：本病可采用酶联免疫吸附法、明胶颗粒凝集试验、免疫荧光检测法、免疫印迹检测法、放射免疫沉淀法等，其中前三项常用于筛选试验，后二者用于确证试验。

（4）PCR 技术：PCR 技术可检测到 HIV 病毒。

（四）诊断

1. 急性期

诊断标准：患者近期内有流行病学史和临床表现，结合实验室 HIV 抗体由阴性转为阳性即可诊断，或仅实验室检查 HIV 抗体由阴性转为阳性即可诊断。80%左右 HIV 感染者感染后 6 周初筛试验可检出抗体，几乎 100%感染者 12 周后可检出抗体，只有极少数患者在感染后 3 个月内或 6 个月后才检出。

2. 无症状期

诊断标准：有流行病学史，结合 HIV 抗体阳性即可诊断，或仅实验室检查 HIV 抗体阳性即可诊断。

3. 艾滋病期

（1）原因不明的持续不规则发热 38℃以上，＞1 个月。

（2）慢性腹泻次数多于 3 次/日，＞1 个月。

（3）6 个月之内体重下降 10%以上。

（4）反复发作的口腔白念珠菌感染。

（5）反复发作的单纯疱疹病毒感染或带状疱疹病毒感染。

（6）肺孢子虫肺炎（PCP）。

（7）反复发生的细菌性肺炎。

（8）活动性结核或非结核分枝杆菌病。

（9）深部真菌感染。

（10）中枢神经系统占位性病变。

（11）中青年人出现痴呆。
（12）活动性巨细胞病毒感染。
（13）弓形虫脑病。
（14）青霉菌感染。
（15）反复发生的败血症。
（16）皮肤黏膜或内脏的卡波济肉瘤、淋巴瘤。

（五）治疗

目前在全世界范围内仍缺乏根治 HIV 感染的有效药物。现阶段的治疗目标是：最大限度和持久地降低病毒载量；获得免疫功能重建和维持免疫功能；提高生活质量；降低 HIV 相关的发病率和死亡率。本病的治疗强调综合治疗，包括一般治疗、抗病毒治疗、恢复或改善免疫功能的治疗及机会性感染和恶性肿瘤的治疗。

1. 一般治疗

对 HIV 感染者或获得性免疫缺陷综合征患者均无须隔离治疗。对无症状 HIV 感染者，仍可保持正常的工作和生活。应根据具体病情进行抗病毒治疗，并密切监测病情的变化。对艾滋病前期或已发展为艾滋病的患者，应根据病情注意休息，给予高热量、多维生素饮食。不能进食者，应静脉输液补充营养。加强支持疗法，包括输血及营养支持疗法，维持水及电解质平衡。

2. 抗病毒治疗

抗病毒治疗是艾滋病治疗的关键。随着采用高效抗逆转录病毒联合疗法的应用，大大提高了抗 HIV 的疗效，显著改善了患者的生活质量和预后。

（六）预防

目前尚无预防艾滋病的有效疫苗，因此最重要的是采取预防措施。其方法是：
（1）坚持洁身自爱，不卖淫、嫖娼，避免婚前、婚外性行为。
（2）严禁吸毒，不与他人共用注射器。
（3）不要擅自输血和使用血制品，要在医生的指导下使用。
（4）不要借用或共用牙刷、剃须刀、刮脸刀等个人用品。
（5）使用安全套是性生活中最有效的预防性病和艾滋病的措施之一。
（6）要避免直接与艾滋病患者的血液、精液、乳汁和尿液接触，切断其传播途径。

（七）王选章教授对艾滋病的认识和治疗设想

艾滋病的发病是先天获得性免疫缺陷病，是 HIV 病毒所致，此病毒严重破坏人体淋巴细胞 T 细胞。所以检查认定艾滋病发病准则不仅要有艾滋病（+）并且 T4∶T8＜1，在美国认定为艾滋病患者。

艾滋病毒的特点是怕高温，55℃半小时即可灭活。依据这一特点，就用高温方法，即可控制或者消灭艾滋病毒。方法是：造成 42℃的高温条件，连续发热 24 小时，平衡水盐代谢防止离子紊乱，连续发热，在人体承受的前提下，使艾滋病毒消亡排出体外。

这个设想来历的根据是：我在南加州接触到一位男性艾滋病患者，黄姓，曾因阑尾炎两次高热，此患者存活 13 年。这个偶然患者，存在着发热救命的必然现象。

从道的观点出发，一切生物都是在一定环境条件下发生、成长、衰老的。生命过程是自然过程，突然改变其存在条件，作为微生物的病毒，必然会失去活性，在人体能承受的条件下，迅速将体温提高到病毒不能耐受的程度病毒死亡、失控、失活一此时再行病毒分离，排出体外会容易实现。所以用发热疗法，再据证独用或利尿或发汗，或活血，或补益，或清毒，依脉论施药，有希望治疗艾滋病。

为什么用道的理论？

中医讲道，道是道理一词的组成部分，道是路径。中医讲阴阳五行。“五行阴阳荐天地之道也”，此道是地球运行路径表现。因为地球在太空中运行，其运行有两种方式，一为自转，一为公转。自转一周即是一个昼夜，明暗的阴阳变化，所以称“阴阳者天地之道也”；公转一周要 365 天，其气候变化规定了生物生命活动规律，植物的生、长、收、藏。决定了动物及人们的养生，养收，养藏的生命活动规律。

天地之道规定了自然界一切物质包括生命与无生命的活动变化。大树随着一年过去，便有年轮之纹理呈现在树干中，地表随着一年变化可以看出年轮，以别年代；岩武等均以岩层分辨出来的。这些岩层的发生是地球转动时空变化的结构。人生老年，皱纹就是标志，牛马看口齿辨年龄等，就是“道理”一词的出处。中医讲道，两层讲理，二者道理，有其统一性，也有其特殊性，依道，依理。解决疾病均无可非议。所差者，懂理讲道的人少，所以对道的应用，对中医的理解容易偏差，故容易把中医认为不科学。

艾滋是微生物，其生长过程是自然过程，适应的自然气候变化规律微生物的生长，繁殖，温度过高，在人体能承受的前提下，微生物的 HIV 病毒承受不了，便可以使其消亡。

用抗生素办法已证明没有杀灭 HIV 病毒有效药物，为什么不可以试用自然疗法，即以道为依据的发热办法治疗艾滋病毒。

中医用发热、高温办法治病是有据可察的，如火针法治疗淋巴结结核，烫脚治疗灰指甲，艾灸治疗带状疱疹后遗疼痛等，都是疗效可靠的高温治疗法，再据中医道理，配合用药，开窍门，洗净府，除冻疮，即是汗吐下等法，根据中医理论辨证施法，将是治疗艾滋病的又一门径。

八、一次治疗见效经验谈

1. 棘突上一点痛

棘突上一点痛：此痛点不是内部疾病的反应点，多为棘上韧带一痛点。此痛点常常牵连附近不适。此点多属棘上韧带痛觉感受器异常所致。

处置：用三棱针锥之破坏掉该痛点，然后在此点上拔一火罐，血肿吸收后痛点可随之消失，一次治疗便可治愈。

2. 肩髃穴治肩疼常常一次见效

肩髃穴治疗肩痛一针见效果的关键——要认清证。

肩痛多发为肩痹证的筋痹。当筋痹的晚期已成肩凝，一针是扎不起来的。但多可缓解疼痛。

筋痹证的肩痛以老年人为多见，固有五十肩之称。若老年（七十以上）气血衰弱，用此针多有不宜。因为此针以泻为主，刺后疼痛较甚。

此针的特点：

第一，针刺较深，必须刺至筋部。

第二，针感较强，必须感到筋疼牵扯痛。

第三，下针必须准，自肩髃穴刺入，紧贴骨边，不能离开筋直刺筋上（相当肱二头肌长头腱部位）。

第四，刺中后强捻转当即出针，立即见效。

年龄较大者不宜针刺，不宜强刺者，可用中药。以乳香黄芪散为主方加减。

方用：米壳、红参、乳香、黄芪、当归、没药、川芎、生地、赤白芍、陈皮、甘草、羌活。若有息肉者不宜用黄芪。此方补气补血，活血疏风止痛。肩痛有夜间自发痛者用之多见效。其中米壳可根据疼痛状况配加。

3. 应用推拿手法治疗银屑病

应用推拿手法治疗银屑病，通过点风池、神道、腰阳关、灵台及各穴位周围的敏感点，配合外用拍打皮损部位，通过点穴除湿邪热，外用拍打皮损部位，是使血至患处，达到补虚润燥的作用。

4. 推拿治疗荨麻疹

推拿治疗荨麻疹，运用点穴法点至阳、神道以泻心火，疹块处施用捏、拿手法，使毒热外出。

5. 推拿治疗急性脊髓炎之高烧、高位截瘫

某大学附属医院的医生在国外访问医疗期间，突然因病毒感染患急性脊髓炎，高热、高位

截瘫。当地医院给予激素治疗和血氧疗法，效果不佳。王选章赴当地为其治疗。王选章考虑到推拿的手法拿法是应用于皮部，按法用于筋骨，推法用于血脉，摩法用于肌肉，而脊髓炎病在三焦，这几种手法对于病都没有作用，因考虑到拍打法。采取这种方法治疗后，第一次拍打之后患者脚趾就能动，第三次拍打后下肢能够活动，后按痿证辨证治进行药物治疗，不久就获得痊愈。

医案撷菁

一、颈腰椎疾病

（一）谭某，女，63 岁

主症：腰部疼痛，左侧下肢麻木、疼痛，近 2 个月加剧。
诊断：腰椎间盘突出症。
治疗：腰椎旋转复位、针灸（环跳、委中、阿是穴）。

（二）孔某，男，31 岁

主症：颈部疼痛，活动受限 1 周余。
诊断：颈椎病。
治疗：颈椎旋转扳法复位、针灸（养老）。

（三）韩某，男，80 岁

主症：颈部疼痛，活动受限 3 月余。
诊断：颈椎病、脑萎缩、腔隙性脑梗。
治疗：颈椎旋转复位、针灸。

（四）徐某，女，65 岁

主症：颈部疼痛，伴左半身肿，按之患者如触电感疼痛。
诊断：颈椎病、自主神经失调。
治疗：颈椎旋转扳法，针灸（内关、百会）
方药：酒军 5g 防风 10g 当归 20g 酒白芍 20g 柴胡 15g 茯苓 20g 白术 20g 甘草 10g 薄荷 10g 丹参 25g 夜交藤 30g 川芎 20g 牛膝 25g 地龙 20g 羌活 15g 香附 20g 厚朴 15g 陈皮 15g
7 剂，水煎服。

（五）赵某，男，27 岁，未婚

主症：颈部疼痛伴眼干，易疲劳，胸闷，气短，腰背疼两个月，睡眠多梦，脉左寸长，弦紧第二颈椎棘突左偏复位后，脉象变两寸短，三部缓。
诊断：颈椎病。
治疗：颈椎旋转复位法。
方药：红参 15g 白术 30g 黄芪 40g 炒黄连 15g 半夏 15g 甘草 10g 陈皮 15g 茯苓 20g 泽泻 15g 防风 10g 羌活 10g 独活 10g 柴胡 15g 白芍 15g 生地 30g 鹿角片 25g
7 剂，水煎服。

（六）高某，女，50 岁

主症：腰部疼痛，两下肢无力 3 年。自汗，右侧下肢麻。

诊断：腰痛。

方药：女贞子 25g　菟丝子 25g　鹿角片 30g　生地 30g　山萸肉 20g　山药 20g　茯苓 20g　泽泻 15g　丹皮 15g　当归 20g　酒芍 15g　柴胡 15g　白术 20g　甘草 10g　薄荷 10g

7 剂，水煎服。

（七）关某，男，54 岁

主症：颈项阵痛不适 1 个月，发病活动受限，脉右寸弦长左寸短。

诊断：颈椎病，自主神经失调。

方药：酒军 5g　防风 10g　当归 20g　白芍 20g　柴胡 15g　茯苓 20g　白术 20g　甘草 10g　薄荷 10g　夜交藤 30g　远志 15g　山药 20g　山萸肉 20g　陈皮 15g　酒黄连 10g

7 剂，水煎服。

（八）张某，男，35 岁

主症：颈部不适，头晕 1 周。

诊断：头晕。

治疗：颈椎旋转复位，针灸（风池、内关）。

方药：益气聪明汤加减。

蔓荆子 15g　升麻 15g　葛根 15g　红参 15g　黄芪 40g　盐黄柏 15g　白芍 25g　炙甘草 15g　菊花 15g

7 剂，水煎服。

（九）姜某，女，37 岁

主症：腰腿疼痛，遇寒加重。

诊断：痹证。

方药：桂枝 15g　附子 15g　川芎 20g　红参 15g　赤芍 20g　防风 15g　杏仁 15g　黄芩 15g　防己 20g　炙甘草 10g　麻黄 10g　牛膝 25g　苍术 15g　杜仲 20g

7 剂，水煎服。

（十）高某，男，59 岁

主症：颈部疼痛，不能转动，伴头晕。

诊断：颈椎病、小关节紊乱。

治疗：颈椎关节整复，针灸（后溪、外劳宫、内关、颈夹脊穴）。

方药：蔓荆子 15g　升麻 10g　葛根 15g　红参 15g　黄芪 40g　盐柏 10g　酒芍 15g　炙甘草 15g　菊花 15g　防风 10g　茯苓 20g　生姜 4 片　大枣 5 枚

7 剂，水煎服。

（十一）朱某，女，62 岁

主症：腰疼，右膝、足背疼，右肘内侧疼 3 年。

诊断：腰痛。

方药：桂枝 15g　附子 15g　川芎 20g　麻黄 10g　红参 15g　赤芍 15g　防风 15g　黄芩 15g　防己 20g　炙甘草 10g　杏仁 10g

7 剂，水煎服。

（十二）孙某，女，37 岁

主症：颈部疼痛伴头疼，头晕，夜间睡觉右臂麻，不能入睡，胸闷，脉两尺弱，眼睑淡白。

诊断：颈椎病、血虚。

治疗：颈椎复位、推拿，针灸（外关、风池）。

方药：当归 20g　川芎 20g　丹参 20g　白芍 15g　熟地 10g　生地 30g　鹿角片 30g　阿胶 10g　鸡血藤 20g　柴胡 15g　茯苓 20g　白术 20g　甘草 10g　薄荷 15g　山萸肉 20g　棘藜子 25g　鹿角胶 10g（包）

7 剂，水煎服。

（十三）姜某，女，60 岁

主症：颈腰部疼痛，转头眩晕，走路不稳，两足凉，手指凉指尖麻 3 年，脉浮、无力，颈腰椎棘突偏歪。

诊断：颈椎间盘突出，腰椎间盘突出。

治疗：颈椎旋转复位、腰椎旋转复位后辅以推拿、拔罐。

（十四）张某，男，26 岁

主症：腰部疼痛 6 年，有腰部肌肉拉伤史，X 线片示：骨质无显著改变。腰 4～腰 5 棘突偏歪，棘突尖压痛阳性。

诊断：腰痛、腰骶肌筋膜炎。

治疗：腰椎旋转复位，针灸（人中）。

（十五）于某，女，50 岁

主症：颈项部不适，伴头痛。

诊断：颈椎病、更年期综合征。

治疗：颈椎旋转复位，针灸（内关、颈夹脊穴）。

方药：夜交藤 30g　当归 20g　白芍 15g　柴胡 15g　茯苓 30g　白术 20g　甘草 10g　薄荷 15g　女贞子 25g　菟丝子 25g　坤草 20g　川芎 15g　山萸肉 20g

7 剂，水煎服。

（十六）张某，男，40 岁

主症：颈部疼痛伴头昏，尺脉弱、寸脉长。

诊断：颈椎病。

治则：平肝滋肾。

方药：生地 30g　山药 20g　山萸肉 20g　丹皮 15g　茯苓 20g　泽泻 15g　当归 20g　白芍 15g　柴胡 15g　白术 20g　薄荷 15g　夜交藤 30g　菟丝子 25g　杜仲 30g　牛膝 25g

7 剂，水煎服。

（十七）项某，女，51 岁

主症：颈项疼，腰腿疼，右腿重。

诊断：颈肩腰腿疼痛。

治疗：颈腰椎旋转复位，针灸（颈夹脊穴、后溪、养老、腰阳关、百会）。

方药：身痛逐瘀汤加减。

牛膝 25g　地龙 20g　羌活 15g　香附 20g　酒黄芩 15g　甘草 10g　当归 20g　川芎 20g　黄芪 40g　苍术 15g　黄柏 15g　五灵脂 15g　桃仁 15g　没药 15g　乳香 15g

7 剂，水煎服。

（十八）高某，男，45 岁

主症：颈部疼痛伴耳鸣半年余。

诊断：颈椎病，耳鸣。

治疗：旋转复位法，针灸（大椎、大杼、曲池、养老）。

方药：蔓荆子 15g　升麻 15g　葛根 15g　红参 15g　黄芪 40g　黄柏 15g　赤芍 15g　炙甘草 15g　蒺藜子 25g　菟丝子 25g　防风 10g　夜交藤 30g

7 剂，水煎服。

二、关节疾病

（一）李某，女，51岁

主症：右肩部疼痛，活动受限，伴心烦失眠，两寸脉弦长，尺脉弱。

诊断：右肩周炎，更年期综合征。

治疗：常规推拿右侧肩部、针灸（肩髃、肩井、曲池、合谷、内关）。

方药：女贞子25g　菟丝子25g　当归20g　白芍15g　柴胡15g　茯苓15g　白术20g　甘草10g　薄荷10g　山萸肉20g　坤草20g　生地30g　山药20g　丹皮15g　首乌藤20g　竹叶10g

7剂，水煎服。

（二）张某，男，32岁

主症：左膝疼，损伤，股四头肌腱损伤。

诊断：软组织损伤。

外用方：防风30g　艾叶25g　川椒30g　透骨草40g　红花30g　乳香30g　没药30g　海桐皮30g　五加皮30g　申姜30g

5剂，水煎外洗。

（三）赵某，女，60岁

主症：右膝关节疼痛、上下楼梯困难，研磨试验阳性、浮髌试验弱阳性。

诊断：右膝骨性关节炎。

治疗：针灸（内关、犊鼻、内侧膝眼、足三里）。

外用方：防风30g　艾叶25g　川椒30g　透骨草40g　红花30g　乳香30g　没药30g　海桐皮30g　五加皮30g　申姜30g

5剂，水煎外洗。

（四）孙某，女，28岁

主症：左踝部疼痛，无明显外伤史，关节松弛无力。

诊断：踝关节疼痛。

治疗：针灸（右养老、右阳谷、攒竹、申脉、期门）。

方药：补肝汤。

当归20g　川芎20g　生地30g　酒芍20g　生枣仁20g　甘草10g　木瓜15g　鹿角片30g　牛膝25g

7剂，水煎服。

（五）晏某，男，53 岁

主症：右膝关节疼，屈伸受限三年，脉右寸弦长，左寸短。

诊断：右膝关节炎。

治则：调肝脾，除寒湿。

方药：当归 20g　酒军 5g　防风 15g　酒芍 15g　柴胡 15g　茯苓 20g　白术 20g　甘草 10g　薄荷 10g　牛膝 25g　地龙 20g　羌活 15g　香附 20g　川芎 20g　红花 15g

7 剂，水煎服。

三、皮肤疾病

（一）徐某，女，26，已婚

一诊：
主症：双下肢散在红紫色斑点，脉弦数，尺脉弱。
诊断：过敏性紫癜。
治则：清肝热，补肾水。
方药：丹皮 20g　焦栀 15g　当归 20g　白芍 20g　柴胡 15g　茯苓 20g　白术 20g　甘草 10g　薄荷 10g　生地 30g　水牛角 30g　鹿角霜 25g　仙鹤草 15g
7 剂，水煎服。
二诊：
主症：皮肤斑点已不出，每冬季重，脉尺弱寸弦短。
治则：补肾平肝。
方药：当归 20g　白芍 15g　柴胡 15g　茯苓 20g　白术 20g　甘草 10g　薄荷 10g　鹿角片 30g　生地 30g　山萸肉 20g　山药 20g　丹皮 15g　泽泻 15g
7 剂，水煎服。
三诊：
主症：紫癜已不出，脉弦数，尺脉弱。
方药：杜仲 25g　牛膝 20g　生地 30g　鹿角霜 30g　当归 20g　白芍 15g　柴胡 15g　丹皮 15g　焦栀 15g　茯苓 20g　白术 20g　甘草 10g　薄荷 15g　山萸肉 20g
7 剂，水煎服。
治疗：点穴，针刺（曲池、合谷、足三里）。

（二）鲁某，女，50 岁

主症：颈上部皮疹，搔则痒，呈对称性。
诊断：湿疹。
方药：当归 25g　白芍 15g　柴胡 15g　茯苓 25g　白术 15g　甘草 15g　薄荷 15g　生地 30g　鹿角霜 30g　丹皮 15g　焦栀 15g　白芷 20g　连翘 20g　荆芥 15g　大黄 10g　元参 20g
7 剂，水煎服。

（三）吴某，男，2.5 岁

主症：全身瘙痒，遇热受风后加重。
诊断：荨麻疹。
方药：消风散加减。
荆芥 10g　防风 50g　蝉蜕 5g　胡麻 10g　苦参 10g　苍术 5g　当归 10g　生地 15g　牛蒡

子 10g　通草 5g　生石膏 10g　首乌藤 15g　蒺藜子 10g

7 剂，水煎服。

（四）张某，男，28 岁

主症：皮肤瘙痒，反复发作，两腿重，脉数无力。

诊断：荨麻疹。

病因：气虚，湿热。

方药：当归 20g　茵陈 15g　茯苓 20g　猪苓 15g　泽泻 15g　白术 20g　羌活 15g　防风 15g　红参 15g　升麻 10g　酒芩 15g　甘草 10g　苦参 25g　知母 15g　葛根 15g　苍术 15g　鹿角霜 30g　生地 30g

7 剂，水煎服。

（五）李某，女，16 岁

主症：全身皮痒，光照即起痒疹，常年发病，脉缓尺弱。

诊断：过敏性皮炎。

病因：气虚湿热，肾气不足。

方药：茵陈 15g　茯苓 15g　猪苓 15g　白术 20g　泽泻 10g　羌活 15g　防风 15g　红参 15g　当归 15g　升麻 10g　黄芩 10g　甘草 10g　苦参 20g　知母 15g　葛根 10g　苍术 10g　生地 25g　鹿角霜 25g

7 剂，水煎服。

四、五官科疾病

（一）王某，女，30岁

主症：眼痒，鼻塞，脉有浮象。
治疗：取督脉、太阳经泻心火。针灸、点穴。

（二）段某，男，44岁

主症：眼结膜充血、痒，1个月。每至夏秋复发，流泪，脉寸长、弦、尺弱。
诊断：过敏性结膜炎。
治疗：点穴、拔罐、针灸。
治则：清火滋肾。
方药：茯苓15g　生地30g　山药20g　山萸肉20g　丹皮15g　沙苑子20g　薄荷15g　白术20g　菟丝子25g　白芍20g　当归20g　柴胡15g　甘草10g　羌活15g　龟板20g
7剂，水煎服。

（三）王某，女，27岁，未婚

主症：喷嚏，常面肿，吃药后（阿司咪唑）即消，十几载开始，每在立秋前以喷嚏加剧。
诊断：过敏性鼻炎、荨麻疹。
方药：茵陈15g　茯苓20g　猪苓15g　泽泻15g　白术20g　羌活15g　防风15g　红参15g　当归20g　升麻10g　苍术15g　生地30g　黄芩15g　甘草15g　苦参25g　知母15g　葛根15g　鹿角胶30g
7剂，水煎服。

（四）刘某，女，21岁，未婚

主症：过敏性鼻炎、鼻塞、经期头痛，脉寸浮尺弱。
方药：生地30g　鹿角胶30g　当归20g　川芎20g　白芷20g　薄荷15g　白芍15g　柴胡15g　茯苓15g　白术20g　甘草10g　山萸肉20g　山药20g　蒺藜子20g　荆芥15g
7剂，水煎服。

（五）张某，男，38岁

主症：鼻涕，喷嚏，鼻腔咽部不适，脉濡，尺脉弱。
诊断：鼻炎。
治疗：针灸（大椎、至阳、灵台）。
方药：熟地20g　生地20g　山药20g　山萸肉20g　丹皮15g　茯苓15g　泽泻15g　菟丝子25g　鹿角片30g　苍耳子10g　辛夷10g　白芷20g　薄荷15g　桔梗20g

7剂，水煎服。

（六）张某，男，49岁

诊断：鼻炎，呼噜，鼻鼽。
治疗：针灸，点穴（迎香、百会）。
方药：熟地 40g　山药 20g　山萸肉 20g　丹皮 15g　茯苓 20g　泽泻 15g　陈皮 15g　半夏 15g　甘草 10g　薄荷 15g　白芷 20g　辛夷 10g　连翘 25g
7剂，水煎服。

（七）王某，男，39岁

主症：流涕，喷嚏，易感冒，无汗，脉缓。
诊断：过敏性鼻炎。
治则：补肾通窍。
方药：鹿角片 30g　生地黄 30g　山萸肉 20g　山药 20g　丹皮 15g　茯苓 20g　泽泻 15g　辛夷 10g　白芷 20g　薄荷 15g　防风 10g　川芎 20g　赤芍 20g　蒺藜子 25g　生姜 5片
7剂，水煎服。

（八）丛某，男，49岁

主症：花粉蒿类过敏史较重，流涕泪，鼻塞，立秋开始，5年饮酒史，两手尺脉弱。
诊断：过敏性鼻炎。
治则：补肾祛湿解毒。
方药：杜仲 20g　牛膝 25g　苍术 15g　黄柏 15g　生地 20g　山药 20g　山萸肉 20g　泽泻 15g　茯苓 20g　丹皮 15g　枳椇子 30g　鹿角片 30g　菊花 25g
7剂，水煎服。

（九）孙某，女，34岁

主症：右耳突发失聪，打针，扩血管针，仍不见效，脉左右不调。
诊断：耳聋。
方药：酒军 5g　防风 10g　丹皮 15g　焦栀 15g　当归 20g　白芍 15g　柴胡 15g　茯苓 15g　白术 20g　甘草 10g　薄荷 15g　蒺藜子 25g　夜交藤 30g　厚朴 15g　陈皮 15g　苍术 15g　山萸肉 20g
7剂，水煎服。

（十）陈某，男，49岁

主症：口干，鼻干，流涎。
诊断：自主神经失调。
方药：酒军 5g　防风 10g　当归 20g　白芍 15g　柴胡 15g　茯苓 20g　白术 30g　甘草 10g　半夏 15g　陈皮 15g　生地 30g　山萸肉 20g
7剂，水煎服。

五、妇科疾病

（一）胡秀娟，女，41岁

主症：月经量少3年，正常7天，现在两天，最少几滴，不腹痛。脉寸弦尺弱。

诊断：经少（心脾两伤）。

方药：红参15g　茯苓20g　白术20g　甘草10g　生枣仁15g　龙眼肉20g　木香10g　当归20g　柴胡15g　蒺藜子25g　坤草20g　女贞子25g　生地30g　鹿角胶30g　黄芪40g　远志15g

7剂，水煎服。

（二）鹿某，女，15岁

主症：痛经，12岁初潮，近半年始疼，经期第一天疼，以疼为主。

诊断：痛经。

方药：丹皮15g　焦栀子15g　当归20g　酒白芍25g　柴胡15g　茯苓15g　白术15g　甘草10g　薄荷15g　蒲黄15g　五灵脂15g　荆芥15g　鹿角霜25g　生地黄25g

7剂，水煎服。

治疗：针灸、拔罐、点穴。

（三）王某，女，38岁

主症：月经提前半月，气短，脉滑数，两寸弦，尺弱。

诊断：月经先期。

方药：丹皮15g　焦栀子15g　当归20g　白芍15g　柴胡15g　茯苓20g　白术20g　甘草10g　薄荷10g

7剂，水煎服。

六、其他疾病

（一）周某，女，54岁

主症：脑鸣1个月，24小时不停，脉两寸短。

诊断：脑鸣（清阳不升）。

方药：蔓荆子15g　升麻10g　葛根15g　红参15g　黄芪40g　黄柏15g　防风10g　炙甘草10g　茯苓25g　桔梗20g　赤白芍各15g

7剂，水煎服。

（二）胡某，男，40岁

主症：咳嗽两个月，有痰。白天咳嗽白痰，脉尺弱寸长关缓。

诊断：咳嗽。

方药：半夏15g　陈皮15g　茯苓20g　甘草15g　厚朴15g　生地30g　鹿角片25g　山药20g　山萸肉20g　丹皮15g　泽泻15g　柴胡15g　麦冬15g　五味子10g

7剂，水煎服。

（三）戴某，男，9岁

主症：咳嗽气喘，点滴3天，有所缓解，仍有黄痰，脉浮，尺弱。

诊断：过敏性鼻炎。

方药：当归10g　白芍5g　柴胡10g　茯苓15g　白术10g　甘草5g　薄荷5g　生地10g　金银花10g　连翘10g　大青叶10g　百部5g　山萸肉15g　杏仁5g　厚朴5g　蛤蚧1支

6剂，水煎服。

（四）王某，男，42岁

主症：哮喘，咳嗽，流涕，两个月，脉寸浮，尺弱，虚数。

诊断：哮喘。

方药：紫菀8g　款冬花8g　厚朴5g　杏仁5g　甘草5g　陈皮5g　茯苓10g　半夏5g　熟地10g　山药5g　山萸肉10g　丹皮5g　泽泻5g　生地10g

7剂，水煎服。

（五）田某，男，53岁

主症：糖尿病乏力疲劳，四肢重，尿频，肾脉虚，寸脉长。

诊断：消渴症。

治则：补肾水，舒肝气。

方药：生地30g　鹿角片30g　巴戟天20g　牛膝25g　红花15g　白术30g　山药25g

山萸肉 20g　丹皮 15g　茯苓 20g　泽泻 15g

7 剂，水煎服。

（六）王某，女，58 岁

主症：形体肥胖，食后胃脘不适，口处出酸腐气味，舌背白腻苔，脉两寸长尺弱。

诊断：慢性脂肪肝。

病因：脾胃湿滞。

方药：白术 30g　厚朴 15g　陈皮 15g　甘草 15g　茯苓 20g　泽泻 15g　丹参 20g　猪苓 15g　香附 20g　砂仁 15g　莲肉 20g　茵陈 15g　生地 30g　巴叶 15g　焦栀子 15g　石斛 20g　黄芩 15g　麦冬 15g

7 剂，水煎服。

（七）张某，女，55 岁

主症：右侧面肌痉挛 4 年。

诊断：面肌痉挛。

治疗：针灸（内关、中渚、右侧头针）。

（八）丁某，男，45 岁

主症：左侧面部口角歪斜，颈部疼痛，活动受限，尺脉弱。

诊断：①面瘫；②颈椎病；③胸椎侧弯。

方药：

一诊：羌活 15g　生地 20g　熟地 20g　山药 20g　山萸肉 20g　丹皮 15g　茯苓 20g　泽泻 15g　蒺藜子 25g　杜仲 25g　桑寄生 20g　川续断 20g　生姜 20g　牛膝 20g

7 剂，水煎服。

二诊：桂枝 15g　酒芍 15g　甘草 10g　防风 10g　牛膝 25g　蒺藜子 25g　白术 30g　当归 20g　川芎 20g　茯苓 20g　薄荷 10g　生姜 3 片　黄芪 40g　大枣 5 枚

7 剂，水煎服。